Inhaltsverzeichnis

Vorwort	6

Krankenpflege 7

1	**Der Pflegeberuf**	7
1.1	Anforderungen an den Pflegeberuf	7
1.2	Der Einfluss unserer Sinnesorgane	9
1.3	Die ganzheitliche Pflege	10
1.4	Beobachtung des Kranken	12
1.5	Krankheit – Krankheitsverlauf – Krankheitsende	13

2	**Das Patientengespräch**	15
2.1	Der Mensch als Rollenträger	15
2.2	Kommunikation	16
2.3	Führung eines Patientengespräches	19
2.4	Ziele des Patientengespräches	22
2.5	Das pflegerische Erstgespräch	23
2.6	Die Dokumentation	26
2.7	Die Schweigepflicht	27

3	**Die individuelle Pflegeplanung**	29
3.1	Pflege: Planung und Durchführung	30
3.2	Pflegesysteme	31
3.3	Pflegevisite/Übergabe am Krankenbett	32
3.4	Umgang mit Alzheimer-Patienten	34

4	**Das Krankenzimmer**	35
4.1	Räumliche Anforderungen	36
4.2	Anforderungen an das Krankenhausbett	37
4.3	Spezialbetten	40

5	**Hygiene im Krankenhaus**	41
5.1	Bedeutung der Hygiene	41
5.2	Infektion	42
5.3	Erreger von Infektionskrankheiten	44
5.3.1	Das Immunsystem des Menschen	47
5.3.2	Prophylaktische und therapeutische Maßnahmen	48
5.4	Desinfektion	49
5.4.1	Thermische Desinfektion	49
5.4.2	Chemische Desinfektion	50
5.5	Sterilisation	52
5.5.1	Sterilisationsverfahren	53
5.5.2	Instrumentenaufbereitung	54
5.6	Hygienische Anforderungen an Räume und Einrichtungsgegenstände	57
5.6.1	Die Bereiche im Krankenhaus	57
5.6.2	Desinfektion von Krankenzimmern und Nebenräumen	57
5.7	Hygienische Anforderungen an das Pflegepersonal	58
5.7.1	Individual- und Bekleidungshygiene	59
5.7.2	Händedesinfektion	60
5.7.3	Das Anziehen steriler Handschuhe	61
5.8	Umweltschutz im Krankenhaus	63
5.9	Meldepflichtige Krankheiten	64

6	**Pflegerische Aufgaben**	65
6.1	Körperhaltung und Verhaltensregeln	65
6.2	Hilfeleistungen	68
6.2.1	Hebegriffe am Krankenbett	68
6.2.2	Hilfeleistung beim Aufstehen	69
6.2.3	Hilfen beim Gehen	70
6.2.4	Umsetzen	74
6.3	Wäschewechsel	77
6.3.1	Körperwäsche wechseln	77
6.3.2	Bettwäsche wechseln	77
6.4	Körperpflege	79
6.4.1	Ganzkörperwaschung	80
6.4.2	Mund- und Zahnpflege	83
6.4.3	Augenpflege	84
6.4.4	Nagel- und Fußpflege	85
6.4.5	Haarpflege und Haarwäsche	86
6.5	Verabreichung der Nahrung	89

7	**Hilfsmittel**	91
7.1	Pflegehilfsmittel	91
7.2	Lagerungshilfsmittel	94

8	**Lagerungsmöglichkeiten**	96
8.1	Rückenlage	96
8.2	Seitenlage	97

8.3	Bauchlage	98
8.4	Oberkörperhochlagerung	99
8.5	Schocklage und Beinhochlagerung	99
8.6	Beintieflagerung	99
9	**Prophylaktische Maßnahmen**	**100**
9.1	Dekubitusprophylaxe	101
9.1.1	Die Haut	101
9.1.2	Ursachen der Dekubitusentstehung	102
9.1.3	Dekubitusgefährdete Patienten	103
9.1.4	Dekubitusgefährdete Körperstellen	103
9.1.5	Dekubitus: Symptome und Therapie	104
9.1.6	Prophylaktische Maßnahmen	106
9.2	Thromboseprophylaxe	106
9.2.1	Bluttransport in den Venen	106
9.2.2	Entstehungsursachen der Thrombose	108
9.2.3	Thrombosegefährdete Patienten	109
9.2.4	Symptome einer Thrombose	109
9.2.5	Emboliegefahr bei Thrombose	110
9.2.6	Therapie bei Thrombose	110
9.2.7	Prophylaktische Maßnahmen	113
9.3	Pneumonieprophylaxe	116
9.3.1	Pneumonie	116
9.3.2	Entstehungsursachen der Pneumonie	116
9.3.3	Pneumoniegefährdete Patienten	118
9.3.4	Symptome der Pneumonie	118
9.3.5	Therapie der Pneumonie	119
9.3.6	Prophylaktische Maßnahmen	120
9.4	Soor- und Parotitisprophylaxe	124
9.4.1	Soor und Parotitis	124
9.4.2	Soor- und parotitisgefährdete Patienten	125
9.4.3	Symptome und Therapie von Soor und Parotitis	125
9.4.4	Prophylaktische Maßnahmen	125
9.5	Kontrakturenprophylaxe	126
9.5.1	Kontraktur	126
9.5.2	Entstehungsursachen der Kontrakturen	126
9.5.3	Kontrakturengefährdete Patienten	127
9.5.4	Symptome und Therapie der Kontraktur	127
9.5.5	Prophylaktische Maßnahmen	128
9.6	Obstipationsprophylaxe	129
9.6.1	Obstipation	129
9.6.2	Entstehungsursachen der Obstipation	129
9.6.3	Obstipationsgefährdete Patienten	129
9.6.4	Symptome und Therapie der Obstipation	130
9.6.5	Prophylaktische Maßnahmen	130
9.7	Cystitisprophylaxe	131
9.7.1	Cystitis	131
9.7.2	Entstehungsursachen der Cystitis	131
9.7.3	Cystitisgefährdete Patienten	131
9.7.4	Symptome und Therapie der Cystitis	132
9.7.5	Prophylaktische Maßnahmen	132
9.7.6	Harnverhalten	132
9.7.7	Harninkontinenz	133
10	**Begleitung und Pflege Sterbender**	**136**
10.1	Das Phänomen der Angst – Erscheinungsformen der Angst	136
10.2	Umgang mit Schwerstkranken	137
10.3	Die fünf Phasen des Sterbens	138
10.4	Begleitung und Pflege Sterbender	139
10.5	Der gesellschaftliche Umgang mit dem Tod und die Hospizbewegung	140
10.6	Hirntod und Organspende	141
10.7	Was versteht man unter Sterbehilfe?	142
10.8	Die Patientenverfügung	144

Krankenbeobachtung 145

11 Äußeres Erscheinungsbild 145
- 11.1 Alter 145
- 11.2 Körpergröße und Geschlecht 145
- 11.3 Körperbau 147
- 11.4 Körpergewicht 147
- 11.5 Körperhaltung und Bewegung 151
- 11.6 Bewegungseinschränkungen 156
- 11.6.1 Bewegungseinschränkung durch Verletzungen am Knochen 156
- 11.6.2 Bewegungseinschränkung durch degenerative oder entzündliche Prozesse 157
- 11.6.3 Bewegungseinschränkung durch Veränderungen der Knochenstruktur 158
- 11.6.4 Bewegungseinschränkung durch Schädigung von Gehirn und Nerven 160
- 11.7 Hände 162
- 11.8 Füße 164
- 11.9 Haut, Hautanhangsgebilde und Muskulatur 168
- 11.9.1 Haut 168
- 11.9.2 Nägel und Haare 173
- 11.9.3 Muskulatur 173

12 Seelisches Befinden 176
- 12.1 Mimik und Gestik 176
- 12.2 Sprache 178
- 12.3 Bewusstsein 179
- 12.4 Stimmung 180
- 12.5 Ermüdung und Schlaf 181
- 12.6 Schmerzen 183

13 Körperlicher Zustand 186
- 13.1 Puls 186
- 13.1.1 Technik des Pulsfühlens 187
- 13.1.2 Pulsfrequenz 187
- 13.1.3 Pulsrhythmus 190
- 13.1.4 Pulsqualität 190
- 13.2 Blutdruck 192
- 13.2.1 Technik des Blutdruckmessens 193
- 13.2.2 Normale Blutdruckwerte 195
- 13.2.3 Hypertonie 195
- 13.2.4 Hypotonie 197
- 13.3 Atmung 198
- 13.3.1 Atmungsformen und Atemfrequenz 198
- 13.3.2 Atemstörungen 199
- 13.3.3 Veränderungen des Atemrhythmus 200
- 13.3.4 Sonderformen der veränderten Atmung 201
- 13.4 Körpertemperatur 202
- 13.4.1 Einflüsse auf die Körpertemperatur 202
- 13.4.2 Temperaturmessung 204
- 13.4.3 Fieber 206
- 13.5 Auge 209
- 13.5.1 Erkrankungen des Auges 209
- 13.5.2 Sehstörungen 212
- 13.6 Ohr 214
- 13.6.1 Wirkung von Lärm 214
- 13.6.2 Veränderungen des Ohres 214
- 13.6.3 Schwerhörigkeit 215
- 13.6.4 Gleichgewichtssinn 216
- 13.7 Nase 217
- 13.7.1 Aufgaben der Nase 217
- 13.7.2 Nasenerkrankungen 218
- 13.8 Mund und Rachen 220
- 13.8.1 Lippen 220
- 13.8.2 Zunge 220
- 13.8.3 Zähne und Zahnfleisch 221
- 13.8.4 Mundschleimhaut 222
- 13.8.5 Mundgeruch 223
- 13.8.6 Rachen 223
- 13.8.7 Kehlkopferkrankungen 224
- 13.9 Hals und Nacken 225
- 13.10 Brustkorb (Thorax) 226
- 13.10.1 Thoraxveränderungen (Deformierung) 226
- 13.10.2 Weibliche Brust 227
- 13.11 Bauch (Abdomen) 228

14 Ausscheidungen 230
- 14.1 Sputum 230
- 14.2 Erbrochenes 231
- 14.3 Schweiß (Sudor) 233
- 14.4 Stuhl 234
- 14.5 Urin 237
- 14.6 Vaginale Ausscheidungen 240

Lösungen der gekennzeichneten Aufgaben 243

Literaturverzeichnis 245

Bildquellenverzeichnis 246

Sachwortverzeichnis 249

Inhalte der CD-ROM 257

Beilage – CD

Vorwort

Ziel dieses Buches ist es, Schülerinnen und Schülern[1], die in der Ausbildung zur Kranken-, Alten- oder Hauskrankenpflege sind, aber auch denjenigen, die die Berufsfachschule Gesundheit und Sozialwesen oder Sozialpflege besuchen, eine fundierte, übersichtliche und leicht verständliche Anleitung zur Betreuung und Pflege hilfsbedürftiger Menschen zu geben.

Der Mensch wird als Einheit von Körper, Geist und Seele gesehen, weshalb diese Aspekte ausführlich dargestellt werden, z. B. anhand der Themen „Ganzheitliche Pflege", „Krankenbeobachtung", „Patientengespräch". Andererseits darf die Gesundheit der Pflegeperson selbst nicht außer Acht gelassen werden. Deshalb wird ausführlich z. B. die korrekte Körperhaltung thematisiert, um z. B. Schäden an der Wirbelsäule zu vermeiden. Denn nur wenn auch die Pflegeperson mit sich im Einklang ist, kann sie eine gute, fachgerechte Pflege durchführen.

Zur Unterstützung dieses Ziels werden auf der CD-ROM in Kapitel 6 Übungen zur Ausgleichsgymnastik für Patient und Pflegeperson gezeigt und in Kapitel 16 Informationen zum Thema „Autogenes Training" gegeben. Zusätzlich sind auf der CD-ROM noch die Themen „Schwangerschaft" und „Geburt" (Kapitel 15) dargestellt.

Konzeption des Buches
- Eine detaillierte Gliederung dient der Übersichtlichkeit.
- Zahlreiche Fotos und Zeichnungen veranschaulichen den Text.
- Aufgaben werden teilweise zur Einführung in das neue Kapitel gestellt oder als Wiederholung am Ende der Thematik. Die Frageformulierungen sollen keine bloße Reproduktion beinhalten, sondern das selbstständige Denken fördern. Aufgaben, die mit Sternchen versehen sind, werden im Anhang beantwortet.

Mein Dank richtet sich an Frau Dr. med. Heike Kovacs, Bayerischer Rundfunk, für die Durchsicht des Manuskriptes, an Herrn Dr. rer. nat. Krüpe, Klinikum Fulda, für die Durchsicht und Anregungen des Kapitels Hygiene, an Frau Höfer-Lang, Helios St. Elisabeth Klinik Hünfeld, für das interessante Gespräch zum Pflegebereich und an den Verlag für die hervorragende redaktionelle Betreuung.

---

[1] Um die Lesbarkeit des Textes zu erleichtern, werden im unregelmäßigen Wechsel die weibliche und die männliche Berufsbezeichnung verwendet, wobei immer beide Geschlechter gleichzeitig angesprochen sind.

Krankenpflege

1 Der Pflegeberuf

1.1 Anforderungen an den Pflegeberuf

Florence Nightingale (1820–1910) ging als engagierte Krankenpflegerin freiwillig in den Krimkrieg (1853–1856), um dort die Schwerverwundeten zu pflegen. Welche Anforderungen sie an den Pflegeberuf stellte, drückte sie in folgenden Zeilen aus:

> „Krankenpflege ist keine Ferienarbeit. Sie ist eine Kunst, die fordert – wenn sie zur Kunst werden soll, – eine ebenso große Hingabe, eine ebenso ernste Vorbereitung wie das Werk eines Malers oder Bildhauers; denn was bedeutet die Arbeit an toter Leinwand oder kaltem Marmor im Vergleich zu der am lebendigen Körper, dem Tempel für den Geist Gottes? Krankenpflege ist eine der schönsten Künste, fast hätte ich gesagt, die schönste aller Künste."

Der Pflegeberuf erfordert von dem Pflegenden den Willen und das Können auf den Kranken einzugehen. Dies reicht von der körperlichen Pflege über therapeutische Maßnahmen bis hin zur liebevollen Zuwendung. Der kranke Mensch muss in seiner Gesamtheit gesehen werden, da Körper und Seele eine Einheit bilden. Die Krankenpflege stellt somit folgende verantwortungsvolle *Aufgaben* an die Pflegeperson:

- Die seelisch-geistigen und körperlichen Bedürfnisse des Kranken gilt es zu erkennen. Die Pflegeperson muss die Fähigkeit haben, eine genaue *Krankenbeobachtung* vorzunehmen, sie zu beurteilen, um daraus eine umfangreiche individuelle Pflege zu planen, durchzuführen und zu überprüfen.
- Neben dem pflegerischen Können und den therapeutischen Maßnahmen spielt besonders die emotionale (gefühlsbetonte) *Zuwendung* für den Patienten eine entscheidende Rolle.
- Es ist notwendig, den Patienten so zu *motivieren* und anzuleiten, dass er Mitverantwortung für seine Gesundheit oder für den Heilungsprozess übernimmt. In der pflegerischen Praxis heißt dies: Regelmäßige Kommunikation und Information unter weitgehender Berücksichtigung der Patientenwünsche, um kein Gefühl der Entmündigung aufkommen zu lassen.
- Ferner sollten die *Angehörigen* angesprochen und ermuntert werden, am Heilungs- und Pflegeprozess mitzuwirken.

Ziele der Krankenpflege

- Die Zufriedenheit des Patienten zu erreichen.
- Die Gesundheit wieder herzustellen und Komplikationen zu vermeiden.
- Das Leiden zu lindern.
- Den Sterbenden zu begleiten.

Beispiel:
Brief über eine stationäre Aufnahme, die sich patientenfreundlicher gestalten ließe

---

Frankfurt, 22.08.2...

Liebe Erika,

drei Tage bin ich schon im Krankenhaus. Nachdem du gegangen warst, musste ich noch sehr lange alleine in der Aufnahme warten. Endlich kam eine jüngere Krankenschwester zu mir und sagte: „So Oma, ich bringe dich jetzt auf die zuständige Station. Setz dich mal in diesen Rollstuhl." „Eigentlich möchte ich lieber laufen", erklärte ich, aber sie bestand darauf mich zu fahren, da sie wenig Zeit hatte. Obwohl ich doch erst 50 bin, fühlte ich mich plötzlich alt und gebrechlich.

Auf der Station angekommen, hörte ich, dass noch kein Bett frei war. Endlich, nach zwei Stunden, kam ich in ein Bett im Zimmer 207. Die Schwester packte schnell meine Sachen in einen Schrank, ich weiß gar nicht in welchen, weil alles so schnell ging. Ich wagte auch nicht, Fragen zu stellen, sondern hoffte, dass meine Bettnachbarin sie mir beantworten könnte. Diese aber schlief noch. Wie sie mir später berichtete, ist sie erst gestern operiert worden und fühlt sich noch nicht wohl.

Eigentlich verstehe ich ja diese Hektik, aber man fühlt sich doch sehr unsicher, wenn man so gar nicht richtig Bescheid weiß.

Ich freue mich schon auf deinen Besuch.

Liebe Grüße
deine Mutter

Auswertung:

Wie die Aufnahme nicht sein sollte	Wie man es besser machen könnte
Die Patientin musste lange in der Aufnahme warten.	Kürzere Wartezeiten.
Die Anrede „Oma" wirkte deprimierend.	Keine Herabsetzung der Persönlichkeit, Anrede mit Namen.
Die Schwester respektierte nicht den Willen der Patientin, die sich dadurch alt und krank fühlte.	Auf die Wünsche des Kranken (möglichst) eingehen, sonst besteht die Gefahr psychischer Verstimmung.
Auf der Station musste sie wieder warten.	Auf den Patienten eingestellt sein.
Die Schwester wies die Patientin nicht ein, dadurch fühlte sie sich unsicher.	Ruhige und freundliche Einweisung des Patienten.

1.2 Der Einfluss unserer Sinnesorgane

Unsere Sinnesorgane nehmen in unserem Leben einen breiten Raum ein, mehr als uns bewusst ist. Schon im Mutterleib erfahren wir in der pränatalen Phase die Stimulation unserer Sinnesorgane durch

- *vibratorische Wahrnehmungen,* d. h. durch Schwingungen des Gehens, Darmgeräusche, Atmen der Mutter.
- *vestibulare Wahrnehmungen,* d. h. durch Lageveränderungen der Mutter beim Hinlegen, Aufstehen und später, wenn Körpergröße und Umfang zugenommen haben, werden auch die Grenzen der Bewegungsfähigkeit in der Gebärmutter wahrgenommen.
- *orale Wahrnehmung,* d. h. durch Daumen in den Mund stecken, das Schlucken von Fruchtwasser.
- *auditive Wahrnehmung,* d. h. durch Musik und Stimmen.
- *visuelle Wahrnehmung,* d. h. hell und dunkel werden schon im Mutterleib bemerkt.

Die Möglichkeit über Haut, Augen, Ohren, Mund und Nase positive Stimulationen zu erreichen, sollten in der Krankenpflege so genutzt werden, dass durch deren Einsatz der Heilungsprozess gefördert wird.

Positive Stimulationsmöglichkeiten in der Krankenpflege

Die Haut

- *Somatische Anregungen,* d. h. Stimulation durch die Körperoberfläche wie z. B. basale Stimulation durch Vibration, Massage, Lageveränderungen, Materialien.
- *Taktile Anregungen,* d. h. Stimulation durch Berührung, z. B. durch Massage, Hydrotherapie, Auflagen/Wickel, Fußreflexzonenmassage, rhythmische Einreibungen.
- *Vestibuläre Anregungen* (Vestibularapparat = Gleichgewichtsorgan im Ohr), d. h. Stimulation durch Lageveränderungen, z. B. durch Spezialbetten mit Schaukelbewegung zur Dekubitusprophylaxe, regelmäßige Lageveränderungen (Kinesiologie = Lehre von den Bewegungen).

Das Auge
Visuelle Anregung, d. h. Stimulation durch Bilder und Farben, z. B. Urlaubsträume.

Das Ohr
Auditive Anregung, d. h. Stimulation des Gehörs durch anregende oder entspannende Musik.

Der Mund
Orale Anregung, d. h. durch den Geschmack („einem läuft das Wasser im Munde zusammen" bei Lieblingsspeisen) Getränke, attraktive Dekoration.

Die Nase
Olfaktorische Anregung, d. h. durch den Geruch; z. B. Einsatz ätherischer Öle als Aromatherapie. Gerade die Parfümindustrie macht sich diese Einflussmöglichkeit zunutze.

1. Welche Bilder und Farben lieben Sie und warum?
2. Welche Musik lieben Sie und warum?
3. Welche Speisen lieben Sie und warum?
4. Welche Gerüche mögen Sie und warum?

1.3 Die ganzheitliche Pflege

Die ganzheitliche Pflege sieht den Menschen als Einheit von Körper und Seele.

Unter Körper versteht man den anatomischen Aufbau des Menschen: Zellen, Organe, Organsysteme, die physiologischen Prozesse und die genetischen Anlagen (Physiologie = Lehre von den normalen Lebensvorgängen).

Die Seele umfasst die Verhaltens- und Erlebniswelten des Menschen, die sich im Laufe des Lebens verfestigt haben. Hier handelt es sich um Vorstellungen, Wahrnehmungen, Empfindungen wie Schmerz, Liebe, Trauer, Angst, Freude. Aber auch geistige Prozesse wie Lernen, Denken, Wissen, Verstehen, Wollen, Können, Interessen werden der Seele zugeordnet.

Aus psychosomatischer Sicht (Psyche = Seele, Soma = Körper) ist das Krankheitsgeschehen eng verflochten mit der psychischen Verfassung eines Menschen, und zwar wechselseitig: Seelische Traumata können Krankheiten verursachen und umgekehrt können Krankheiten oder auch ein Krankenhausaufenthalt zur seelischen Instabilität führen.

Bedeutung für die psychische Verfassung des Menschen haben sowohl das soziale als auch das intrapersonale Umfeld.

- Zum **sozialen Umfeld** gehören z. B. Familie, Freunde, Arbeit, Freizeit. Im Krankenhaus spielt das klinische Umfeld (als Teil des sozialen Umfeldes) eine Rolle. Darunter versteht man die physische und psychische Patientenbetreuung durch Arzt, Schwester, aber auch das Krankenzimmer mit seiner Atmosphäre.
- Das **intrapersonale Umfeld** ist das, was als Körper und Seele bezeichnet wurde. Es ist in engem Zusammenhang mit dem klinischen und sozialen Umfeld zu sehen.

Ziel der ganzheitlichen Pflege ist, negative Kräfte auszuschalten und durch positive zu ersetzen, um die Selbstheilung zu fördern.
Für die *Pflegeperson* bedeutet dies Menschlichkeit durch Zuneigung, Liebe, Geduld mit dem Patienten sowie Humor und Gelassenheit.
Für den *Patienten* bedeutet dies Einsicht in die eigene Lebenssituation, diese positiv zu verändern, durch eine positive Grundhaltung, um dadurch Konflikte und Probleme besser zu lösen.

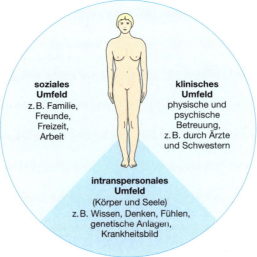

Beispiel:
Ein Leserbrief über die enge Verbindung von klinischem und intrapersonalem Umfeld

> Im vorigen Jahr musste ich mich einer abdominalen Hysterektomie (Gebärmutterentfernung durch Öffnung der Bauchhöhle) unterziehen. Vor allem hatte ich Angst, dass ich nicht mehr aufwachen würde. Diese massive Angst teilte ich dem Operateur sowie dem Anästhesisten mit. Ich stieß dabei auf offene Ohren. Über Stunden besprachen wir gemeinsam die Phobie (krankhafte Angst). Ich hatte den besten Operateur und den besten Anästhesisten. Es war ein schönes Gefühl keine „Nummer" zu sein, sondern ein Mensch, der mit Ängsten einer schweren Operation entgegensieht. Fazit: Nicht nur die Anamnese (Vorgeschichte einer Krankheit) ist wichtig, sondern auch das Eingehen auf Fragen und Ängste einer bevorstehenden Narkose. Angst ist ein schlimmer Zustand, ein unverständiger Arzt könnte diesen Zustand nur provozieren.

Auswertung:
Operateur und Anästhesist (klinisches Umfeld) verstanden es, der Patientin ihre Phobie (intrapersonales Umfeld) zu nehmen. So schreibt sie überglücklich vom „besten Operateur" und vom „besten Anästhesisten" und von dem schönen Gefühl keine Nummer zu sein.

Dieser Leserbrief zeigt die Bedeutung des Patientengespräches innerhalb der medizinischen Behandlung. Patientengespräche müssen daher auch in der Krankenpflege – als ganzheitliche Pflege – ihren festen Platz haben.

Der Mensch als Einheit
Der Mensch als Einheit ist zu seh'n,
nur so kann man ihn ganz versteh'n!
Die Seele großen Einfluss nimmt
und so den Körper oft bestimmt,
der Körper leidet seelische Qualen,
weil beide kämpfen wie Rivalen,
hat dann die Seele doch gesiegt,
der Körper schwer darniederliegt!
Die Ursache ist nun zu finden,
damit die Schmerzen wirklich schwinden!
Denn nur wenn Einheit hergestellt,
kann man genießen diese Welt!

Brücher-Bopp

1. Viele von Ihnen haben schon einmal Angehörige ins Krankenhaus gebracht oder sie im Krankenhaus besucht.
   Schildern Sie, was Ihnen besonders gut gefallen hat und was Ihnen gar nicht gefiel.
2. Nennen Sie Beispiele, die zeigen, dass Menschen auf Grund psychischer Probleme erkrankten oder der Heilungsprozess verzögert wurde.
3. Erklären Sie stichpunktartig die Aussage des Gedichtes auf dieser Seite.

1.4 Beobachtung des Kranken

Beispiel: Erfahrungsbericht der 10-jährigen Selin

Ich hatte seit langer Zeit starke Kopfschmerzen, musste ständig Erbrechen, es ging mir sehr schlecht. Meine Mutter ging mit mir zu mehreren Ärzten, zum Hausarzt, Augenarzt, Orthopäden, Kinderarzt, Schmerztherapeuten, Nervenarzt, alle konnten nichts finden, mehrere Ärzte nahmen meine Beschwerden nicht ernst und lehnten eine MRT-Untersuchung (Magnetresonanztomographie) ab.
Erst eine Kinderärztin, mit der meine Mutter telefonierte, empfahl uns ins Krankenhaus zu gehen. Dort wurde ich untersucht und auch eine MRT-Untersuchung durchgeführt. Man stellte einen bösartigen Tumor im Gehirn fest, sodass ich sofort operiert werden musste. Die Operation dauerte 7 Stunden, dann wurde ich an Schläuche gehängt und künstlich ernährt und kam auf die Intensivstation.
Eine erneute Untersuchung zeigte, dass der Tumor vollständig beseitigt ist, allmählich geht es mir besser, aber ich muss noch in eine Spezialklinik zur Chemotherapie und Bestrahlung, dann noch in eine Rheha-Klinik.
Mein Anliegen mit diesem Bericht ist, Beschwerden von kleinen Kindern und Jugendlichen ernst zu nehmen und sie nicht leichtfertig abzutun – wie dies in meinem Fall war. Ich würde mich freuen, wenn ich auf diesem Wege anderen helfen könnte.

Die Krankenbeobachtung spielt in der Krankenpflege eine bedeutende Rolle, da durch intensives Beobachten unausgesprochene Bedürfnisse des Patienten oder krankhafte Veränderungen deutlich werden. Diese Beobachtungen können somit eine große Hilfe bei der Pflegeplanung sein. Auch Beobachtungen durch Angehörige und Mitpatienten sind als wertvolle Informationen anzusehen.
Unter Krankenbeobachtung versteht man ein bewusstes Wahrnehmen des Patienten:
- Seines körperlichen Zustandes und der Veränderungen,
- seiner seelischen Verfassung,
- seines verbalen und nonverbalen Verhaltens (verbales = sprachliches Verhalten: ob, wie, was er spricht u. a.; nonverbales Verhalten = nichtsprachliches Verhalten: Handlungsweise, Mimik, Gestik u. a.).

Die Krankenbeobachtung sollte grundsätzlich bei sämtlichen pflegerischen Tätigkeiten erfolgen. Besonderheiten sind sofort der Schwester oder dem Arzt mitzuteilen.

Wie ist die Beobachtung des Kranken durchzuführen?

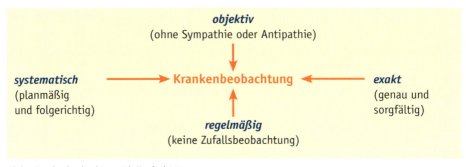

Siehe Krankenbeobachtung ab Kapitel 11

1 Der Pflegeberuf

1.5 Krankheit – Krankheitsverlauf – Krankheitsende

Unter **Krankheit** (griech. Nosos, lt. Morbus) versteht man ein zeitlich umgrenztes krankhaftes Geschehen, das sowohl Krankheitsempfinden als auch Krankheitszeichen einschließt.

Leiden hingegen umfasst einen krankhaften und bleibenden Zustand. Doch sind die Übergänge häufig fließend.

Einteilung der Krankheiten

- *Akute Krankheit:* Plötzlich und heftig auftretende Beschwerden; die Heilung erfolgt nach relativ kurzer Zeit.
- *Subakute Krankheit:* Sie weist nicht so heftige Symptome auf; der Heilungsprozess dauert meist etwas länger.
- *Chronische Krankheit:* Sie beginnt schleichend und dauert Monate bis Jahre.
- *Rezidiv (Rückfall):* Das Wiederauftreten einer geheilten Krankheit.

Einteilung der Symptome (Krankheitszeichen)

- *Subjektive Symptome:* Beschwerden, die der Kranke empfindet und äußert, z. B. Schmerzen
- *Objektive Symptome:* Krankheitszeichen, die vom Kranken und Personal beobachtet werden können, z. B. Hautausschlag
- *Spezifische Symptome:* Krankheitszeichen, die auf eine spezielle Erkrankung hinweisen, z. B. Husten, Gelenksschmerzen
- *Unspezifische Symptome:* Krankheitszeichen, die nicht einem speziellen Organ zuzuordnen sind, z. B. Gewichtsverlust und Leistungsschwäche
- *Syndrom:* Ein Symptomenkomplex, eine Gruppe gemeinsam auftretender Krankheitszeichen, z. B. Wirbelsäulen-Syndrom.

Der **Krankheitsverlauf** ist abhängig von:
- Alter
- Konstitution
- Disposition (Veranlagung)
- Art der Erkrankung
- psychischer Verfassung und sozialem Umfeld

Das **Krankheitsende** kann sein:
- *Heilung:* Völlige Wiederherstellung.
- *Defektheilung:* Es bleiben Mängel zurück wie Narben, Fehlstellungen usw.
- Übergang in eine *Folgekrankheit:* Eine andere Krankheit folgt.
- *Tod* (= biologischer Tod oder Hirntod)

Unverhoffte Heilung

Erstmals überlebte eine Patientin eine Tollwut-Infektion ohne Impfung. Ein Therapieversuch rettete sie – oder war es nur Glück?

Die 15-jährige Jeanna lag Mitte Oktober 2004 mit hohem Fieber auf der Intensivstation und schien linksseitig gelähmt. Eine Fledermaus hatte die US-Amerikanerin im Monat zuvor gebissen, und die Mediziner am Children's Hospital of Wisconsin wussten: Das Mädchen hatte Tollwut. „Wir gaben ihr kaum Überlebenschancen", erzählt der betreuende Arzt Rodney Willoughby. Doch Anfang des Jahres konnten die Ärzte Jeanna entlassen. Sie hatten die Tollwut besiegt – ein einmaliger Erfolg. Bislang sind fünf weitere Fälle bekannt, bei denen Menschen nach Ausbruch der Krankheit überlebten. Doch wurden diese Patienten sofort geimpft, als Symptome auftraten. Dafür war es bei Jeanna zu spät. So blieb den Medizinern nur, ihren Körper vor dem Kollaps zu schützen. „Das Virus selbst scheint nicht tödlich zu sein, denn das Immunsystem bezwingt es", erklärt Willoughby. Während des Kampfes gegen den Erreger kommt es allerdings zu Hirnschäden und Herzversagen. Um dem vorzubeugen, legten die Ärzte Jeanna eine Woche lang ins Koma. Sie behandelten ihr Gehirn mit Substanzen, die Nervenzellen schützen und im Laborversuch Tollwutviren töten. Ob Jeanna endgültig geheilt ist, wissen die Mediziner nicht. Nur einer der anderen fünf Überlebenden wurde völlig gesund. Einer starb nach vier Jahren an den Spätfolgen der Krankheit.

(Quelle: Focus 9/2005 vom 28.02.2005)

1. Erklären Sie, an was genau die 15-jährige Patientin Jeanna erkrankte und warum sie kaum eine Überlebenschance hatte.
2. Welche Therapie unternahmen die Ärzte, um Jeanna zu behandeln und wie sind ihre Zukunftsaussichten?
3. Erklären Sie, wie eine Krankheitsbeobachtung vorzunehmen ist.
4. Frau Schulze klagt über Schmerzen im rechten Bein. Es ist warm, rot und geschwollen.
    a) Welches sind subjektive und welches objektive Symptome?
    b) Handelt es sich um spezifische oder unspezifische Symptome? Erklären Sie den Unterschied.
5. Von welchen Einflüssen ist der Krankheitsverlauf abhängig?

2 Das Patientengespräch

> **Die Kraft des Wortes**
> Das Wort kann eine Quelle sein,
> zu trösten und zu bringen Pein.
> Drum musst du solche Worte wählen,
> die andern helfen und nicht quälen!
> Versuche Menschen Mut zu geben,
> vielleicht veränderst du ihr Leben,
> dass sie auch wieder Freude haben,
> ihren Kummer dann begraben.
> Sind sie von ihrer Last befreit,
> zum Neuanfang vielleicht bereit!

Brücher-Bopp

Erklären Sie mit eigenen Worten den Inhalt des Gedichtes.

2.1 Der Mensch als Rollenträger

Jeder Mensch übernimmt im Laufe seines Lebens verschiedene Rollen und ist deshalb ein Rollenträger, z. B.
- die Rolle des Kindes (in der elterlichen Familie)
- die Rolle der Ehefrau und Mutter (in der eigenen Familie)
- die Rolle der Sängerin (im Chor)
- die Rolle der Krankenschwester (im Beruf) usw.

Mit jeder dieser Rollen werden bestimmte Erwartungen an die Person geknüpft, die zu erfüllen sind.

Rollenerwartungen an den Pflegeberuf
Hier können Erwartungshaltungen von Patient, Arzt und Kollegen teilweise sehr ähnlich sein.

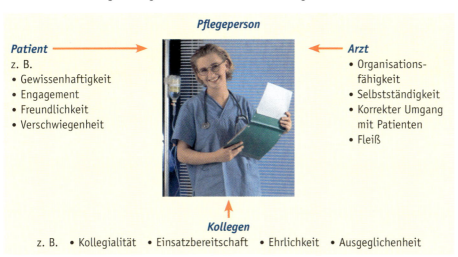

Pflegeperson

Patient ⟶
z. B.
- Gewissenhaftigkeit
- Engagement
- Freundlichkeit
- Verschwiegenheit

⟵ **Arzt**
- Organisationsfähigkeit
- Selbstständigkeit
- Korrekter Umgang mit Patienten
- Fleiß

Kollegen
z. B. • Kollegialität • Einsatzbereitschaft • Ehrlichkeit • Ausgeglichenheit

Suchen Sie weitere Erwartungshaltungen an die Pflegeperson.

Rollenkonflikt und Konfliktstrategien

Ein Rollenkonflikt tritt dann auf, wenn eine Person nicht allen Rollenerwartungen gerecht werden kann. Dabei kann die Person verschiedene Konfliktstrategien anwenden:

- *Akzeptieren,* d. h. einen Konflikt hinnehmen, z. B. eingestehen, dass man einen Fehler gemacht hat.
- *Ablehnen,* d. h. auf keinen Fall eingestehen, dass man sich geirrt hat.
- *Kompromisssuche,* d. h. den Versuch machen, in jedem Fall eine Lösung zu finden, die für alle annehmbar ist.

Positive Konfliktbewältigung

- den Konflikt als soziale Realität ansehen
- die Beziehung partnerschaftlich gestalten
- eine offene Aussprache führen
- Kompromissbereitschaft zeigen

Negative Konfliktbewältigung

- den Konflikt als Problem sehen
- auf Distanz gehen, Konkurrenz sehen
- intrigieren
- Beharren auf der eigenen Meinung

1. Welche Rollen übernehmen Sie zur Zeit?
2. Stellen Sie in Form eines Rollenspiels weitere positive und negative Konfliktbewältigung dar.

2.2 Kommunikation

Jedes Patientengespräch ist eine Kommunikation.
Dabei ist der Fragende der **Sender** und der Zuhörer der **Empfänger**. Wenn z. B. die Pflegeperson dem Patienten eine Frage stellt, ist sie der Sender und der Patient der Empfänger. Stellt der Patient seinerseits Fragen oder beantwortet er die Frage der Pflegeperson, wird der Patient zum Sender und die Pflegeperson zum Empfänger.

Jede Kommunikation findet sowohl *verbal* (sprachlich), als auch *nonverbal* (nicht sprachlich) statt. Außerdem hat jede Kommunikation einen Inhaltsaspekt und eine Beziehungsebene.

Der Inhalt ist die informative Seite der Kommunikation. Die *Beziehungsebene* ist das Verhältnis der Gesprächspartner zueinander, die gegenseitige persönliche Einschätzung der Gesprächspartner.

Ein und derselbe Inhalt (z. B. ein Ratschlag) kann freundlich oder mürrisch gesagt werden und verdeutlicht die Beziehungsebene.

Eine Pflegeperson, die durch einen freundlichen Ton, ein Lächeln, Kopfnicken und Augenkontakt ein Vertrauensverhältnis zum Patienten aufbauen kann, erhält wichtige Informationen über den Kranken.

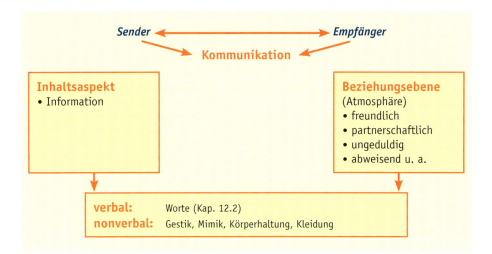

Verbale Kommunikation

Sprache und Stimme sind differenzierte Kommunikationsmittel. Wir erfahren z. B. etwas über

- die *emotionale Verfassung* einer Person, z. B. ruhig, laut, leise
- *Krankheiten, die die Stimme verändern,* z. B. Kehlkopfentzündung
- *Sprachstörungen,* die unterteilt werden in artikulatorische und psychogene Störungen (vgl. Kap. 12).

Fragetechniken

Bei der verbalen Kommunikation können verschiedene Fragetechniken unterschieden werden, die verschiedene Inhalte und Tendenzen aufweisen:

- *Informationsfragen* sind offen, es geht um Sachverhalte, Erfahrungen, Einzelheiten, z. B. „Können Sie mir Ihre Schmerzen beschreiben?"
- *Kontrollfragen* dienen zur Prüfung von Sachverhalten, z. B. „Haben Sie noch Fragen zum Verlauf der Untersuchung?"
- *Gegenfragen* können einen Sachverhalt klären, z. B. „Wann kann ich zur Untersuchung kommen?"
- *Ja-Fragen* haben meist einen beeinflussenden Charakter, z. B. „Sind Sie nicht auch der Meinung, dass ..."
- *Öffnende Fragen* sollen den Gesprächspartner gesprächsbereit machen, z. B. „Können Sie mir erklären, wie Sie zu dieser Meinung kommen?"
- *Bestätigende Fragen* sollen den Gesprächspartner positiv bestärken, z. B. „Dies ist eine wichtige Frage."
- *Alternativ-Fragen* ermöglichen dem Gesprächspartner Entscheidungen, z. B. „Können Sie am Montag oder Dienstag kommen?"
- *Provozierende Fragen* fordern den Gesprächspartner heraus, z. B. „Glauben Sie wirklich, dass Ihre Auffassung richtig ist?"
- *Abschlussfragen* dienen dazu, ein Gespräch zu beenden, z. B. „Konnte ich Sie von der Notwendigkeit dieser Untersuchung überzeugen?"

Nonverbale Kommunikation

Das seelische Befinden eines Kranken spiegelt sich in seinem Gesicht wider, z. B. Freude, Trauer, Schmerz usw. Dieser nonverbalen Kommunikation muss große Aufmerksamkeit gewidmet werden.

Ein Sprichwort sagt:

> Wenn wir mit dem Geist kommunizieren, dient als Brücke das Wort.
> Wenn wir mit dem Körper kommunizieren, dient als Brücke die Berührung.
> Wenn wir mit der Seele kommunizieren, dient als Brücke der Blick und das Lächeln.

Nonverbale Kommunikation heißt Wahrnehmung mit allen Sinnen:
1. Was sehe ich?   z. B. Augen, Gesichtsausdruck, äußere Veränderungen
2. Was höre ich?   z. B. Stimmlage, Lautstärke, Heiserkeit
3. Was rieche ich?   z. B. Schweiß, Urin, Alkohol, Mundgeruch
4. Was fühle ich?   z. B. Hautspannung, Temperatur, Feuchtigkeit

Die Bedeutung der Hände in der Pflege

Ein Sprichwort sagt: „Das Leben in die Hand nehmen." Dies bedeutet, Selbstständigkeit zu erlangen. Bei einem Blinden ersetzen die Hände das Augenlicht, daraus wird deutlich, dass die Hand viele Aufgaben übernehmen kann.

In der Pflege haben die Hände eine große Bedeutung, z. B.:
- Hände drücken Gefühle aus: sie streicheln, wehren ab, zeigen Zuneigung, Mitgefühl, sie zittern, sind kalt, warm, feucht, verkrampft usw.
- Hände haben eine Wahrnehmungsfunktion: sie ertasten, spüren Veränderungen, Wärme, Kälte usw.
- Hände führen Tätigkeiten aus: sie helfen beim Waschen, Anziehen, sie massieren, tragen usw.
- Hände können infizieren: durch unhygienische Verhaltensweisen des Personals.
- Hände können informieren: ob sie durch Krankheit oder Arbeit gekennzeichnet sind (Kap. 11).

Auch hier wird Einfluss und Bedeutung unserer Sinnesorgane sichtbar.

Störungen im Kommunikationsprozess

Fallbeispiel:

Herr Franz liegt mit einem Beckenbruch und Schambeinfugenriss im Krankenhaus. Er wurde geröntgt und muss sich morgen einer Operation unterziehen. Heute morgen wurde der 75-jährige Bettnachbar Herr Johann operiert, er liegt noch im Aufwachraum und Herr Franz erwartet, dass er bald ins Zimmer zurückkommt.

Dialog zwischen Krankenschwester und Herrn Franz
Herr Franz: „Wann kommt denn Herr Johann wieder?"
Krankenschwester: „Er kommt überhaupt nicht wieder!"
Herr Franz: „Ist Herr Johann gestorben?"
Krankenschwester: „Er kommt auf eine andere Station, er hat in der Wunde eine Infektion."

> 1. Welche Gefühle hat Herr Franz, der sich morgen einer Operation unterziehen muss?
> 2. Wie wäre der Dialog besser gewesen? Notieren Sie stichpunktartig zu beiden Punkten Ihre Auffassung.

Störungen im Kommunikationsprozess können auf Seiten des Empfängers oder des Senders liegen.

- *Beim Empfänger:* Störungen durch Subjektivität in der Wahrnehmung. Jeder Mensch hat durch seine Sozialisation (Einordnung in die Gesellschaft) unterschiedliche Erfahrungen gesammelt, die er in den Kommunikationsprozess einbringt.
- *Beim Sender:* Störungen durch mangelnde Fähigkeit, seine Bedürfnisse auszudrücken. Diese Fähigkeit wird ebenfalls durch Sozialisation beeinflusst.

Häufige Klagen

von Seiten des Pflegepersonals
- Ewiges Klingeln
- Ständiges Nörgeln
- Nichteinhalten von Regeln
- Auf-ihr-Recht pochen u. a.

von Seiten der Patienten
- Desinteresse
- Lieblosigkeit und Routineverhalten
- Nichtberücksichtigung der Wünsche
- Mangelnde Sorgfalt u. a.

> 1. Suchen Sie weitere Gründe für häufiges Klagen auf beiden Seiten.
> 2. Erklären Sie die Aussage „Man kann nicht nicht kommunizieren".
> 3. Notieren Sie Beispiele dafür, was Mimik, Gestik, Körperhaltung und Kleidung ausdrücken können.
> 4. Analysieren Sie den Brief über die stationäre Aufnahme (S. 8) nach folgenden Gesichtspunkten:
>   a) In welchen Aussagen wird vorwiegend der Inhaltsaspekt deutlich?
>   b) In welchen Aussagen wird vorwiegend die Beziehungsebene deutlich?

Ziel jeder Kommunikation in der Pflege ist der Aufbau einer positiven Beziehung und von Vertrauen in den Pflegeprozess, dazu gehören: emotionale Wärme, einfühlendes Verstehen, positive Wertschätzung, Kontinuität, Einhaltung von Vereinbarungen.
Bei jedem Kommunikationsprozess muss die kognitive (geistige) Leistungsfähigkeit und das psychische Befinden berücksichtigt werden.
Kognitive Leistung: z. B. Auffassungsgabe, Orientierung, Gedächtnis usw.
Psychisches Befinden: z. B. Motivation, emotionale Labilität, Stimmung, Depression usw.

2.3 Führung eines Patientengespräches

Bei jedem Patientengespräch ist eine Atmosphäre zu schaffen, die partnerorientiert und somit beruhigend, positiv und gleichberechtigt wirkt. Der Patient muss das Gefühl entwickeln, dass die erfragten Themen wichtig sind, um eine individuelle Pflegeplanung durchführen zu können. Er muss die Möglichkeit haben, Fragen zu stellen, um Unklarheiten auszuräumen. Hektik und Stress dürfen keinen Einfluss auf das Gespräch nehmen.

Daher sind u. a. folgende Gesichtspunkte wichtig:
- Den Patienten als selbstständig handelnde Person ansehen.
- Einen ruhigen, freundlichen Ton wählen.
- Jegliche Spannung vermeiden.
- Ausreden lassen und aufgeschlossen sein.
- Verständlich reden, keine Fremdwörter verwenden.
- Auf nonverbale Kommunikation des Patienten achten.
- Den Patienten zur Eigenverantwortung für seine Genesung motivieren.

Einflüsse auf ein Patientengespräch
- Die äußeren Bedingungen des Gespräches.
- Die Art des Gespräches.
- Der Patient als Gesprächspartner.
- Die Gesprächsführung.

Die äußeren Bedingungen des Gespräches

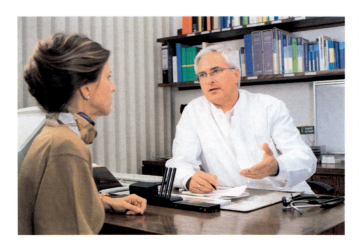

Der *Gesprächsort* wird nach der Art des Gespräches gewählt. Soll z. B. eine Anamnese oder ein Aufklärungsgespräch geführt werden, ist gleichzeitig der Datenschutz zu berücksichtigen, im Gegensatz zu einer Unterhaltung, die vielleicht während des Bettenmachens geführt wird.

Störungen (z. B. Telefonate) sollten bei wichtigen Gesprächen vermieden werden.

Sitzordnung und *räumliche Distanz* üben einen psychologischen Einfluss aus. Wenn z. B. Patient und Arzt durch einen Schreibtisch getrennt sind, kann dies als Barriere vom Patienten empfunden werden.

Hinsichtlich der räumlichen Distanz wird für ein persönliches Gespräch eine Entfernung von 50–150 cm als optimal angesehen. Alles, was unter 50 cm liegt, zählt zur **intimen Distanz** und wird häufig als zu nah empfunden. Deutlich wird dies z. B. im Fahrstuhl, in dem fremde Personen auf engstem Raum gedrängt stehen. Hier wird die intime Distanz durchbrochen, jeder schaut in eine andere Richtung und ist froh, wenn er den Fahrstuhl verlassen kann.

In der Krankenpflege muss aus medizinischen Gründen häufig die intime Distanz durchbrochen werden.

Die Art des Gespräches
- Die *Unterhaltung* ist eine Gesprächsform ohne gezielten Inhaltsschwerpunkt. Es ergeben sich jedoch beiläufig oft recht wichtige Informationen.
- Das *Sachgespräch* dient der Information und zur Aufklärung.
- Im *beratenden Gespräch* werden mit dem Patienten die ihn betreffenden Probleme und Konflikte besprochen.
- Das *therapeutische Gespräch* wird von Fachleuten geführt. Hier sollen auf psychologischer Grundlage Konflikte einsichtig gemacht und gelöst werden, sodass der Heilungsprozess positiv beeinflusst wird.

Der Patient als Gesprächspartner
- *Alter:* Je nachdem, ob es sich um ein Kind, einen Jugendlichen oder einen Erwachsenen handelt, wird das Gespräch anders geführt.
- *Bildungsstand:* Es spielt eine Rolle, ob der Kranke z. B. selbst Mediziner oder fachfremd ist.
- *Behinderung:* Ein Aufklärungsgespräch mit einem Blinden wird anders geführt als mit einem Sehenden, dem man Bilder zur Veranschaulichung zeigen kann.
- *Krankheitsbild:* Ein Gespräch mit einem Krebskranken ist anders zu führen als mit einem Leichtkranken.
- *Geschlecht:* Je nach Erkrankung kann auch das Geschlecht Einfluss auf ein Gespräch nehmen.

Mögliche Verhaltensweise des Patienten
- *Aggressiv:* Der Patient schimpft, trumpft auf, ist gereizt, zornig usw.
- *Egoistisch:* Der Patient ist stark auf sich konzentriert, hat ein extremes Bedürfnis an Fürsorge.
- *Regressiv:* Der Patient wirkt unselbstständig; Aktivitäten und Interessen des Patienten sind gering.
- *Verleugnend:* Der Patient nimmt die Schwere seiner Krankheit nicht zur Kenntnis, gibt sich unbekümmert.
- *Ängstlich:* Der Patient ist unsicher, macht sich große Sorgen, fragt ständig nach.

Die Gesprächsführung
Eine positive Gesprächsführung ist gekennzeichnet durch:
- *Freundlichkeit und Höflichkeit.*
- Präzise *Sachinformation* mit positiver Begründung, z. B. „Frau M., Sie müssen täglich Ihre Beinübungen durchführen, damit Sie bald wieder richtig laufen können."
- *Akzeptanz und Verständnis:* Den Patienten so nehmen, wie er ist, ohne Vorurteile und vorgefertigte Meinungsbildung, ihn verstehen und auf ihn eingehen.
- *Zuhören:* Es ist wichtig herauszuhören, was der Patient wirklich meint und wie stark seine emotionelle Beteiligung ist. (Will er mir etwas mitteilen, sucht er einen Gesprächspartner, will er über sich sprechen und nur plaudern?)
- *Lob:* Spezifisch begründen, z. B. „Frau M., Sie haben gute Fortschritte in der Beweglichkeit Ihres Beines gemacht".
- *Kritik:* Immer sachbezogen kritisieren, nie Personen- oder Pauschalkritik äußern.
- *Diskussion* von Lösungsvorschlägen in Konfliktsituationen.

Die verbale und nonverbale Kommunikation muss vom Patienten als Einheit empfunden werden, d. h. der Patient muss erkennen, dass der Gesprächspartner hinter seiner Aussage steht.

Eine negative Gesprächsführung ist gekennzeichnet durch:

- *Moralisieren:* Der Patient wird aufgefordert, tapfer zu sein.
- *Monologisieren:* Der Patient wird vergessen, man erzählt ausführlich seine eigene Auffassung.
- *Bagatellisieren:* Verharmlosen, z. B. „alles halb so schlimm".
- *Dominieren:* Man beharrt auf seinem Standpunkt und akzeptiert nicht die Ängste des Patienten.
- *Emigrieren:* Man schaltet ab im Gespräch (denkt z. B. an den nächsten Einkauf).
- *Debattieren:* Jeder vertritt seine Meinung, z. B. ist der Patient davon überzeugt, dass seine Geschwulst durch einen Bluterguss entstanden ist, während der Arzt dies als unmöglich ansieht.

Art des Gespräches
- Sachgespräch
- beratendes Gespräch
- therapeutisches Gespräch

Äußere Bedingungen
- Ort
- räumliche Distanz
- Störungen

Kommunikation

Gesprächsführung
- Freundlichkeit
- Höflichkeit
- Debattieren
- Moralisieren

Gesprächsparter
- Alter
- Bildungsstand
- Krankheitsbild
- Verhalten u. a.

1. Erarbeiten Sie weitere negative Verhaltensweisen bei einer Gesprächsführung.
2. Demonstrieren Sie im Rollenspiel folgende Verhaltensweisen:
   a) Besondere Fürsorge dem Patienten gegenüber
   b) Bevormundung des Patienten
   c) Verhaltensweisen bei „schwierigen Patienten"

2.4 Ziele des Patientengespräches

Jedes Patientengespräch hat vier Ziele.

Erstes Ziel
Die individuellen Bedürfnisse des Patienten herauszufinden, um ihm körperliches und seelisches Wohlbefinden zu ermöglichen, soweit dies in einem ungewohnten Umfeld überhaupt möglich ist.

Zweites Ziel
Bei dem Patienten ein Vertrauensverhältnis aufzubauen, um mögliche Probleme, Störungen oder veränderte Verhaltensweisen leichter zu erkennen und zu verstehen.

Drittes Ziel
Festzustellen, bei welchen Gelegenheiten und wie viel pflegerische Hilfe der Patient benötigt.

Viertes Ziel
Informationen für eine individuell abgestimmte Pflegeplanung zu erhalten.

2.5 Das pflegerische Erstgespräch

Aufnahme auf der Station

Zunächst sind die Voraussetzungen für die Aufnahme des Patienten zu klären: Es ist festzustellen, welcher Raum, welches Bett für den Patienten vorgesehen sind, dann wird der Patient erwartet.

Grundsätzlich ist davon auszugehen, dass jeder Mensch Angst vor Krankheit oder dem Krankenhaus hat. Diese Angst kann sich sehr unterschiedlich äußern, z. B. in Unsicherheit, Aggression, demonstrierte Unbekümmertheit oder Überbesorgnis.

Es ist also besonders wichtig, dass die Pflegeperson diese Tatsache berücksichtigt und ihr Verhalten danach richtet.
Sie stellt sich zunächst vor und begrüßt den Patienten nach Möglichkeit schon mit seinem Namen. Durch die persönliche Anrede fühlt sich der Patient als Individuum, zugleich hat er das Empfinden, erwartet zu werden.

Der Kranke wird in sein Zimmer geführt und den Mitpatienten vorgestellt. Die Pflegeperson wird dem Patienten die Einrichtung erklären und – wenn nötig – beim Einräumen behilflich sein, wobei mitgebrachte Wertgegenstände einzuschließen sind. In diesem Zusammenhang können auch gleich der Tagesablauf, die Besuchszeiten und die Telefonnummer genannt werden.

Das Pflegedienst-Stammblatt

Um einen Patienten richtig beurteilen zu können, ist eine aufmerksame Beobachtung und eingehende Befragung nötig. Dazu dient das pflegerische Erstgespräch. Damit keine Gesichtspunkte vergessen werden, wurde das Pflegedienst-Stammblatt entwickelt. Dabei handelt es sich um Formulare unterschiedlicher Art, in denen die entsprechenden Eintragungen vermerkt werden.

Klinikum		Pflegedienst STAMMBLATT		
Name Pflegeperson:		Datum:		Zimmer-Nr.:

	Ausnahmezustand		Kontrolle bei Aufnahme	Weitere Kontrollen
Name AUFKLEBER	☐ ansprechbar ☐ benommen ☐ erregt ☐ bewusstlos ☐ eingekotet ☐ eingenäßt ☐ desorientiert	☐ liegend ☐ sitzend ☐ gehend Begleitung Angeh. ☐ JA ☐ NEIN ☐ Verlegungswache ☐ Krankentransport	R. R.	
			Puls	
			Temp.	
			Resp.	
			Gew./Gr.	

	Beruf	Prothesen/Hilfsmittel	
	Abhängigkeiten	☐ Brille	☐ Schrittmacher
Wertsachenverwaltung ☐ ja ☐ nein		☐ Glasauge	☐ Rollstuhl
Ort:	Entlassungsprobleme	☐ Hörgerät	☐ Stock
Einweisungsdiagnose:		☐ Kontaktlinsen	☐ Perücke
		☐ Prothese (Extrem)	☐ Zahnprothese
	Angehörige/Bekannte	☐ Gehwagen	
		☐ Sonstiges	
Sonstige Diagnosen:			
		Verständigung/Kommunikation	
	Tel.:		

Grad der Pflegebedürftigkeit	Stufe I	Stufe II	Stufe III	Stufe IV	
Körperpflege					
Ankleiden					
Mobilisation					☐ Sprachbehinderung
Nahrungsaufnahme					☐ Schwerhörigkeit
Ausscheidung					versteht Deutsch
					☐ ja ☐ nein
					Sprache:
Prophylaxen					Adresse Nach/Weiterpflege

Gemütsstimmung?

Sonstiges (z. B. relig. Bed.)

Tägliche Lebensgewohnheiten

Schlafgewohnheiten

Persönliche Hygiene

Kostform/Essgewohnheiten

Besondere Wünsche

Pflegedienst-Stammblatt

Diese Formulare enthalten folgende **Schwerpunkte:**
- *Körperlicher Zustand:* Es werden z. B. erfragt
  - Mobilität (Beweglichkeit) bei der Aufnahme
  - Behinderungen, z. B. Lähmungen, Schwerhörigkeit, Sehbehinderung
  - Hilfsmittel, z. B. Prothesen, Brille, Rollstuhl, Herzschrittmacher
  - Allergien, z. B. Lebensmittel-, medikamentöse Allergie

- *Psychisches Befinden:* Etwa jeder dritte Bundesbürger hat bereits einmal in seinem Leben eine psychische Störung oder Krankheit durchgemacht. Daher muss dem psychischen Befinden auch in der allgemeinen Krankenpflege besondere Aufmerksamkeit gewidmet werden, z. B.:
  - Wie ist die Stimmung des Patienten?
  - Leidet er unter Schmerzen?
  - Hat er Schlafprobleme?
  - Nimmt er Medikamente ein?
  - Hat er ungewöhnliche Belastungen?

- *Geistige Verfassung:* Die intellektuellen Fähigkeiten eines Patienten können im Rahmen der Erkrankung eingeschränkt sein. Daher muss die Pflegeperson verhindern, dass der Patient möglicherweise überfordert wird. Auf folgende Punkte ist z. B. zu achten:
  - Wie ist der Patient über seine Krankheit informiert?
  - Wie ist seine Sprache?
  - Wie ist die Darstellung seiner Probleme?
  - Wie ist die Merkfähigkeit des Patienten?
  - Wie ist seine Konzentrationsfähigkeit?

- *Soziales Umfeld:* Das soziale Umfeld lässt häufig Rückschlüsse auf die psychische Verfassung des Kranken zu. Wichtig ist die Beobachtung der familiären Kontakte und das Verhalten gegenüber den Mitpatienten, z. B.:
  - Wie häufig kommen Verwandte und Freunde zu Besuch?
  - Wie ist das Verhalten zwischen Familie und Patient?
  - Wie ist das Verhalten der Patienten untereinander?
  - Wie ist die Einhaltung von Normen und Regeln?
  - Wie ist die Versorgung des Patienten zu Hause gewährleistet?

- *Lebensgewohnheiten:* Die Lebensgewohnheiten im Alltag sollten auch während des Krankenhausaufenthaltes berücksichtigt werden. Dazu zählen:
  - Kostformen und Ernährungsgewohnheiten (z. B. Diät, Vegetarier)
  - Schlafgewohnheiten
  - Persönliche Hygienebedürfnisse
  - Besondere Wünsche

- *Grad der Pflegebedürftigkeit:* Dabei werden vier Stufen unterschieden.

Stufe 1:	Stufe 2:	Stufe 3:	Stufe 4:
selbstständig	leichte Hilfe	starke Hilfe	unselbstständig

Füllen Sie ein Stammblatt für einen erdachten Patienten aus.

2.6 Die Dokumentation

Die Dokumentation ist das Aufzeichnen, Sammeln und Ordnen von Fakten, um Geschehensabläufe festzuhalten.

Die Dokumentation dient Arzt und Pflegepersonal
- als Gedächtnisstütze
- zum Nachweis der durchgeführten Behandlungs- und Pflegemaßnahmen (z. B. bei einem Rechtsstreit)

Die Dokumentation dient dem Patienten
- zur eventuellen Weiterbehandlung
- zur Einsichtnahme und Herausgabe (Fotokopien) laut Entscheidung des BGH (Bundesgerichtshof) im Jahr 1982

> **Beispiel:** Bedeutung der Dokumentationspflicht für das Pflegepersonal
>
> Eine Patientin wurde nach einem Schlaganfall mit halbseitiger Lähmung in ein Krankenhaus eingewiesen. Nach ca. 6 Wochen hatte sich in der Steißbeingegend ein Druckgeschwür gebildet, das erst nach der Verlegung in eine andere Klinik abheilte. Die Patientin klagte gegen das Krankenhaus mit der Begründung, dass die erforderlichen Pflegemaßnahmen zur Verhinderung eines Druckgeschwürs nicht durchgeführt worden waren. Außerdem sei das Geschwür zu spät und unzureichend behandelt worden.

In einem solchen Rechtsstreit ist es nun die Aufgabe des Krankenhauses nachzuweisen, dass keine Behandlungsfehler vorliegen und dass die erforderlichen Pflegemaßnahmen korrekt durchgeführt wurden.

In der Medizin werden Beobachtungen, Untersuchungen, Verordnungen und Pflegemaßnahmen u. a. in folgenden Dokumenten festgehalten:
- Stammblatt
- Krankenblatt (Krankengeschichte), Kurvenblatt
- Untersuchungsprotokoll (z. B. Blutdrucktagesprofil)
- Aufklärungs- und Anamnesebogen
- Beobachtungsbogen
- Übergabebuch/Nachtwachenbuch
- Verordnungsplan

Ziele der Pflegedokumentation
- Pflegerische Leistungen transparenter zu machen und somit
- die Koordination einzelner Pflegegruppen zu ermöglichen.

Pflegedokumentation dient
- als Informations- und Arbeitsgrundlage für künftige Pflegeplanung und
- als Nachweis der geforderten Qualität.

Regeln für die Formulierung der Pflegemaßnahmen sind:
Art und Qualität der Maßnahme sowie deren zeitliche Abstände.
Die Durchführung der Pflegemaßnahmen wird mit Datum, Uhrzeit und Namen festgehalten.

Der Pflegebericht enthält:
- Wirkung der Maßnahme auf den Patienten
- mögliche Veränderung des Krankheitsbildes
- Reaktion und besondere Beobachtungen

Zur Erleichterung der Pflegedokumentation werden tragbare Computersysteme „Notepad" angeboten, die direkt am Krankenbett einsetzbar sind. Hier können sämtliche Patienteninformationen abgerufen und handschriftliche Aufzeichnungen mit einem Stift direkt auf den Bildschirm eingegeben werden.

2.7 Die Schweigepflicht

Verletzung der Schweigepflicht und strafrechtliche Verantwortung

Durch Dokumentation und täglichen Umgang mit Patienten erfährt die Pflegeperson viele persönliche Daten und unterliegt daher der Schweigepflicht. In § 203 des StGB (Strafgesetzbuch) steht:

> „Wer unbefugt ein fremdes Geheimnis, namentlich ein zum persönlichen Lebensbereich gehörendes Geheimnis [...] offenbart, das ihm als Arzt [...] oder Angehöriger eines anderen Heilberufs [...] anvertraut worden oder sonst bekannt geworden ist, wird mit Freiheitsstrafe bis zu einem Jahr oder mit Geldstrafe bestraft."

Die Schweigepflicht bei der Behandlung des Patienten ist eine Selbstverständlichkeit und muss nicht besonders betont werden. Sie gilt aber auch für den Einsatz von Kommunikationsmitteln, wie z. B. für Telefaxgeräte. Gerne werden mithilfe dieser Geräte Befunde oder Arztbriefe von Patienten übermittelt, sodass die Gefahr des Offenbarens und damit einer strafbaren Handlung besteht. Auch wenn die Pflegeperson das Telefaxgerät selbst bedient, kann sie nicht immer davon ausgehen, dass der Empfänger, der die Information erhält, nach § 203 der Schweigepflicht unterliegt. Da aber der Absender für den Schutz von Patientendaten verantwortlich ist, hat er sich davon zu überzeugen, dass der Empfänger zur Kenntnisnahme berechtigt ist.

- Schweigepflicht besteht gegenüber Angehörigen, Bekannten, Ehepartnern oder Arbeitgebern des Kranken.
- Zur Schweigepflicht gehören auch Drittgeheimnisse, z. B. wenn eine Patientin erzählt, dass der Nachbar zu einer Entziehungskur gefahren sei.
- Die Schweigepflicht besteht über den Tod hinaus. Auch Verwandte haben nicht das Recht, den Arzt davon zu entbinden. Der Arzt muss im Interesse des Verstorbenen eine Rechtsgüterabwägung treffen und entscheiden, ob er schweigen oder etwas offenbaren soll.
- Schweigepflicht besteht auch zwischen Ärzten. Die Weitergabe von Patientendaten an mit- oder weiterbehandelnde Ärzte ist dann gerechtfertigt, wenn der Patient nicht ausdrücklich widerspricht, und dies somit dem Wunsch des Patienten entspricht.

Die Entbindung von der Schweigepflicht

Mitteilungen sind in folgenden Fällen zulässig:

- *ausdrückliche Einwilligung:* Nur mit Einwilligung des Patienten darf der Arzt dem Ehepartner über die Erkrankung seines Partners berichten,
- *mutmaßliche Einwilligung:* Weitergabe von Patientendaten zur Behandlung durch einen anderen Arzt,
- *rechtfertigender Notstand* (zum Schutz eines höherwertigen Rechtsgutes), z. B. bei Kindesmisshandlung, Verhütung der Ansteckung,
- *berechtigtes Interesse des Arztes* zur Abwehr eigener strafrechtlicher Verfolgung, z. B. darf der Arzt die Patientenkartei einsetzen, wenn er selbst beschuldigt wird. Wenn hingegen der Arzt als Zeuge auftritt, darf die Patientenkartei nicht verwendet werden,
- *Ausführung von gesetzlichen vorgeschriebenen Meldungen,* z. B. nach dem Infektionsschutzgesetz oder bei Geschlechtskrankheiten,
- *Mitteilungen an die Sozialleistungsträger,* z. B. Meldung einer Berufskrankheit oder Behinderung und an Kassenärztliche Vereinigungen über vertragsmäßige Patienten.

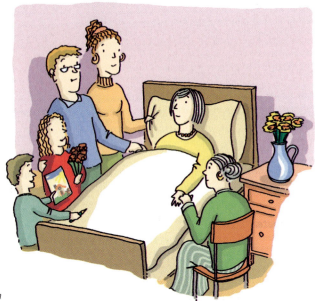

Besuchssituation

1. Beschreiben Sie die Zeichnung, indem Sie folgende Punkte berücksichtigen:
   - Psychische und körperliche Verfassung der Patientin,
   - Soziale Situation der Patientin,
   - Hygienische Bedingungen.
2. Erklären Sie den Begriff Dokumentation.
3. Begründen Sie die Notwendigkeit der Dokumentationspflicht.
4. Erklären Sie die Gefahren, die sich beim Einsatz von Telefaxgeräten bezüglich der Schweigepflicht ergeben.
5. Nach welchem Paragraphen wird man bei Verletzung der Schweigepflicht bestraft und wie hoch ist das Strafmaß?

3 Die individuelle Pflegeplanung

Zur individuellen Pflegeplanung sind folgende Voraussetzungen wichtig:
- *Fachwissen:* Die Pflegeperson muss gute fachliche Kenntnisse besitzen.
- *Gesprächskompetenz:* Die Pflegeperson muss in der Lage sein, durch positive Gesprächsführung ein Vertrauensverhältnis zum Patienten aufzubauen.
- *Beobachtungsfähigkeit:* Die Pflegeperson muss eine genaue Krankenbeobachtung vornehmen, Körpersignale verstehen und Veränderungen wahrnehmen können.
- *Praxiskompetenz:* Die Pflegeperson muss korrekte Behandlungsmaßnahmen durchführen können.
- *Motivationsfähigkeit:* Die Pflegeperson muss dem Patienten die Zusammenhänge erklären, damit er bereit ist, Mitverantwortung für den Genesungsprozess zu übernehmen.
- *Emotionale Kompetenz:* Die Pflegeperson muss emotionale Zuwendung signalisieren können, denn diese spielt für den Patienten eine wichtige Rolle.
- *Patientenorientiertes Handeln:* Die Pflegeperson muss die Patientenwünsche berücksichtigen, um kein Gefühl der Entmündigung aufkommen zu lassen.
- *Integration der Angehörigen:* Die Pflegeperson muss die Angehörigen ermuntern, am Heilungs- und Pflegeprozess teilzunehmen.

Für ein harmonisches Arbeitsklima sind wichtig:
- *Kooperationsfreudigkeit,* d. h. gute Zusammenarbeit unter den Kolleginnen und Kollegen und Ärzten, um Zufriedenheit mit der Arbeit zu erreichen.
- *Innovationsfreudigkeit* (Erneuerung), d. h. Aufgeschlossenheit für die Einführung neuer Methoden und Pflegemaßnahmen.
- *Organisationsfähigkeit,* d. h. unnötige Tätigkeiten und Leerlauf bzw. Wartezeiten verhindern.

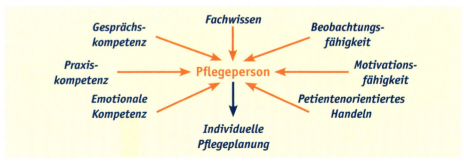

Für die individuelle Pflegeplanung müssen zunächst möglichst viele Informationen gesammelt werden. Daraus sind die Probleme des Patienten zu erarbeiten und entsprechende Pflegeziele festzulegen. Auf dieser Grundlage werden Pflegemaßnahmen geplant und durchgeführt. Eine kritische Auswertung des Pflegeergebnisses muss zeigen, ob die Ziele erreicht wurden oder eine Korrektur vorgenommen werden muss.

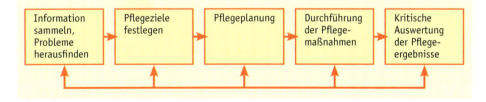

3.1 Pflege: Planung und Durchführung

Informationen sammeln und Probleme herausfinden

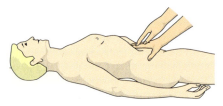

Palpation des Bauchraums

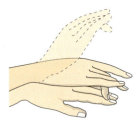

Haltung der Hände bei der Finger-Finger-Perkussion

Das Sammeln von Informationen erfolgt durch

- das Aufnahmegespräch,
- Beobachten und Zuhören,
- häufige Gespräche mit Patienten und Angehörigen,
- Erhebung der Krankenvorgeschichte (Anamnese),
- körperliche Untersuchungen (durch den Arzt):
  - Inspektion, d. h. in Augenschein nehmen, um äußere Veränderungen, z. B. an der Haut, Verkrümmungen der Wirbelsäule festzustellen.
  - Palpation, d. h. Untersuchungen durch Betasten, z. B. des Bauchraumes oder der weiblichen Brust zur Krebsvorsorge.
  - Perkussion, d. h. Beklopfen der Körperoberfläche, um aus dem Klang des Schalls Rückschlüsse auf die darunter liegenden Organe (z. B. Lunge, Milz, Leber) zu ziehen.
  - Auskultation, d. h. Abhorchen von Herz und Lunge, um evtl. veränderte Geräusche festzustellen.

Aus den gesammelten Informationen sind die Probleme herauszufinden:
- Welche Probleme hat der Patient?
- Welche physischen und psychischen Fähigkeiten besitzt er zur Bewältigung der Probleme? (z. B. Einsicht)
- Erhält der Patient familiäre Unterstützung?
- Welche Lösungsmöglichkeiten gibt es auf Seiten des Personals?

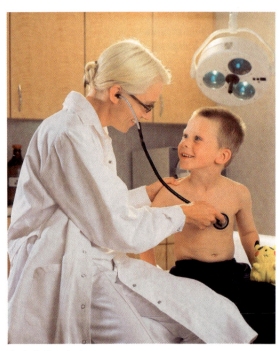

Auskultation der Lunge

3 Die individuelle Pflegeplanung

Pflegeziele festlegen
Auf Grund der erhaltenen Informationen werden *kurz-* und *langfristige Pflegeziele* festgelegt.

Pflegemaßnahmen planen und durchführen
Bei der Planung und Durchführung der Pflegemaßnahmen ist der Patient mit einzubeziehen, Vorschläge des Patienten sind in die Planung aufzunehmen. Durch die Eingliederung des Patienten in den gesamten Prozess wird seiner Entmündigung entgegengewirkt.

Auch die Angehörigen des Patienten werden einbezogen, denn mit deren Hilfe kann das Vertrauensverhältnis gestärkt und der Genesungsprozess gefördert werden. Grundsatz der Pflege ist die Aktivierung der vorhandenen Kräfte und die Anleitung zur Selbstständigkeit und Eigenverantwortung des Patienten.

Pflegerische Tätigkeit beinhaltet:
- Präventive Pflege (Vorbeugung)
- Kurative Pflege (Heilung)
- Rehabilitative Pflege (Wiederherstellung)
- Palliative Pflege (Lindern von Schmerzen, z. B. bei Sterbenden)

Kritische Auswertung der Pflegeergebnisse
- Dabei sind verschiedene Fragen zu beantworten, z. B.:
- Wie ist die körperliche und psychische Situation des Patienten jetzt?
- Wurden die gesetzten Ziele erreicht?
- Wie ist der Erfolg der Pflege zu werten?
- Muss eine neue Planung erfolgen, da neue Probleme auftreten?

3.2 Pflegesysteme

In der Krankenpflege werden verschiedene Pflegesysteme unterschieden:

Individualpflege
Eine Pflegeperson steht für einen Pflegebedürftigen den ganzen Tag zur Verfügung.

- *Vorteil:* Optimale Versorgung des Patienten.
- *Nachteil:* Hohe Personal- und Materialkosten. Daher ist diese Pflegeform nur in der häuslichen Krankenpflege möglich.

Gruppenpflege/Bereichspflege
Eine Gruppe von Pflegenden ist für eine bestimmte Anzahl von Patienten zuständig. Jeder in der Gruppe ist über die Tätigkeit der anderen informiert.

- *Vorteil:* Gemeinsame Planung und Aufgabenverteilung der Pflegenden, Flexibilität in der individuellen Pflegebedürftigkeit.
- *Nachteil:* Diese Pflegeform ist durch Absprachen in der Gruppe zeitintensiver.

Zweierpflege

Eine examinierte Pflegeperson und ein Pflegehelfer sind für acht Patienten zuständig (diese Konzeption wird vorwiegend in Schweden durchgeführt).

- *Vorteil:* Die Pflegetätigkeiten gehen Hand in Hand, sodass eine gute Versorgung des Patienten gewährleistet ist.

Funktionspflege

Eine leitende Pflegeperson (meist Stationsschwester) verteilt die Aufgaben an die Pflegekräfte (Beispiel: Blutdruck und Puls werden von einer Pflegeperson gemessen. Danach erhält sie den nächsten Auftrag).

- *Vorteil:* Straffe Organisation. Der Übungseffekt der Tätigkeit erhöht die Arbeitsgeschwindigkeit.
- *Nachteil:* Die Pflegeperson hat keinen Einblick in die Zusammenhänge, sie wird zum reinen Befehlsempfänger, sodass die Motivation verloren geht. Es besteht die Gefahr, dass die individuellen Bedürfnisse des Patienten zu wenig berücksichtigt werden, weil eine Bezugsperson fehlt.

Zimmerpflege/Bezugspflege

Eine Pflegeperson ist für bestimmte Zimmer zuständig, für die sie die volle Verantwortung trägt.

- *Vorteil:* Die Patienten haben eine feste Bezugsperson, dadurch kann ein Vertrauensverhältnis geschaffen werden, das den Heilungsprozess positiv beeinflussen kann.

    Die Pflegeperson handelt selbstständig und übernimmt Verantwortung für Planung und Ausführung der Pflege.

1. Nennen Sie die Voraussetzungen für eine individuelle Pflegeplanung.
2. Erklären Sie die Schritte der Pflegeplanung.
3. Erklären Sie die Begriffe: Inspektion, Palpation, Perkussion und Auskultation.
4. Erklären Sie die verschiedenen Pflegesysteme.
5. Nennen Sie die Vorteile der Zimmerpflege.

3.3 Pflegevisite/Übergabe am Krankenbett

Unter Übergabe am Krankenbett versteht man z. B., wenn das Pflegepersonal des Frühdienstes seine Patienten dem Spätdienst übergibt. Der Vorteil ist, der Patient wird in das Gespräch mit einbezogen, Fragen können geklärt werden und so entsteht eine Vertrauensbasis.

Ziel: Einen Einblick in sach- und fachgerechte Pflege zu erlangen.

Dabei geht es um:
- Qualitätssicherung und evtl. nötige Hilfestellung,
- Informationen über Pflegediagnose, Pflegeprobleme und -planung,
- Überprüfung der Pflegeziele.

Erreicht wird dabei:
- maximale Transparenz der Pflege für den Patienten,
- Einbeziehung des Patienten in die Maßnahmen zur individuellen Pflegeplanung.

Ein wichtiges Problem ist die Schweigepflicht. Daher werden wichtige Daten, die der Schweigepflicht unterliegen, vor der Pflegevisite besprochen. Kein Problem besteht dort, wo der Patient die Fragen stellt.
Befunde und Diagnosen bleiben dem Arzt vorbehalten.

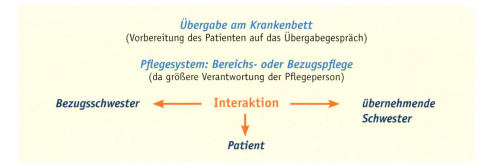

Bedingungen für eine gute Pflegevisite

Äußere Bedingungen:
Im Krankenzimmer muss Ruhe und Zeit herrschen, keine Störungen.

Art des Gespräches:
Sachgespräch und beratendes Gespräch.

Patient als Gesprächspartner:
Verständliche Gesprächsführung, keine Fremdwörter, das Wissen des Patienten einbeziehen, Anschaulichkeit, Ängste des Patienten verstehen.

Positive Gesprächsführung:
Sachliche Darstellung, logische Reihenfolge, verständliche Sprache für Maßnahmen im Pflegeprozess.

Als Ergänzung dient das Dokumentensystem zur lückenlosen Berichterstattung.

Positiv von Seiten des Patienten
- Reibungsloser Informationsfluss zwischen allen Beteiligten
- Regelmäßige Rückkopplung mit dem Patienten fördert die aktive Teilnahme am Pflegeprozess
- Tägliche Gegenüberstellung von Pflegemaßnahmen zum Pflegeziel mit Abstimmung auf aktuelle Bedürfnisse des Patienten
- Förderung der Genesung des Patienten durch regelmäßige Kommunikation und Interaktion zwischen Pflegeperson und Patient

Positiv von Seiten der Pflegeperson
- Eigenverantwortliche Arbeitsweise und
- patientenorientierte Pflege fördert die Zufriedenheit der Pflegeperson

3.4 Umgang mit Alzheimer-Patienten

Die Alzheimer Erkrankung (Demenz) wurde nach dem Nervenarzt Dr. Alois Alzheimer (1864–1915) benannt. Es handelt sich um ein – über Jahre hinweg – fortschreitendes Nachlassen des Gedächtnisses. Man unterscheidet:

- *Primäre Demenzprozesse,* deren Ursache im Gehirn selbst liegt, dazu zählt die Alzheimer Erkrankung.
- *Multi-Infarkt-Demenz* durch Gefäßveränderungen, sekundäre Demenz, durch Funktionsstörungen anderer Organe wie Herz-Kreislauferkrankung, Nieren- und Lungenerkrankungen, Alkoholmissbrauch, Hirntumoren u. a.

Charakteristische Warnsymptome sind z. B.:

- *Häufig auftretende fortschreitende Gedächtnislücken* (zunächst treten Probleme mit dem Kurzzeitgedächtnis auf, später auch des Langzeitgedächtnisses)
- *Schwierigkeiten mit gewohnten Handlungen,* z. B. anstatt Knöpfe anzunähen werden sie abgeschnitten.
- *Wortfindungsstörungen,* Verwendung unpassender Begriffe
- *Räumlich zeitliche Orientierungsprobleme,* z. B. man findet nicht mehr nach Hause, obwohl man die Straße kennen müsste.
- *Verlegen von Gegenständen,* z. B. Schlüssel im Kühlschrank
- *Störungen des Erkennens,* z. B. selbst vertraute Personen oder Gegenstände werden nicht mehr erkannt.
- *Abrupte Stimmungsschwankungen,* oft ohne erkennbaren Grund.
- *Wahnvorstellungen,* z. B. Diebstahl, Verstecken von Habseligkeiten u. a.

Einige Regeln im Umgang mit Alzheimer-Patienten
- Geduld und Verständnis zeigen
- klare Anweisungen geben
- Sinnlose Diskussionen vermeiden
- Anschuldigungen und Vorwürfe überhören

Therapeutische Maßnahmen

Medikamente, um Unruhe- oder Erregungszustände, Depressionen, Harninkontinenz (unfreiwilliger Urinabgang) und Schlafstörungen zu behandeln.

Physikalische Maßnahmen, z. B. Krankengymnastik

Geistige Aktivierung, z. B. Gehirn-Jogging

4 Das Krankenzimmer

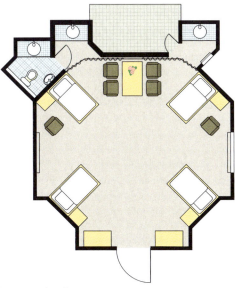

Grundriss eines modernen Krankenzimmers

1. Beschreiben Sie das im Grundriss abgebildete Krankenzimmer und seine Einrichtung.
2. Vergleichen Sie das Krankenzimmer mit denen, die Sie kennen.
   Beschreiben sie die Unterschiede und die Vor- und Nachteile.
3. Welche Wünsche hätten Sie an Ausstattung und Einrichtung eines Krankenzimmers?
4. Beschreiben Sie die Unterschiede zwischen dem Krankenzimmer oben und dem Krankenzimmer von 1927. Erklären Sie die Probleme und Gefahren früherer Krankensäle.

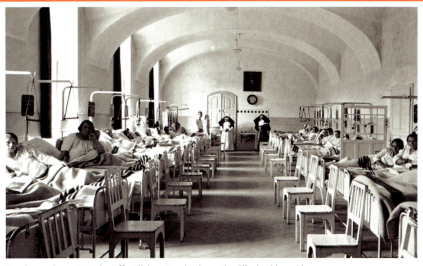

Krankensaal um 1927 im öffentlichen Krankenhaus der Elisabethinen Linz

4.1 Räumliche Anforderungen

Raumgröße
Problemloses Verschieben von Betten und Einsatz von Hebesystemen muss möglich sein.

Raumlage
Möglichst nach Süden, Rollläden sorgen für erträgliche Temperatur.

Fenster
Im oberen Drittel Klappflügel, um zugfrei zu lüften.

Krankenzimmer

Heizkörper
unter dem Fenster, damit kalte Luft sofort erwärmt wird. Thermostate regeln die Temperatur.

Reinigung
Raum und Einrichtung müssen problemlos zu reinigen sein.

Die **Einrichtung** des Krankenzimmers besteht aus:

- guter *Krankenzimmerbeleuchtung,* damit das Pflegepersonal ausreichend Licht bei seiner Tätigkeit hat,

- einer *Sitzecke,* damit Aufstehpatienten die Möglichkeit haben, sich z. B. mit Besuchern dort zu unterhalten,

- *Betten,* die von beiden Seiten zugänglich sind.
  Zu jedem Bett gehört:
    - ein Nachttisch zum problemlosen Abstellen von Gegenständen,
    - eine Klingel in Reichweite des Patienten,
    - eine blendfreie Lampe zum Lesen,
    - ein Radio mit Kopfhörer/Fernseher,
    - ein geräumiger Schrank.

In modernen Krankenzimmern sind Versorgungsleitungen, die im Notfall schnelle Hilfe ermöglichen (z. B. Sauerstoffgabe). Außerdem sind Toilette, Waschbecken oder Dusche angeschlossen, ohne dass Mitpatienten bei Benutzung gestört werden. Die diagonale Stellung der Betten hat den Vorteil, dass die Patienten weit auseinander liegen, sich aber dennoch sehen und unterhalten können.

Die Wände in warmen Farbtönen gehalten und mit Bildern geschmückt, tragen zu einer angenehmen Atmosphäre bei. Ein Balkon sorgt dafür, dass für den Patienten die Verbindung zur Außenwelt – und sei es auch nur eine Straße, ein Baum, ein Rasen – nicht verloren geht.

 Leiten Sie aus den Anforderungen an ein Krankenzimmer im Krankenhaus nützliche Voraussetzungen für ein Pflegezimmer zu Hause ab.

4.2 Anforderungen an das Krankenhausbett

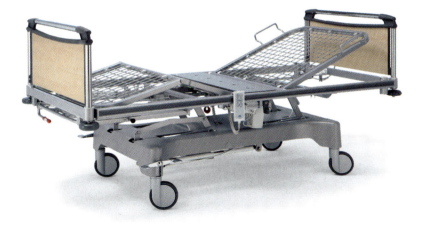

Das Klinikbett Vivendo – der Maßstab für Effizienz und Wohlbefinden
(Hersteller: Joh. Stiegelmeyer GmbH & Co. KG)

1. Beschreiben Sie den Unterschied zwischen einem Privatbett und einem Krankenhausbett.
2. Begründen Sie die notwendigen Unterschiede.
3. Beschreiben Sie die verschiedenen Stellungen des Bettes.
   a) b) c)

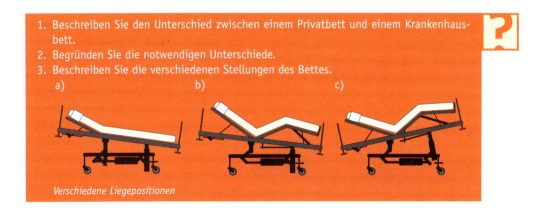

Verschiedene Liegepositionen

Anforderungen aus der Sicht des Patienten

Das Krankenhausbett soll Bedienungshebel haben, die teilweise vom Patienten selbst betätigt werden können. Damit wird seine Selbstständigkeit erhalten oder gefördert. Insbesondere betrifft das die Hebel zur Einstellung der Höhe (bequemes Ein- und Aussteigen) und zur Verstellung der Rückenlehne. Darüber hinaus muss für große Patienten eine Verlängerung des Bettes möglich sein.

Die **Matratze** hat eine besonders große Bedeutung. Während des Schlafens entspannen unsere Muskeln, dennoch ändern wir unsere Lage in der Nacht 20- bis 30-mal. Unabhängig von Seiten-, Rücken- oder Bauchlage muss die Matratze die jeweilige Position ausreichend stützen und gleichzeitig an den Körperschwerpunkten nachgeben, um Verspannungen der Muskulatur zu vermeiden und Wirbelsäule und Bandscheiben zu entlasten. Nur eine entspannte Wirbelsäule kann regenerieren.

Daneben spielen Wärme- und Feuchtigkeitsverhalten eine große Rolle. Unser Körper sondert pro Nacht ca. 400 ml Feuchtigkeit ab, im Krankheitsfall liegen die Werte wesentlich höher. Die Feuchtigkeit gelangt in Nachtwäsche, Matratze, Bettdecke und in die Luft. Die Matratze hat also die Aufgabe, diese Feuchtigkeit aufzunehmen. Sie darf auf keinen Fall die Schweißbildung zusätzlich fördern, damit der Schlafende nicht „schweißgebadet" aufwacht.

- Eine *zu harte Matratze* birgt die Gefahr in sich, dass der Körper ständig in Bewegung ist, um den Druck des belasteten Gewebes auszugleichen. Die Folge ist eine unruhige Nacht.
- Eine *zu weiche Matratze* könnte die Schweißbildung fördern, da die Kontaktfläche des Körpers zur Matratze vergrößert ist.

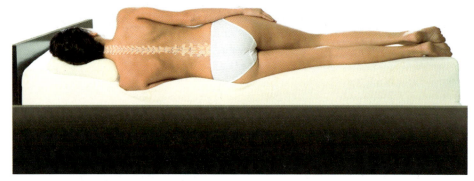

Die Matratze passt sich dem Körper an. So kann die Wirbelsäule entspannen.

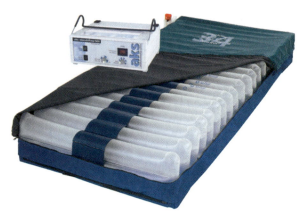

Die Wechseldruckmatratze

Bei der abgebildeten Wechseldruckmatratze handelt es sich um ein geschlossenes Matratzensystem mit integrierter Matratzenunterlage, die für Dekubitii bis zum Grad IV geeignet ist. Das Aggregat lässt sich stufenlos regeln mit variabler Zeiteinstellung und ist im Statikbetrieb auch für die Schmerztherapie geeignet. Das Patientengewicht darf maximal 130 kg betragen. Bei technischen Störungen oder Leckagen setzt ein optischer und akustischer Alarm ein.

Die **Bettdecke** im Krankenhaus wird das ganze Jahr gebraucht, daher muss sie, unabhängig von der Jahreszeit, angenehm von dem Schlafenden empfunden werden. Wegen der Zunahme der Allergiepatienten wird synthetisches Material bevorzugt. Es ist hygienisch und pflegeleicht und stellt keine Gefahr für Allergiker dar.

Das **Kopfkissen** soll die Halswirbelsäule unterstützen und dadurch die Muskulatur entspannen. Auch in der Seitenlage darf der Kopf weder nach oben noch nach unten abgeknickt werden.

4 Das Krankenzimmer

Anforderungen aus der Sicht des Pflegepersonals

Aus der Sicht des Pflegepersonals gehören zu einem guten Krankenbett alle Hilfen, die die Arbeit erleichtern oder beschleunigen:

- *höherstellbares Bett,* um rückenschonend arbeiten zu können,

- *feststellbare Rollen* zum leichten Verschieben des Bettes mit anschließendem sicheren Stand,

- *gerundeter Stahlrahmen* des Bettes, um Verletzungen zu vermeiden,

- *Seitengitter,* die das Herausfallen des Patienten verhindern,

- ein *Patientenaufrichter,* der selbstständige Bewegungen des Patienten ermöglicht; nur bei bestimmten Erkrankungen einzusetzen,

- *verstellbare Liegepositionen,* um Patienten problemlos zu lagern,

- *Kunststoffschutzleisten* und *Wandabweisrollen,* die mögliche Beschädigungen während des Verschiebens verhindern,

- Bettmaterial, das eine regelmäßige *Reinigung* in der Bettenzentrale zulässt.

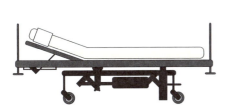

Grundstellung

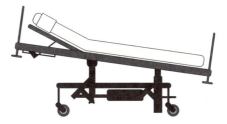

Beintieflage
z. B. nach arteriellen Gefäßoperationen

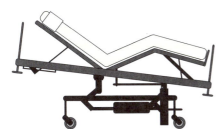

Vierteilige Liegefläche, Beintieflage
z. B. bei Herz- und Lungenerkrankungen

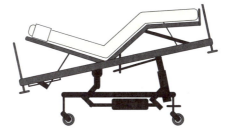

Vierteilige Liegefläche, Beinhochlage
z. B. bei Thrombose

Beispiele für verschiedene Liegepositionen

4.3 Spezialbetten

Das Wasserbett

Hierbei handelt es sich um eine Spezial-Flüssigkeitsmatratze. Ihr Vorteil besteht darin, dass sie sich der Lage des Körpers anpasst. Das Körpergewicht wird gleichmäßig über die gesamte Auflagenfläche verteilt. Es entsteht keine Behinderung des Blutkreislaufs, die Wirbelsäule wird nicht gekrümmt.
Anwendung: Bei Querschnittsgelähmten, bei Verbrennungen, Wirbelsäulenleiden.

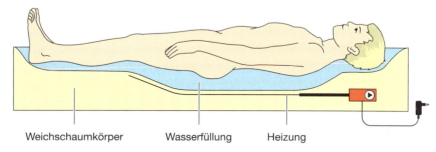

Weichschaumkörper   Wasserfüllung   Heizung

Das Luftkissenbett

Der Patient liegt auf Luftkissen. Diese sind wasserdicht, lassen aber zugleich Wasserdampf durch. Alle Kissen haben spezielle Funktionen. So lassen sich u. a. die Kissen für Kopf, Rumpf, Gesäß und für Ober- und Unterschenkel getrennt regeln und überprüfen. Manche Betten sind zusätzlich mit einer automatischen Drehbewegung ausgestattet, sodass der Patient kontinuierlich in der Längsachse bewegt wird. Diese passiven Bewegungsabläufe können stimulierend auf immobilisierte (ruhiggestellte) Patienten wirken.
Anwendung: In der Orthopädie, der Neurologie, Lungenerkrankungen, Intensivpflege u. a.

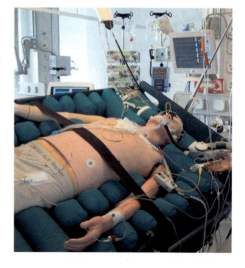

1. Notieren Sie stichpunktartig, welche Anforderungen an ein Krankenbett zu stellen sind.
2. Welche Aufgaben hat die Matratze zu erfüllen?

5 Hygiene im Krankenhaus

5.1 Bedeutung der Hygiene

Hygiene (hygieinos griech. = gesund) ist die Lehre von der Erhaltung und Förderung der Gesundheit und des Wohlbefindens.

Antisepsis ist die Hemmung und Vernichtung von Wundinfektionserregern mit chemischen Mitteln (anti = gegen, sepsis = Fäulnis, siehe Desinfektion).

Asepsis ist die Keimfreiheit aller Gegenstände, die mit einer Wunde in Berührung kommen, z. B. Instrumente oder Verbandstoffe (siehe Sterilisation).

Der infektiöse Hospitalismus
Darunter versteht man jede Infektion, deren Übertragung innerhalb des Krankenhauses erfolgt.

Hauptursachen für Infektionen im Krankenhaus sind:
- mangelnde Einhaltung der Hygienevorschriften (Asepsis und Antisepsis),
- Platzmangel oder bautechnisch überholte Krankenhäuser,
- unsachgemäße Verwendung von Antibiotika.
  (Antibiotika sind Stoffe zur Abtötung von Krankheitserregern oder zur Beeinträchtigung ihrer Vermehrung. Unsachgemäße Verwendung führt zu einer Widerstandsfähigkeit der Erreger gegen dieses Mittel und damit zur Wirkungslosigkeit des Medikaments.)

Intensiv verseucht

Eine Untersuchung der Berliner Universitätsklinik Charité bescheinigt den deutschen Krankenhäusern lebensgefährliche Lücken bei der Hygiene. „Durch Maßnahmen wie sorgfältigeres Anlegen von Kathetern und häufigeres Tragen steriler Kittel wäre etwa ein Viertel der Lungeninfektionen und der Fälle von Sepsis zu verhindern", fasst Studienautorin Christine Geffers vom Institut für Hygiene die Arbeit zusammen.
Allein auf den Intensivstationen, schätzt Konrad Reinhart, Präsident des diese Woche stattfindenden Kongresses für Intensiv- und Notfallmedizin, sterben pro Jahr rund 55 000 Krankenhauspatienten an schwerer Blutvergiftung (Sepsis) und Infektionen.

(Focus 49/2004 vom 29.11.2004)

Die ersten Hygieniker
Schon der griechische Arzt Hippokrates (460–375 v. Chr.) verfasste eine Schrift „Über den Einfluss der Umwelt auf die Gesundheit" und meinte damit Luft, Wasser und Örtlichkeit.

Einen Schritt weiter kam Antony van Leeuwenhoek (1632–1723): Mit seinem selbst gebastelten Mikroskop sah und beschrieb er die ersten Erreger.

Ignaz Semmelweis (1818–1865) konnte durch Händewaschen mit Chlorkalk die Muttersterblichkeit in einer Wiener Geburtsklinik drastisch reduzieren. Daher gilt das Jahr 1847 als das Geburtsjahr der Antisepsis.

Louis Pasteur (1822–1895) verdanken wir das Pasteurisieren, ein schonendes Erhitzen von Flüssigkeiten (besonders Milch) zwischen 62 und 85 °C, um Bakterien wie Salmonellen, Tuberkelbakterien, Staphylokokken (Eitererreger) abzutöten.

Robert Koch (1843–1910) entdeckte die Erreger der Tuberkulose (1882) und der Cholera (1883). Er forschte auf vielen Gebieten und zählt zu den Begründern der modernen Bakteriologie.

Josef Lister (1827–1912) begann 1860 mit Untersuchungen über die Wundheilung. Er entwickelte eine Theorie, dass Eiterungen nicht die Folge von Quetschungen der Weichteile sind, sondern von außen herangetragen werden. Er verwendete Carbolsäure (Phenol) zur Infektionsprophylaxe.

5.2 Infektion

Bei der Infektion (Ansteckung) lassen sich unterscheiden: Infektionsquelle, Infektionswege, Eintrittspforte.

Infektionsquelle

Mensch	Tier	unbelebte Stoffe
z. B. Patient	z. B. Fliege	z. B. Spritze

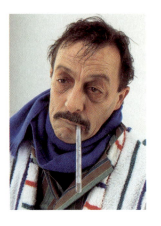
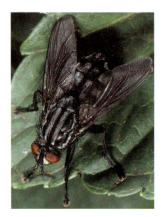
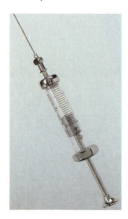

Infektionswege

- direkt von Mensch zu Mensch
- indirekt von Mensch zu Mensch
- von Tier zu Mensch

5 Hygiene im Krankenhaus

Infektionsart	Infektionsweg	Beispiele
Tröpfcheninfektion	Husten, Niesen, Sprechen; die Erreger gelangen in die Luft und werden eingeatmet.	Grippe, Masern, Scharlach
Schmierinfektion	Berührung infizierter Hände oder Gegenstände	Wundinfektion
Alimentäre Infektion	Essen oder trinken infizierter Lebensmittel	Salmonellen, Typhus, Ruhr
Überträgerinfektion	Stiche oder Bisse von Tieren	Malaria (durch Anophelesmücke), Tollwut
Percutane Infektion	unsaubere Injektionen	Aids, Hepatitis (durch infizierte Kanülen)
Pränatale Infektion	Erkrankung der Mutter	Röteln, Syphilis (Schädigung des Embryos)
Sexuelle Übertragung	Geschlechtsverkehr	Aids, Hepatitis B, Syphilis, Gonorrhoe

Infektionswege

Eintrittspforten

Wo Krankheitserreger in den Körper des Patienten gelangen können:

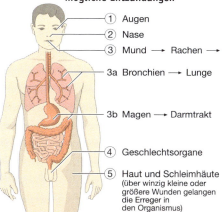

Eintrittspforten von Mikroorganismen und mögliche Entzündungen

① Augen
② Nase
③ Mund → Rachen →
3a Bronchien → Lunge
3b Magen → Darmtrakt
④ Geschlechtsorgane
⑤ Haut und Schleimhäute (über winzig kleine oder größere Wunden gelangen die Erreger in den Organismus)

1. *Nennen Sie mögliche Entzündungen am Körper.
2. Erklären Sie die Begriffe Hygiene, Asepsis und Antisepsis.
3. Nennen Sie vier Personen, die sich im Kampf gegen die Seuchen einen Namen gemacht haben. Wodurch wurden sie berühmt?
4. Erklären Sie den Begriff „infektiöser Hospitalismus" und nennen Sie dessen Ursachen.
5. Nennen Sie mögliche Infektionsarten mit ihrem Infektionsweg und je einer Erkrankung.
6. Frau Bremer leidet an Durchfall. Um welche Infektionsart könnte es sich handeln? Begründen Sie Ihre Vermutung.

5.3 Erreger von Infektionskrankheiten

Drei Gruppen von Erregern (Mikroorganismen) von Infektionskrankheiten sind besonders wichtig: **Bakterien, Viren, Pilze.**

Bakterien

Bakterien (griech. Stäbchen) sind einzellige Mikroorganismen. Sie bilden die größte Gruppe der Krankheitserreger.

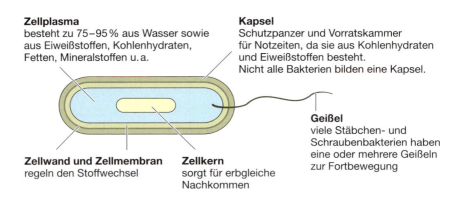

Schematischer Aufbau einer Bakterienzelle

Bakterien haben einen eigenen Stoffwechsel, viele bilden Giftstoffe (Toxine), die den Wirtsorganismus schädigen.

Einige Bakterien bilden Sporen (Dauerformen), die eine hohe Widerstandskraft gegen Umwelteinflüsse haben. Diese Sporen können deshalb nicht von allen Desinfektionsmitteln unschädlich gemacht werden.

Man unterteilt die Bakterien ihrer Form nach in: Kugeln (Kokken), Stäbchen und Schrauben (Spirillen und Spirochäten).

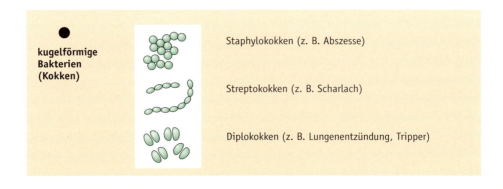

5 Hygiene im Krankenhaus

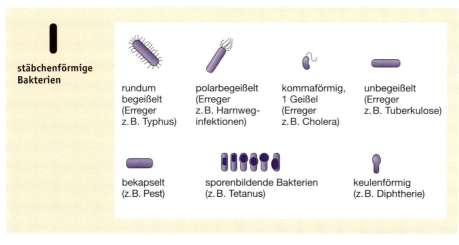

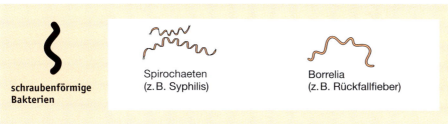

Übersicht über verschiedene Bakterienformen

Viren

Viren (von lat. „virus" = Gift, Schleim) sind die kleinsten, primitivsten Mikroorganismen. Sie bestehen nur aus einem Eiweißmantel (Kapsid) und Nukleinsäure (Erbinformation). Viren dringen in eine Wirtszelle ein, programmieren den Stoffwechsel dieser Zelle so um, dass nur neue Viren gebildet werden, bis die Wirtszelle erschöpft ist.

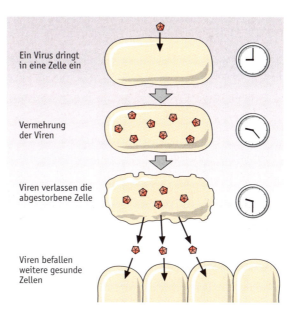

Schematische Darstellung einer Virusinfektion und Virusvermehrung in der Wirtszelle

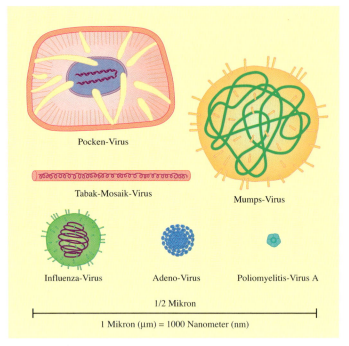

Form und Größe einiger Viren

Pilze

Pilze (Myzeten, Fungi) sind ein- und mehrzellige Organismen. Als Krankheitserreger rufen sie beim Menschen Mund-, Lungen- und Hautkrankheiten hervor.

Sprosspilze vermehren sich durch Sprossung, z. B. Soor. Andere Pilze bilden Hyphen (Pilzfäden), die sich zu einem Myzel (Pilzgeflecht) verschlingen. Pilzsporen sind Vermehrungszellen.

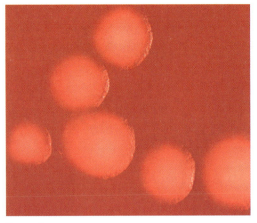

Sprosspilze

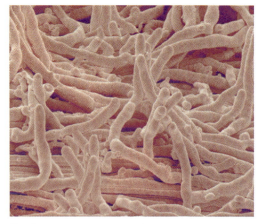

Myzel

5.3.1 Das Immunsystem des Menschen

Unser Immunsystem ist ein differenziertes komplexes System. Es besteht aus Organen, Geweben, Zellen und Molekülen, deren Aufgabe es ist, den Körper vor Krankheitserregern zu schützen.

Man unterscheidet:

- *primäre Organe* wie Knochenmark, Leber und Thymusdrüse
- *sekundäre Organe* wie Milz, Lymphknoten und Lymphgewebe.

Die wichtigste Aufgabe des Immunsystems ist die Unterscheidung zwischen fremden und körpereigenen Substanzen, sodass es zu keiner Immunreaktion gegen Bestandteile des eigenen Körpers kommen kann.

Zwei Hauptsysteme werden unterschieden:

- **Die unspezifische, angeborene Resistenz**, sie richtet sich gegen Fremdstoffe und Krankheitserreger im Allgemeinen
- **Die spezifische, erworbene Resistenz**, sie richtet sich gezielt gegen bestimmte Krankheitserreger.

Eine weitere Unterteilung ist

- die *zelluläre Immunabwehr,* d.h. durch Zellen, z.B. T-Helferzellen und
- die *humorale Immunabwehr* (humor = lat. Flüssigkeit, also nicht zellulär), z. B. hat Zytokin – ein zuckerhaltiges Protein – eine regulierende Wirkung auf Wachstum und Differenzierung der Zellen, gleichzeitig übernehmen Zytokine eine wichtige Rolle bei der Immunabwehr.

Die unspezifische Immunabwehr ist eine natürliche Resistenz
Sie wirkt allgemein gegen jede Art krankmachender Substanzen.

Schutzfunktionen unseres Körpers und der Körperöffnungen:
- Intakte Haut ist eine Art Schutzmantel.
- Tränenflüssigkeit, Nasensekret und Speichel enthalten Stoffe, um Bakterien abzutöten.
- Flimmerepithel in Nase, Luftröhre und Bronchien schützen unsere Atemwege.
- Der Ohreneingang besitzt Reusenhaare und Ohrenschmalz zum Schutz.
- Magensäure und Säuregehalt der Scheidenflora zerstören Bakterien.

Eine weitere Hilfe stellen die Phagozyten (Fresszellen) dar.

Die spezifische Immunabwehr ist eine erworbene Resistenz
Sie bildet sich nach Kontakt mit bestimmten Erregern aus und ist somit eine erworbene Immunabwehr. Eine Schlüsselrolle haben dabei die Lymphozyten, die im lymphatischen System sind. So erkennen z. B. die T-Lymphozyten, dass Spenderorgane etwas Körperfremdes sind und beteiligen sich bei der Transplantationsabstoßung, Immunsuppressiva sollen die Aktivierung von T-Lymphozyten unterdrücken.

Eine Infektion hat in der Regel folgenden Ablauf

- *Inkubationszeit* ist die Zeit von der Ansteckung bis zum Auftreten der Krankheit.
- *Prodromalzeit* ist das Vorläuferstadium, d. h. es treten allgemeine Krankheitszeichen auf, z. B. Kopf- und Gliederschmerzen.
- *Generalisationsstadium* ist die Zeit, in der sich bei einer Infektionskrankheit die Erreger im Körper ausbreiten und typische Symptome auftreten, z. B. Hautausschlag bei Masern.
- *Organstadium,* d. h. ein bestimmtes Organ wird befallen, z. B. Salmonellen im Darm.
- *Komplikationen* d. h. es treten zusätzliche Krankheitszeichen auf, die aus einer vorangegangenen Krankheit resultieren, z. B. Herzmuskelentzündung.

5.3.2 Prophylaktische und therapeutische Maßnahmen

1. Impfung
Impfungen sind vorbeugende Maßnahmen gegen verschiedene Infektionskrankheiten.

Man unterscheidet:

- **Aktive Impfung** (Vakzination). Der Impfstoff besteht aus abgetöteten, abgeschwächten oder fragmentierten Krankheitserregern bzw. deren Toxinen. Die Impfung hat die Aufgabe, den Körper anzuregen, sich gegen die Eindringlinge zu wehren. Der Körper bildet Antikörper (anti = gegen). Wenn der Mensch später mit diesen Krankheitserregern in Berührung kommt, kann er die Erreger bekämpfen und somit die Erkrankung verhindern, der Geimpfte ist immun.
- **Passive Impfung** hingegen bedeutet, dass ein Serum geimpft wird, welches bereits spezifische Antikörper (Immunglobuline) gegen den betreffenden Erreger bzw. dessen Toxin in hoher Konzentration enthält.
- **Simultanimpfung** bedeutet, dass der Patient gleichzeitig aktiv und passiv immunisiert wird.

Impfplan für Kinder und Jugendliche:
Hier werden Angaben gemacht zum empfohlenen Zeitpunkt der Impfung, z. B. gegen Diphtherie, Keuchhusten, Tetanus, Kinderlähmung u. a.

2. Antibiotikum
(Im internationalen Sprachgebrauch auch Antiinfektivum genannt.)
Paul Ehrlich führte 1910 das erste Antibiotikum – Salvarsan – ein, und zwar gegen Spirochaeten (z. B. Syphilis). Antibiotikum bezeichnet ein Medikament zur Behandlung von Infektionskrankheiten. Es handelt sich um natürlich gebildete Stoffwechselprodukte von Pilzen oder Bakterien, deren Aufgabe es ist, das Wachstum anderer Mikroorganismen zu hemmen oder abzutöten.

Die Wirkungsweise kann auf 3 Arten erfolgen:

- bakteriostatische Wirkung (die Vermehrung der Bakterien wird verhindert)
- bakteriozid (Bakterien werden getötet, sind aber noch physisch vorhanden)
- bakteriolytisch (Bakterien werden getötet und die Zellwände aufgelöst)

Virostatika sind Arzneimittel gegen Virusinfektion.
Antimykotika sind Arzneimittel gegen Pilzinfektion.

3. Chemotherapeutika (chemisch hergestellte Mittel)

Sulfonamide ist der Sammelbegriff für Chemotherapeutika.

Mediziner sprechen bei der Krebsbehandlung von **antineoplastischer Chemotherapie**, auch *Zytostatika* genannt, in der Regel eine intravenöse Verabreichung. Die Chemotherapie verwendet Stoffe, deren Wirkung möglichst gezielt auf bestimmte krankheitsverursachende Zellen bzw. Mikroorganismen ausgerichtet sind, d. h. sie abtöten oder im Wachstum hemmen. Häufig erfolgt eine Chemotherapie in Kombination mit Strahlentherapie (Radiochemotherapie)

1. Erklären Sie die unspezifische und spezifische Immunabwehr.
2. Stellen Sie den Ablauf einer Infektion dar.
3. Wie unterscheiden sich aktive, passive und Simultanimpfung?
4. Erklären Sie den Unterschied zwischen Antibiotika und Chemotherapie.

5.4 Desinfektion

Unter Desinfektion versteht man das Abtöten der Erreger übertragbarer Infektionskrankheiten.

Es werden vier mikrobiologische Wirkungsbereiche unterschieden:

- *Wirkungsbereich A:* Abtötung von vegetativen bakteriellen Keimen einschließlich Mykobakterien (Sammelbegriff für verschiedene Arten säurefester Stäbchen), von Pilzen und Pilzsporen.
- *Wirkungsbereich B:* Inaktivierung von Viren (kleinste Mikroorganismen)
- *Wirkungsbereich C:* Abtötung von Sporen des Milzbrandbazillus (anzeigepflichtige, auf den Menschen übertragbare Krankheit von Rind, Schwein, Pferd und Schaf)
- *Wirkungsbereich D:* Abtötung von Sporen der Erreger von Wundstarrkrampf und Gasbrand (auch Gasödem genannt – schwere Wundinfektion)

Die Desinfektion kann unterschieden werden in thermische Desinfektion und chemische Desinfektion.

5.4.1 Thermische Desinfektion

Verfahrensart	Temperatur und Zeit	Anwendungsbeispiele	Wirkungsbereich
Desinfektion durch Kochen (Wasser mit Soda, Soda verhindert Rostbildung)	100 °C ca. 15 min	Instrumente Wäsche	A und B
Desinfektion mit Spülmaschinen (Wasser und Reinigungs- oder Desinfektionsmittel)	60 °C bis 93 °C 10–20 min	Instrumente Wäsche	A und B
Dampfdesinfektion	75 °C bis 105 °C ca. 5–20 min	Betten Matratzen	A, B und C

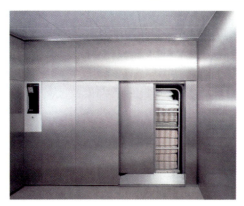
Dampfdesinfektion

5.4.2 Chemische Desinfektion

Überall dort, wo eine thermische Desinfektion nicht möglich ist, muss chemisch desinfiziert werden. Als Desinfektionsmittel kommen folgende Wirkstoffgruppen in Frage:

Wirkstoffgruppe	Beispiel	Verwendungsmöglichkeit
Aldehyde	Formaldehyd	Wäsche- und Scheuerdesinfektion
Alkohole	Isopropanol	Hände- und Hautdesinfektion
Halogene	Jod, Brom, Chlor	Wund-, Hautdesinfektion, Chloreinsatz im Schwimmbad
Phenole	Phenolderivate	Wäsche-, Scheuerdesinfektion, auch Desinfektion von Auswurf, Stuhl, Harn
Ammoniumverbindungen	Amphotenside	Fein- und Küchendesinfektion

Desinfektionsmittel wirken unterschiedlich:
- bakterizid (gegen Bakterien)
- tuberkulozid (gegen Tuberkelbazillen)
- fungizid (gegen Pilze)
- viruzid (gegen Viren)
- sporizid (gegen Sporen)

Damit das Ziel der Desinfektion erreicht wird, sind Grundregeln zu beachten. Diese Grundregeln dienen auch zum Schutz der eigenen Gesundheit.

Richtige Konzentration:
Eine zu hohe Konzentration ist unwirtschaftlich, evtl. schädigend durch zu hohe Aggressivität. Eine zu geringe Konzentration erzielt keine Wirkung, evtl. wird die Resistenz (Widerstandsfähigkeit) der Erreger gefördert.

5 Hygiene im Krankenhaus

Genaue Einwirkzeit:
Ist die Einwirkzeit zu kurz, besteht die Gefahr der Wirkungslosigkeit. Bei stark verschmutzten Gegenständen, z. B. mit Blut, muss die Einwirkzeit sogar verlängert werden.

Sachgemäßer Einsatz:
Die unterschiedlichen Wirkungsbereiche müssen beachtet werden. Nicht jedes Mittel ist für alles geeignet.

Keine Mischung verschiedener Mittel:
Dadurch kann die Wirkung verändert werden.

Kaltes Wasser verwenden:
Bei warmem Wasser besteht die Gefahr der Geruchsbildung.

Handschuhe benutzen:
Handschuhe zum eigenen Schutz verwenden.

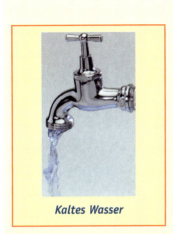
Kaltes Wasser

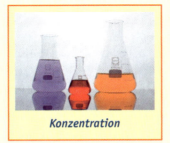
Konzentration

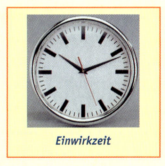
Einwirkzeit

Grundregeln der Desinfektion

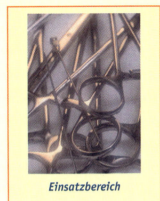
Einsatzbereich

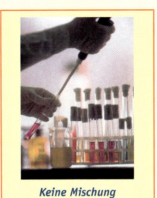
Keine Mischung

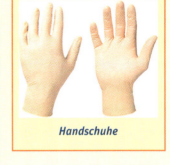
Handschuhe

Desinfektionsmittel werden sowohl zur Desinfektion des menschlichen Körpers als auch von Gegenständen und Flächen eingesetzt, deshalb wird häufig eine Differenzierung nach Fein- und Grobdesinfektion vorgenommen.

- Zur *Feindesinfektion* zählen Händedesinfektion, Körperwaschung, Schleimhautdesinfektion oder Fußpilzdesinfektion.
- Zur *Grobdesinfektion* zählen desinfizierende Reinigung von Wäsche, Instrumenten, Flächen oder Inventar.

Desinfektionsverfahren

Bei der Flächendesinfektion werden Inventar, Wände, Fußböden, Geräte usw. desinfiziert. Das Desinfektionsmittel richtet sich nach dem Material, die Verfahren sind verschieden.

Einwegmopverfahren
Es wird unterschieden zwischen Nass- und Feuchtwischverfahren. Beim *Nasswischverfahren* wird ein Mop für eine Fläche verwendet, danach kommt der Mop in einen Spezialbeutel zur chemothermischen Waschdesinfektion.
Beim *Feuchtwischverfahren* wird zusätzlich ein neuer Trockenmop benutzt, um die Restfeuchte zu beseitigen. Danach kommt der Mop ebenfalls in den Spezialbeutel.

Sprühverfahren
Bei Flächen oder Geräten, die schwer zugänglich sind, ist das Sprühverfahren sinnvoll.

Reinigungsmaschinen
Ihr Einsatz ist vor allem für große Flächen wie Flure u. Ä. gedacht. Mit den Maschinen kann gereinigt und desinfiziert werden.

Desinfektionswaschanlagen
In diesen Anlagen werden Bettgestelle, Nachttische und Transportwagen desinfiziert. Zunächst wird eine desinfizierende Reinigung bei ca. 65 °C durchgeführt. Danach kommt eine Klarspülung mit Heißwasser von 65 bis 85 °C. Bei Bedarf ist eine weitere Desinfektion möglich. Zum Abschluss erfolgt der Trocknungsprozess.

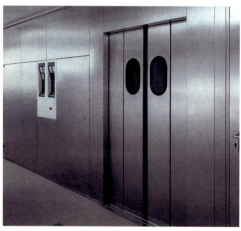

Desinfektionswaschanlage

5.5 Sterilisation

Sterilisieren heißt keimfrei machen. Unter Sterilisation versteht man die Abtötung sämtlicher Mikroorganismen einschließlich bakterieller Sporen.

5.5.1 Sterilisationsverfahren

Strahlensterilisation
Diese Art der Sterilisation wird nur von der Industrie durchgeführt, da die Apparate sehr aufwändig sind. Zum Einsatz kommen Gammastrahlen für steril verpackte Einmalartikel, z. B. für Katheter, Infusionssysteme und Kunststoffspritzen.

Gassterilisation
Die Gassterilisation mit Ethylenoxidgas ist sehr gefährlich. Da das Gas explosiv und hochtoxisch (giftig) ist, müssen auch die entsprechenden Sicherheitsvorkehrungen gewährleistet sein. Deshalb wird dieses Verfahren nur eingesetzt, wenn andere Sterilisationsformen nicht in Frage kommen, z. B. bei optischen Geräten.

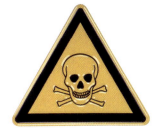
Gift

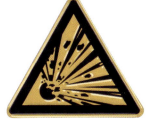
Explosionsgefahr

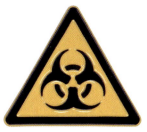
Biogefährdung

Gefahrenzeichen

Heißluftsterilisation
Die Heißluftsterilisation wird in vielen Kliniken kaum noch eingesetzt, da sie unwirtschaftlich ist.
Zur Heißluftsterilisation verwendet man Heißluftapparate (Sterilisatoren), die trockene Hitze erzeugen.
- Temperatur: 180 °C, Sterilisierzeit: 1 Stunde
- Temperatur: 160 °C, Sterilisierzeit: 2 Stunden

Material: Alle Materialien, die diese hohen Temperaturen vertragen, z. B. Metall, Glas, Porzellan
Ungeeignet sind Teile aus Kunststoff und Gummi.
Es ist darauf zu achten, dass die Heißluft von allen Seiten aus angreifen kann.

Dampfsterilisation
Zur Dampfsterilisation verwendet man Dampfsterilisatoren, auch Autoklaven genannt. Dies sind druckfeste, heizbare und luftdicht abschließbare Behälter.
Der Sinn besteht darin, Wasserdampf zu erzeugen, der wesentlich heißer ist als 100 °C, um die zu behandelnden Teile keimfrei zu machen.

Wasser siedet normalerweise bei 100 °C. Auf hohen Bergen, wo der (Luft-)Druck geringer ist, siedet es schon bei z. B. 96 °C. Wird der Druck jedoch erhöht, erhöht sich auch die Siedetemperatur. Im Autoklaven, wo der entstehende Wasserdampf für immer größeren Druck sorgt, siedet das Wasser bei entsprechend höheren Temperaturen:
- Bei einem Druck von 2 bar siedet das Wasser erst bei 121 °C
- Bei einem Druck von 3 bar siedet das Wasser erst bei 134 °C

Diese beiden Temperaturen verwendet man auch zur Sterilisation im Autoklaven, wobei die Sterilisationszeit unterschiedlich ist:
- Temperatur 121 °C Sterilisationszeit ca. 20 Minuten
- Temperatur 134 °C Sterilisationszeit ca. 10 Minuten

Material: Wäsche, Verbandstoffe, Instrumente usw.

Verlauf der Dampfsterilisation

Dauer	Vorgang	Endzeit
15 min	Anheizen (Wasserdampf auf 121 °C)	15 min
10 min	Sterilisiergut erreicht auch 121 °C	25 min
20 min	Sterilisieren	45 min
15 min	Abkühlen	60 min

Der ganze Vorgang dauert bei einer Heiztemperatur von 121 °C etwa eine Stunde.

Gegenüberstellung verschiedener Sterilisationsverfahren

Sterilisations-verfahren	Temperatur	Zeit	Material	Bemerkungen
Gassterilisation (Ethylenoxidgas)	37 bis 55 °C	3–8 Std.	hitzempfind-lich, z. B. optische Geräte	explosiv hochtoxisch
Heißluft-sterilisation (trockene Hitze)	180 °C 160 °C	1 Std. 2 Std.	hitzestabil, z. B. Metall, Glas, Porzellan	unwirtschaftlich
Dampfsterilisation (Autoklaven) Überdruckverfahren	121 °C 134 °C	20 min 10 min	Wäsche, Verbandstoffe, Instrumente	

5.5.2 Instrumentenaufbereitung

Ablegen gebrauchter Instrumente

Gebrauchte Instrumente werden zunächst immer in verschließbaren Behältern – Nassbehälter oder Trockenbehälter – abgelegt.

Trockenbehälter dienen nur zur kurzfristigen Aufbewahrung, da ein Antrocknen des Schmutzes die Reinigung erschwert und die Keimvermehrung fördert (es folgt die maschinelle Reinigung).

Nassbehälter enthalten dagegen eine Lösung mit einem Desinfektionsmittel. Somit findet hier bereits eine Vordesinfektion statt. Die Lösung muss die Instrumente voll bedecken. Als Nass-behälter verwendet man Wannensysteme mit Siebeinsatz. In die Siebe kommen die demontierten Teile und Instrumente (Scheren öffnen). Nassbehälter mit Angabe des Desinfektionsmittels und der Konzentration beschriften.

5 Hygiene im Krankenhaus

Reinigung der Instrumente
Die **manuelle Reinigung** erfolgt unter fließendem Wasser. Dabei sind die Instrumente zu kontrollieren, zu trocknen und die Gelenke – falls nötig – mit Pflegemitteln zu behandeln.

Zur **maschinellen Reinigung** gibt es Spülmaschinen und Ultraschall-Reinigungsgeräte. Diese Geräte dienen der Reinigung und Desinfektion.

Spülmaschinen können in 2 Stufen eingesetzt werden:
- die chemothermische Aufbereitung bei 60° C,
- die thermische Aufbereitung bei 93° C (hier wird kein Desinfektionsmittel, sondern nur ein Reinigungsmittel verwendet). Danach werden die Instrumente trocken entnommen.

Die Reinigung mit Ultraschallgeräten wird durch Schwingungssysteme erreicht. Je nach Verschmutzungsgrad wird die Reinigung mit oder ohne Desinfektionsmittel vorgenommen. Verschiedene Geräte dieser Art besitzen zusätzlich Thermostate zur Erwärmung.

Vorbereitung zur Sterilisation
Nachdem die Instrumente kontrolliert wurden, werden sie in Spezialbehältern für die Sterilisation verpackt. Wichtig ist, dass das Datum der Sterilisation auf dem sterilisierten Gut vermerkt ist. Bei modernen Sterilisationsgeräten erfolgt dies automatisch über Etikettendrucker. Anschließend werden die Behälter in Spezialräumen und Spezialschränken aufbewahrt.

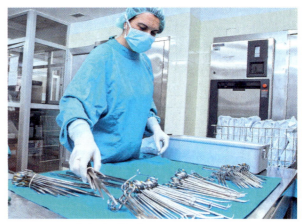

Instrumente nach der Sterilisation

Überprüfung der Sterilisation
Zur Überprüfung werden verschiedene Indikatoren eingesetzt.

Thermoindikatoren zeigen, ob das Sterilisiergut schon sterilisiert wurde oder nicht. Es sind Spezialpapierstreifen mit Farbumschlag, die auf das Sterilisiergut geklebt werden.
Die Indikatoren dürfen nicht mit Wasser in Berührung kommen.

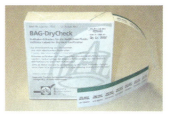

Thermoindikator

Biologische Indikatoren zeigen, ob die Sterilisatoren korrekt arbeiten oder nicht.
Biologische Indikatoren sind Sporenstreifen, die in das Sterilisiergut gelegt werden.
Nach der Sterilisation kommen die Sporenstreifen 7 Tage in eine Bouillon, wenn sich kein Wachstum zeigt, ist das Sterilisationsergebnis gut. Bei Wachstum ist der Sterilisator defekt.

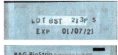
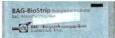

Sporenstreifen – BAG BioStrip

Sterilisationsindikatoren

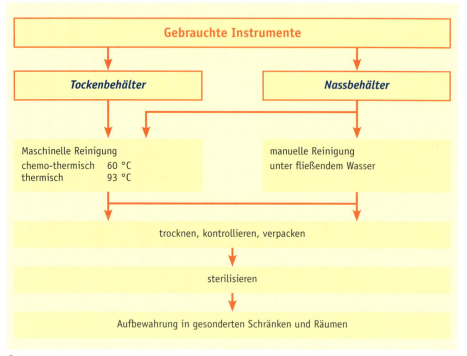

Übersicht über die Instrumentenaufbereitung

1. Erklären Sie den Unterschied zwischen Desinfektion und Sterilisation.
2. Frau Sebold hat eine eitrige Wundinfektion.
   a) Um welchen Erreger könnte es sich handeln?
   b) Erklären Sie Frau Sebold die Unterschiede zwischen Bakterien, Viren und Pilzen.
3. Erklären Sie die Wirkungsbereiche der Desinfektionsmittel.
4. Sie erhalten den Auftrag, ein Krankenzimmer zu säubern und zu desinfizieren.
   a) Nennen Sie die Grundregeln für den Einsatz von Desinfektionsmitteln und begründen Sie diese.
   b) Welche Desinfektionsverfahren könnten Sie einsetzen?
5. Nennen Sie die Unterschiede der Sterilisationsverfahren.
6. Erklären Sie den Verlauf der Dampfsterilisation.
7. Erklären Sie stichpunktartig den Ablauf der Instrumentenaufbereitung.
8. Erklären Sie den Unterschied zwischen Thermoindikatoren und biologischen Indikatoren.

5.6 Hygienische Anforderungen an Räume und Einrichtungsgegenstände

5.6.1 Die Bereiche im Krankenhaus

Im Krankenhaus werden vier Bereiche unterschieden:

1. Bereich	2. Bereich
Muss in besonderem Maße vor Infektionen geschützt werden, z. B. • Operationsabteilungen • Transplantationsabteilungen • Entbindungsstationen • Intensivstationen	Von hier können bevorzugt Infektionen ausgehen, z. B. • septische Operationsabteilungen • Dialyseeinheiten • Kinderpolykliniken • Infektionsstationen
3. Bereich	**4. Bereich**
Mit mittlerer Infektionsgefahr, z. B. • Stationsbereiche • Polikliniken • Ambulanzbereiche • Krankenhauslabors	Mit geringer Infektionsmöglichkeit, z. B. • Verwaltungsräume • Unterrichtsräume und Hörsäle • Personalwohnheime • Personalspeiseräume

Zur Verminderung der Infektionsgefahr sind moderne Krankenhäuser mit Schleusen ausgestattet:

- *Patientenschleusen* sollen verhindern, dass Krankheitserreger aus der Station in den Operationsbereich verschleppt werden.

- *Personalschleusen* geben die Möglichkeit, Straßenkleidung zu wechseln, aufzubewahren und Klinikkleidung anzuziehen. Besondere Bedeutung haben diese Personalschleusen für die oben genannten Bereiche 1 und 2.

- In *Material- und Geräteschleusen* wird bei Lieferung von Materialien und Geräten die Transportverpackung problemlos entfernt.

5.6.2 Desinfektion von Krankenzimmern und Nebenräumen

Die **Grunddesinfektion** wird durchgeführt nach der Einrichtung neuer Abteilungen oder neuer Krankenhäuser.

Die **laufende Desinfektion** ist die tägliche Reinigung des Krankenzimmers während des Aufenthaltes des Patienten.

Die **Schlussdesinfektion** umfasst Krankenzimmer und gesamtes Mobiliar, wird aber nur bei bestimmten Infektionskrankheiten (z. B. Tuberkulose, Typhus) vom Amtsarzt angeordnet. Die Schlussdesinfektion übernehmen in der Regel die Reinigungskräfte des Hauses, nachdem der hygienebeauftragte Arzt das geeignete Desinfektionsmittel angesetzt hat.

Alle Möbel im Krankenzimmer müssen abwaschbar sein. Besondere Aufmerksamkeit kommt dem Krankenbett zu, weil hier die größte Infektionsgefahr besteht:

- Unter den Hautkeimen befinden sich auch pathogene (krankmachende) Erreger. Sie können z. B. auf Teile des Bettes übertragen werden.
- Bei mangelhafter Intimpflege können Erreger aus der Darmflora leicht auf die Bettwäsche gelangen.
- Körperabsonderung wie Wundsekret oder Sputum (Auswurf) verschmutzen die Bettwäsche besonders intensiv.

Aus diesen Gründen ist dafür zu sorgen, dass immer desinfizierte Betten zur Verfügung stehen bei:
- Stationärer Aufnahme eines Patienten
- Verlegung eines Patienten auf eine andere Station
- Abholung des Patienten aus dem Operationssaal

Durchführung der laufenden Desinfektion

Die **Bodenreinigung** des Krankenzimmers beginnt immer an der Fensterseite in Richtung Tür, sodass aus dem Zimmer herausgewischt wird. Durchgeführt wird das Einwegmopverfahren (siehe Flächendesinfektion), um Keimverschleppung zu vermeiden.

Im **Sanitärbereich** erfolgt die Reinigung von oben nach unten, also Spiegel, Armaturen, Waschbecken, Urinale, Fußboden.

Für die verschiedenen Bereiche werden Tücher und Eimer farblich getrennt, z. B.
- Blaue Eimer und blaue Tücher für Patientenräume,
- Gelbe Eimer und gelbe Tücher für Waschbecken,
- Rote Eimer und rote Tücher für Toiletten.

Nach dem Gebrauch sind die Utensilien gründlich zu säubern.

Bettwäsche muss regelmäßig gewechselt werden, verschmutzte Wäsche ist sofort zu wechseln. Die zu wechselnde Wäsche vorsichtig abziehen und in den Wäschesack legen, um eine Keimverbreitung zu vermeiden. Betten von entlassenen Patienten in einem Spezialraum desinfizieren oder abgedeckt zur zentralen Bettendesinfektion transportieren.

5.7 Hygienische Anforderungen an das Pflegepersonal

Hygienische Anforderungen sind notwendig zum Schutz von Patienten und Personal. Da jeder von uns Keimträger ist, kommt es im Krankenhaus besonders darauf an, die Zahl der Keime möglichst klein zu halten. In bestimmten Bereichen ist Keimfreiheit anzustreben (z. B. Operationsabteilungen, Intensivstation usw.).

5 Hygiene im Krankenhaus

Allgemeine Schutzmaßnahmen und Grundsätze:

1. Vorsichtiger Umgang mit Stuhl, Sputum, Magensaft, Blut usw., dazu gehört:
   - Zum Eigenschutz immer Schutzhandschuhe tragen bei Aufbereitung oder Entsorgung infektiösen Materials oder bei Berührung mit Körperflüssigkeit.
   - Verwendung von Kanülenboxen zur Entsorgung von Kanülen.
   - Verwendung geschlossener Blutentnahmesysteme.
   - Sofortige Desinfektion von Flächen bei Kontamination (Verunreinigung).
   - Mundschutz tragen bei Gefahr von Tröpfcheninfektion.

2. Sofortige Meldung bei Verletzungen (z. B. Stich) mit kontaminiertem Material an den Betriebsarzt und Unfallversicherungsträger (spätestens innerhalb von drei Tagen, um die Anerkennung als Berufserkrankung zu sichern).

Für Beschäftigte im Gesundheitswesen stellt besonders die Ansteckung mit Hepatitis B und C eine Gefahr dar, da sie sich mit Skalpellen oder Kanülen verletzen können, mit denen infizierte Patienten behandelt wurden. Eine wichtige Schutzmaßnahme ist die Impfung, die vom Arbeitgeber bezahlt wird und alle zehn Jahre aufgefrischt werden muss. Durch eine gezielte Impfkampagne ist inzwischen ein Rückgang der Infektionen zu verzeichnen.

Strengste Maßstäbe sind im Operationsbereich anzulegen. Bevor das Personal die Operationssäle betritt, müssen Kleidung und Schuhe gewechselt, Haube und Mundschutz angelegt werden.

5.7.1 Individual- und Bekleidungshygiene

- Die tägliche *Dusche* sollte inzwischen eine Selbstverständlichkeit sein, der Abschluss mit kaltem Wasser schließt die Poren, fördert die Durchblutung und regt den Kreislauf an.

- Die beste *Zahnpflege* ist eine gesunde Ernährung, dennoch sollten nach dem Essen die Zähne regelmäßig geputzt werden.

- Die *Fingernägel* sind kurz zu halten, um eine Verletzung des Patienten zu vermeiden und die Keimübertragung zu verringern.

- Die *Haare* sind regelmäßig zu waschen, lange Haare sind zusammenzubinden.

- *Unterwäsche* und *Socken* sollten kochfest sein und täglich gewechselt werden.

- Das *Schuhwerk* soll leicht zu reinigen, bequem, luftdurchlässig, sowie mit Fußbett und geschlossener Ferse versehen sein. Dies verhindert eine Veränderung des Fußskeletts und die Ermüdung der Füße. Clogs sollten wegen der Lärmbelästigung für Patienten nicht getragen werden.

- *Schmuck* und *Uhren* sind Keimträger, auf die häufig nicht geachtet wird. Darum sollte man sich angewöhnen, sie bei der Arbeit abzulegen.

- Die *Dienstkleidung* sollte aus Baumwollmaterial bestehen. Es ist angenehm im Tragen, da die Körperfeuchtigkeit aufgenommen wird. Ferner ist das Material kochfest und deshalb besonders hygienisch. Dienstkleidung sollte nicht auf der Straße getragen werden.

5.7.2 Händedesinfektion

Bei der Händedesinfektion unterscheidet man zwischen hygienischer und chirurgischer Händedesinfektion.

Hygienische Händedesinfektion

Die hygienische Händedesinfektion ist die regelmäßige Händedesinfektion als prophylaktische (vorbeugende) Maßnahme, um den infektiösen Hospitalismus zu bekämpfen. Daher kommt ihr auf Station eine elementare Bedeutung zu. Die hygienische Händedesinfektion ist z. B. durchzuführen:

- vor und nach pflegerischen Tätigkeiten am Krankenbett,
- vor und nach Eingriffen wie Endoskopie, Wechsel eines Blasenkatheters (auch wenn sterile Handschuhe getragen werden, da auch gute Handschuhe porös sein können),
- nach dem Entsorgen von Exkreten (Harn und Kot) und Sekreten (Speichel, Schleim), dabei immer Handschuhe tragen.

Durchführung
Die Präparate werden unverdünnt benutzt, ähnlich wie flüssige Seife. Von Bedeutung sind dabei Menge und Einwirkzeit. Desinfektionsspender geben bestimmte Portionen ab, sodass die Waschanleitung leicht befolgt werden kann:

1. *Desinfektion*
Desinfektionsmittel in die hohle Hand geben, über beide Hände verteilen und einreiben. Besonders wichtig sind Daumen, Fingerkuppen und Nagelfalze, Fingerzwischenräume und Unterarme. Die erforderliche Zeit einhalten.

Wirkstoff	Anwendungsmenge	Einwirkzeit	Wirkungsbereich
Alkohol	3 ml	30 Sekunden	A

Wurden die Hände mit Blut, Stuhl usw. verschmutzt, werden vorher die betroffenen Stellen mit einem in Desinfektionsmittel angefeuchteten Wattebausch gereinigt. Die anschließende Händedesinfektion zweimal durchführen.

2. *Händewaschen*
Nach der Desinfektion schließt sich das Händewaschen mit einer Waschlotion an.

3. *Hautpflege*
Bei Arbeitsende regelmäßig Hautpflegemittel verwenden, um den Säuremantel der Haut zu erhalten.

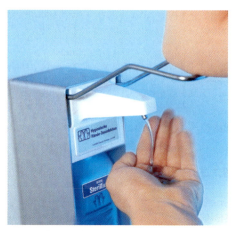

Spender für Desinfektionsmittel

Chirurgische Händedesinfektion

Die chirurgische (präoperative) Händedesinfektion wird vor Eingriffen in den menschlichen Körper vorgenommen. Dabei muss die Keimreduzierung wesentlich höher sein als bei der hygienischen Händedesinfektion.

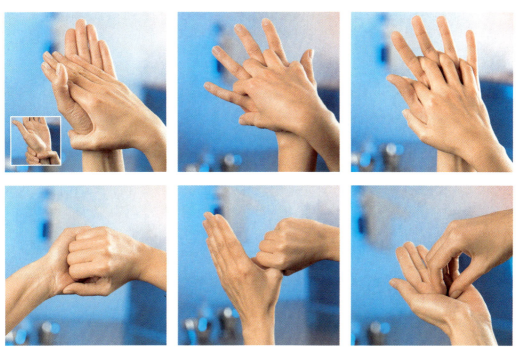

Chirurgische Händedesinfektion

Durchführung

1. *Hände reinigen*

Hände und Unterarme bis zum Ellenbogen mit Waschlotion waschen,
Bürste – wenn nötig – nur für die Nagelreinigung verwenden,
mit einem sterilen Handtuch abtrocknen.

2. *Händedesinfektion* (ca. 5 Minuten)

Desinfektionsmittel in kleinen Portionen anwenden.
Hände, Unterarme, Fingerkuppen und Nagelfalze einreiben (ca. 2,5 Min.).
Danach erneut Handgelenke, Hände, Fingerkuppen und Nagelfalze weitere 2,5 Minuten einreiben.
Bei Handschuhwechsel ist nur eine 2,5-minütige Händedesinfektion notwendig.

5.7.3 Das Anziehen steriler Handschuhe

Sterile Handschuhe werden nicht nur im Operationsbereich benötigt, sondern auch auf den Stationen, z. B. bei der Wundversorgung.

Die Handschuhe werden steril aus der Trommel genommen. Da die Handschuhe mehrere Zentimeter umgeschlagen sind, kann man sie anziehen, ohne die Außenseite zu berühren. Dazu nimmt die unsterile Hand den sterilen Handschuh an dem umgeschlagenen Teil (Innenseite) und zieht ihn über die Hand.

Die behandschuhte Hand nimmt den zweiten Handschuh und zieht diesen so über die andere Hand, dass sie nur den umgeschlagenen Teil von außen berührt.

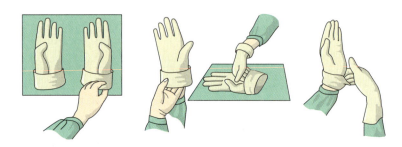

1. Beurteilen Sie – als kritischer Verbraucher – die Ihnen zur Verfügung stehenden Desinfektionsmittel auf ihren Informationsgehalt zu folgenden Punkten:
   a) Einsatz des Mittels
   b) Dosierung des Mittels (Konzentration, Einwirkzeit und Temperatur)
   c) Angaben über Gefahren
2. Übersetzen Sie die Begriffe bakterizid, fungizid, tuberkulozid, sporizid.
3. Erklären Sie den Unterschied zwischen hygienischer und chirurgischer Händedesinfektion.
4. Yvonne, die neue Schwester, hat heute angefangen. Sie legt großen Wert auf ein gepflegtes Äußeres, deshalb trägt sie neben ihren langen roten Fingernägeln auch gleich vier Ringe an der linken Hand. Ihre schlanke Figur wird in dem sehr engen weißen Kittel sichtbar und ihre Schuhe mit hohen Absätzen unterstreichen ihre Eleganz.
   Notieren Sie, was Sie an dieser neuen Schwester beanstanden würden.
5. Nach den Richtlinien des BGA werden im Krankenhaus vier Bereiche unterschieden. Nennen Sie diese Bereiche mit je zwei Beispielen.
6. Erklären Sie den Unterschied von Grunddesinfektion, laufender Desinfektion und Schlussdesinfektion.
7. Nennen Sie Gründe, warum gerade vom Krankenbett die größte Infektionsgefahr ausgeht.
   Wann sollte immer ein desinfiziertes Bett zur Verfügung stehen?
8. Nennen Sie die einzelnen Schritte der hygienischen Händedesinfektion und führen Sie diese praktisch durch.
9. Demonstrieren Sie, wie sterile Handschuhe anzuziehen sind.

5.8 Umweltschutz im Krankenhaus

Getrennte Müllsammlung

Was für die Haushalte inzwischen zur Selbstverständlichkeit geworden ist, nämlich das getrennte Sammeln von Papier, Flaschen, Gartenabfällen, Batterien usw., wird auch in den Krankenhäusern durchgeführt. In deutschen Krankenhäusern werden jährlich mehr als eine Million Tonnen Müll produziert. Der größte Teil wird als Hausmüll entsorgt. Unter dem Aspekt, Müllberge zu verringern und Rohstoffe zurückzugewinnen, ist auch im Krankenhaus ein Umdenken erfolgt. Es gibt inzwischen Wertstoffsammler, die problemlos vom Pflege- oder Reinigungspersonal mitgenommen werden können, um anfallenden Müll wie Glas, Papier usw. richtig sortieren zu können.

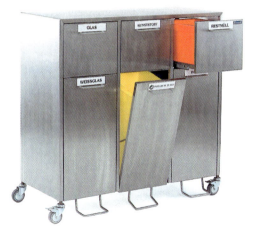

Getrennter Müll durch den Wertstoffsammler

Müllvermeidung ist der beste Umweltschutz

So praktisch und hygienisch Einwegartikel auch sein mögen, aus der Sicht des Umweltschutzes ist dies eine enorme Verschwendung von Rohstoffen und Energie. Daher muss das Ziel sein, Mehrwegartikel herzustellen, die leicht zu reinigen und gut sterilisierbar sind. So könnten z. B. Infusionsflaschen, ähnlich wie Milchflaschen, mehrfach verwendet werden. Warum nicht wieder Stofftücher statt Einwegtücher, Chromnierenschalen statt Einwegnierenschalen, waschbare elastische Binden statt halbelastischer Binden, die sich nicht waschen lassen.

Umweltfreundlichere Reinigungsmittel

Die Gewinnung von Trinkwasser ist immer schwieriger geworden, häufig muss auf Flusswasser zurückgegriffen werden, das entsprechend vorbehandelt ist. Daher ist es unsere Pflicht, sparsam mit diesem kostbaren Gut umzugehen. Neben dem sparsamen Verbrauch von Wasser sollte ein besonderes Augenmerk auf die Verwendung umweltfreundlicherer Reinigungsmittel gelegt werden, denn schädigende Stoffe, die in unsere Abwässer kommen, können später in unseren Organismus gelangen.

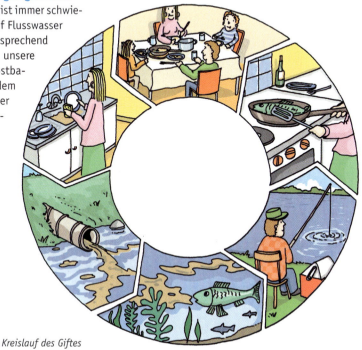

Kreislauf des Giftes

1. Erklären Sie den Kreislauf des Giftes auf Seite 63.
2. Begründen Sie, warum eine getrennte Müllsammlung nötig ist.
3. Begründen Sie, warum Müllvermeidung der beste Umweltschutz ist.
4. Nennen Sie fünf Beispiele für Mehrwegartikel im Krankenhaus.

5.9 Meldepflichtige Krankheiten

Nach dem Infektionsschutzgesetz 2001 besteht Meldepflicht zur Verhütung und Bekämpfung übertragbarer Krankheiten.

Namentlich ist zu melden:

1. der Krankheitsverdacht, die Erkrankung sowie der Tod an Botulismus, Cholera, Diphtherie, akuter Virushepatitis, Masern, u. a.;

2. der Verdacht auf und die Erkrankung an einer mikrobiell bedingten Lebensmittelvergiftung oder an einer akuten infektiösen Gastroenteritis, wenn zwei oder mehr gleichartige Erkrankungen auftreten, bei denen ein epidemischer Zusammenhang wahrscheinlich ist oder vermutet wird;

3. der Verdacht einer über das übliche Ausmaß einer Impfreaktion hinausgehenden gesundheitlichen Schädigung;

4. die Verletzung eines Menschen durch ein tollwutkrankes, -verdächtiges oder ansteckungsverdächtiges Tier sowie die Berührung eines solchen Tieres u. a.

Hygiene

Hygiene heißt desinfizieren,
säubern und sterilisieren.

Im Krankenhaus besonders wichtig,
deshalb sorgfältig und richtig
ist Hygiene durchzuführen,
weil Patienten es sonst spüren,
denn Infektionen jeder Art
dem Kranken bleiben nicht erspart.

Pneumonie, Dekubitus
bringt dem Kranken viel Verdruss,
dadurch dass die Abwehrkraft,
meistens ist sehr mangelhaft
und Gefahr damit verbunden,
dass Patienten schlecht gesunden.

Darum sollte jeder meiden,
zu verlängern Krankenleiden,
wenn man dies nicht hat bedacht,
bleibt Hygiene außer Acht!

Brücher-Bopp

1. Wie unterscheidet man Desinfektion und Sterilisation?
2. Welche Räume sind besonders infektionsgefährdet?
3. Was versteht man unter Pneumonie und Dekubitus?

6 Pflegerische Aufgaben

6.1 Körperhaltung und Verhaltensregeln

Die Pflegeperson hat täglich schwere körperliche Tätigkeiten durchzuführen, sodass bei dieser Berufsgruppe Wirbelsäulenbeschwerden überdurchschnittlich häufig auftreten. Diese Beschwerden können vermieden werden, wenn von Anfang an auf richtige Körperhaltung geachtet wird.

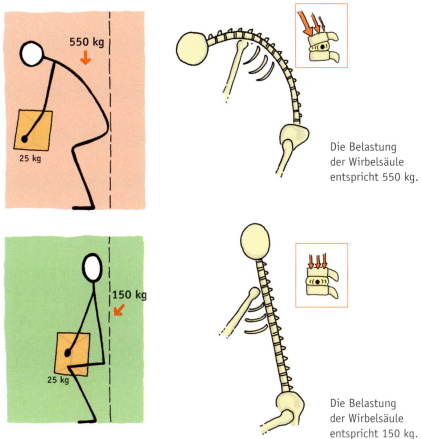

Unterschiedliche Belastung der Wirbelsäule beim Heben von 25 kg

Körperhaltung beim Heben

Zur Vermeidung von Wirbelsäulenschäden muss der Rücken beim Heben gerade sein, das Gewicht möglichst körpernah gehalten werden, die Beine sind leicht angewinkelt und gespreizt.

Durch den geraden Rücken werden Bandscheiben und Gelenkflächen gleichmäßig belastet, die gestreckte Rückenmuskulatur wird von anderen großen Körpermuskeln unterstützt und somit wird eine maximale Kraftentwicklung erzielt.

Durch das Heben in Körpernähe treffen der eigene Schwerpunkt und der Schwerpunkt des Hebegewichtes zusammen.

Die gespreizte, leicht angewinkelte Beinhaltung erhöht die Standfestigkeit, durch den tiefergelegten Körperschwerpunkt wird eine bessere Stabilität erzielt.

Beim Hochheben eines Gewichtes ist die Luft anzuhalten. Dadurch wirken die gespannten Muskelpartien (Bauch- und Rückenmuskulatur) wie ein Panzer, der damit Wirbelsäule und den Bandscheiben Stütze und Halt verleiht.

Eine große Entlastung bedeuten Krankenheber, die beim Heben, Pflegen und Betten Behinderter oder Schwerstkranker eingesetzt werden sollten.

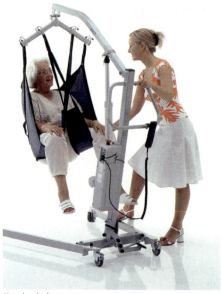
Krankenheber

Allgemeine Verhaltensregeln
Bei der Durchführung pflegerischer Tätigkeiten sind folgende Punkte zu beachten:

Vorbereitung
- Rufanlage einschalten,
- offene Fenster schließen,
- benötigte Materialien griffbereit legen.

Hygienische Verhaltensweisen
- Schutzkittel tragen und Händedesinfektion durchführen.
- Beim Bettenmachen Staub aufwirbeln vermeiden.
- Verschmutzte Wäsche körperfern halten und direkt in den Abwurfbehälter geben.

Umgang mit dem Patienten
- Patienten über die Tätigkeit informieren.
- Einfühlungsvermögen zeigen, Intimsphäre berücksichtigen.
- Bei bettlägerigen Patienten regelmäßige Hautpflege durchführen.
- Den Patienten bei allen Tätigkeiten beobachten.
- Ermutigende Gespräche führen, Ruhe ausstrahlen.
- Durch korrekte Handgriffe ein Gefühl der Sicherheit geben.
- Darauf achten, dass der Patient bequem liegt und sich wohlfühlt.
- Darauf achten, dass Glocke und Nachttisch in Reichweite sind.
- Den Patienten (seinem Krankheitsbild entsprechend) zur Selbständigkeit anregen.
- Sichtschutz bei Körperpflege durch Stellwände.

Körperhaltung des Pflegepersonals
- Bett – wenn möglich – höherstellen.
- Beine sind in Grätsch- oder Schrittstellung.

6 Pflegerische Aufgaben

- Rücken immer gestreckt halten.
- Ist ein Vorbeugen nötig, wird dies in den Hüftgelenken durchgeführt.
- Beim Heben mit mehreren Personen Kommando geben, um ein gleichzeitiges Aufrichten zu erreichen.

Atemtechnik beim Tragen
- Beim kurzen Anheben einatmen, mit angehaltenem Atem hochheben, beim Ablegen ausatmen.
- Beim Tragen über eine längere Strecke gleichmäßig weiteratmen.

> 1. Erklären Sie die verschiedenen Tätigkeiten und leiten Sie daraus Verhaltensregeln ab.
> 2. Nennen Sie weitere Tätigkeiten, bei denen das Pflegepersonal auf richtige Körperhaltung achten muss.

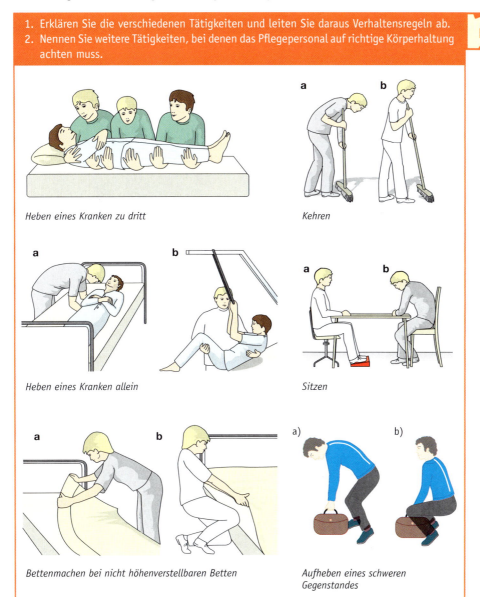

Heben eines Kranken zu dritt

Kehren

Heben eines Kranken allein

Sitzen

Bettenmachen bei nicht höhenverstellbaren Betten

Aufheben eines schweren Gegenstandes

6.2 Hilfeleistungen

6.2.1 Hebegriffe am Krankenbett

Hebegriffe sollten nur dann von einer Pflegeperson alleine durchgeführt werden, wenn ein Patientenaufrichter angebracht wurde. Nur dadurch kann der Patient mühelos von einer Person hochgehoben werden.

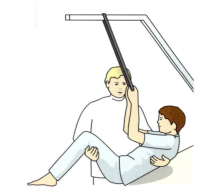

Anheben des Patienten von einer Pflegeperson

Hebegriffe zu zweit

Hebegriffe mit Unterstützung des Kopfes
Ist der Patient nicht in der Lage seinen Kopf selbstständig zu heben, verwendet man folgenden Griff:
- Beide Personen stehen sich versetzt gegenüber.
- Mit dem zum Fußende stehenden Bein knien sie auf der Bettkante.
- Eine Pflegeperson unterstützt mit einem Arm den Kopf des Patienten. Mit der anderen Hand umgreift sie das Handgelenk der anderen Pflegeperson im Lendenwirbelbereich des Patienten (Australiagriff). Diese umfasst mit der freien Hand beide Knie des Patienten.
- Die Arme des Patienten sind über dem Bauch gekreuzt.
- Kommando geben und hochheben.

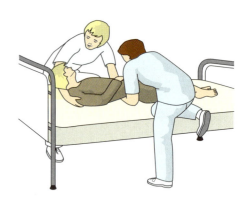

Anheben mit zwei Pflegepersonen

Hebegriffe ohne Unterstützung des Kopfes
Ist der Patient in der Lage, seinen Kopf selbst zu heben, so kann dieser Griff angewendet werden:
- Beide Pflegepersonen stehen sich gegenüber in Grundstellung.
- Beide Pflegepersonen umgreifen sich (Australiagriff) im Schulter- und Gesäßbereich des Patienten.
- Kommando geben und hochheben.

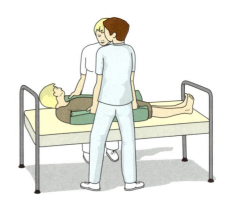

Hochheben mithilfe eines Lakens

6 Pflegerische Aufgaben

Einfacher ist es, ein Bettlaken als Hilfsmittel zu verwenden:
- Der Patient liegt auf dem zusammengefalteten Laken, das quer unter den Rücken geschoben wurde.
- Die Hände des Patienten liegen im Bauchbereich, der Kopf ist etwas angehoben.
- Beide Pflegepersonen stehen in Grätschstellung,
- greifen das Laken,
- auf Kommando wird der Kranke hochgehoben.

6.2.2 Hilfeleistung beim Aufstehen

Wenn der Patient alleine aufstehen kann

Ist der Patient in der Lage selbstständig aufzustehen, sollte ihm die richtige Aufstehtechnik gezeigt werden.

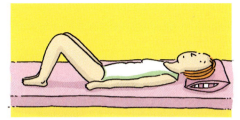

1. Beine anwinkeln

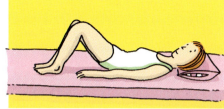

2. Becken heben

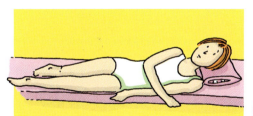

3. Zur Seite rollen

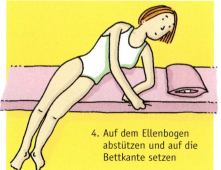

4. Auf dem Ellenbogen abstützen und auf die Bettkante setzen

Bei Bedarf leistet die Pflegeperson Hilfe:

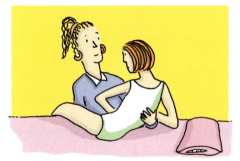

5. Hilfeleistung

Aufstehtechnik für selbstständige Personen

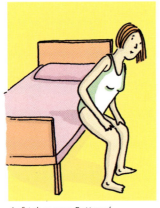

Beim Aufstehen von der Bettkante muss der Oberkörper zur Gewichtsverlagerung gerade nach vorne gebeugt werden. Die Arme werden auf den Oberschenkeln abgestützt. Es kann auch ein Stuhl zum Abstützen bereitgestellt werden.

Aufstehen vom Bettrand

Wenn der Patient nicht alleine aufstehen kann

Wenn ein Patient diese Selbstständigkeit nicht hat, heben zwei Pflegepersonen den Kranken aus dem Bett:

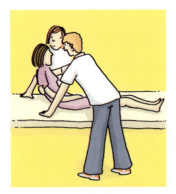
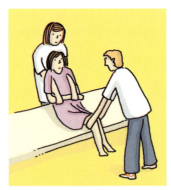
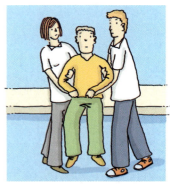

1. Unter die Achseln des Patienten fassen, mit der anderen Hand stützt man sich auf das Bett. Patienten hochheben.

2. Einer hält den Patienten mit dem Rettungsgriff, der andere umfasst die Knie, drehen.

3. Die Pflegepersonen umgreifen Oberarm und Handgelenk des Patienten. Jeweils ein Fuß steht vor den Füßen des Patienten, um das Wegrutschen zu vermeiden. Patienten aufrichten.

Aufstehen mithilfe von zwei Pflegepersonen

6.2.3 Hilfen beim Gehen

Unterstützung durch eine Pflegeperson

Die Hilfeleistung richtet sich nach dem Befinden des Patienten.
Braucht ein Patient nur geringe Hilfe, so genügt es, ihn am Unterarm und im Bereich der Schulter zu unterstützen.

Etwas mehr Halt ist gegeben, wenn die Pflegeperson den Patienten um die Taille greift, während der Patient seinen Arm um die Schulter der Pflegeperson legt.

6 Pflegerische Aufgaben

Der Rettungsgriff gibt den besten Halt für einen Patienten, der plötzlich kollabiert (zusammenbricht).

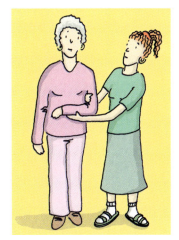 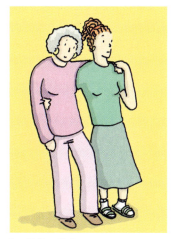 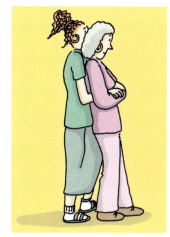

Einfache Unterstützung   Verstärkter Halt   Rettungsgriff

Gehhilfen

Vier Arten von Gehhilfen werden unterschieden:

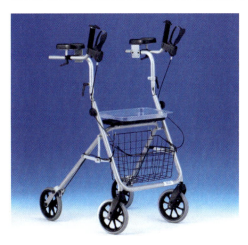 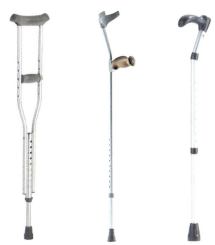

Gehwagen   *Achselstütze*   *Unterarmstütze*   *Gehstock*

Gehhilfen dienen
- der Entlastung des Körpers durch Gewichtsverlagerung,
- der Unterstützung des erkrankten Beines,
- zur Sicherung des Gleichgewichts.

Welche Gehhilfe eingesetzt wird, richtet sich nach der Art der Behinderung. Für alle Gehhilfen gilt aber, dass sie jeweils nur eine Schrittlänge nach vorne gesetzt werden.

Bei einem Gesunden werden beim Gehen zwei Phasen unterschieden:
- Standphase (Bein wird belastet)
- Schwungphase (Bein ist unbelastet)

Beim Gehen wechseln die Phasen in rhythmischer Reihenfolge ab.

Gehwagen

Zweitaktgang: Behindertes Bein wird völlig entlastet
- Gehwagen vorschieben und das Körpergewicht mit etwas Schwung auf die Arme übertragen,
- das gesunde Bein aufsetzen, das kranke Bein schonen.

Dreitaktgang: Behindertes Bein wird nur teilentlastet
- Gehwagen vorschieben,
- behindertes Bein vorschieben,
- das gesunde Bein neben das behinderte Bein stellen.

Viertaktgang: Gehwagen hat für beide Beine nur eine unterstützende Funktion
- Gehwagen vorschieben,
- ein Bein vorsetzen,
- Gehwagen vorschieben,
- das andere Bein vorsetzen.

Unterarm- und Achselstützen

Zweitaktgang: völlige Entlastung des kranken Beines
- Beide Stützen vorsetzen, Körpergewicht auf beide Stützen übertragen.
- Gesundes Bein zwischen die Stützen (evtl. etwas vor die Stützen) stellen.

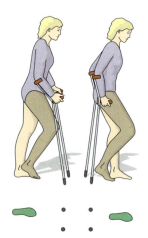

Völlige Entlastung des kranken Beins

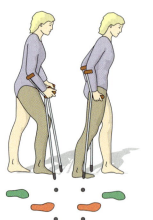

Teilentlastung des kranken Beins

Dreitaktgang: Teilentlastung des kranken Beines
- Beide Stützen vorsetzen, das kranke Bein zwischen die Stützen stellen,
- das gesunde Bein danebenstellen.

Oder:
- Stützen und krankes Bein gleichzeitig vorsetzen,
- gesundes Bein etwas vor das kranke Bein setzen.

Viertaktgang: Unterstützung beider Beine
- Rechtes Bein und linke Gehhilfe vorsetzen,
- linkes Bein und rechte Gehhilfe vorsetzen.

Treppengehen

Hinaufgehen
- Rechte Hand zieht sich etwas am Treppengeländer hoch,
- linkes (gesundes) Bein wird eine Stufe höher gesetzt,
- rechtes (krankes) Bein und Unterarmstütze werden neben das linke Bein gestellt.

a 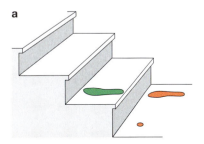   b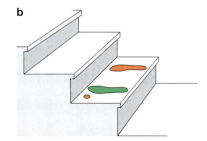

Treppenstufen hinaufgehen

Hinuntergehen
- Rechte Hand zieht sich etwas am Treppengeländer vor,
- rechtes (krankes) Bein und Unterarmstütze eine Stufe tiefer setzen,
- linkes (gesundes) Bein daneben setzen.

a 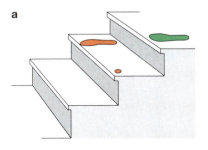   b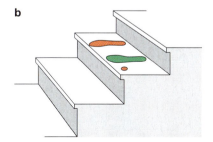

Treppenstufen hinabgehen

Steigt man die Treppe hinauf, wird zuerst das gesunde Bein vorangestellt, geht man die Treppe hinunter, wird zuerst das kranke Bein benutzt. Beim Hochgehen steht die Pflegeperson hinter dem Patienten, beim Hinuntergehen vor ihm. Nur so kann im Notfall eingegriffen werden.

Transport im Krankenbett

Wird ein Patient im Bett transportiert, muss Folgendes beachtet werden:
- Das Bett wird von zwei Pflegepersonen geschoben.
- Der Patient blickt in Fahrtrichtung.
- Erschütterungen sind zu vermeiden, daher an Ecken, Türen usw. vorsichtig fahren.
- Fußhebel in Mittelstellung, auf Stellung der Räder achten.
- Nach dem Transport die Bremse wieder anziehen.

6.2.4 Umsetzen

Vom Rollstuhl auf den Stuhl oder ins Bett

Mithilfe einer Pflegeperson
Die Bilderserie zeigt, wie ein Patient aus dem Rollstuhl auf einen Stuhl, oder von einem Stuhl auf die Bettkante gesetzt werden kann.

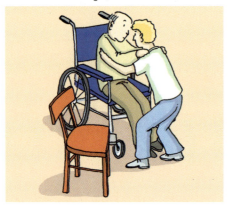

1. Die Pflegeperson beugt sich vor den Patienten, ihre Beine sind gespreizt. Die Beine des Patienten stehen dazwischen.

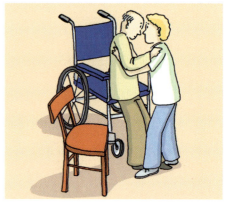

2. Der Patient umfasst den Hals der Pflegeperson. Diese greift unter die Schulter (auf Gewichtsverlagerung achten) und hebt den Patienten hoch.

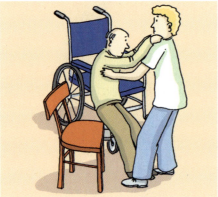

3. Die Drehung des Patienten vorsichtig durchführen, um Schmerzen im Kniegelenk bzw. eine Knieverletzung zu vermeiden.

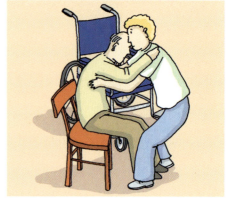

4. Vorsichtig hinsetzen

Hilfeleistung beim Hochkommen aus sitzender Position

6 Pflegerische Aufgaben

Selbstständig
Wenn der Patient zurück ins Bett will:
- Zuerst werden die Beine ins Bett gehoben.
- Der Rollstuhl wird dicht am Bett fixiert.
- Der Patient hebt sich mit den Armen vorwärts ins Bett.

Vom Bett in den Rollstuhl

Mithilfe einer Pflegeperson
- Der Patient umfasst den Nacken der Pflegeperson.
- Die Pflegeperson umfasst den Rücken des Patienten.
- Das rechte Bein steht schräg hinten, wenn der Rollstuhl rechts von der Pflegeperson steht.
- Mit geradem Rücken hebt die Pflegeperson den Patienten hoch, dreht sich zum Rollstuhl und setzt ihn hin.
- Damit der Patient gerade im Rollstuhl sitzt, wird ihm ein Kissen in den Rücken gelegt.
- Beim Schieben muss der Rücken der Pflegeperson gerade sein.

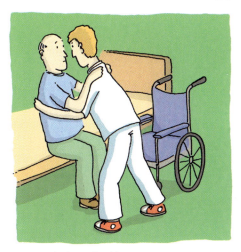

Vom Bett in den Rollstuhl

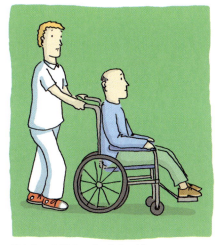

Richtiges Schieben des Rollstuhls

Selbstständig
- Rollstuhl an das Bett schieben,
- Räder gut fixieren, Bett und Sitzfläche des Rollstuhles haben die gleiche Höhe.
- Der Patient sitzt quer im Bett und hebt sich rückwärts mit den Armen in den Rollstuhl.

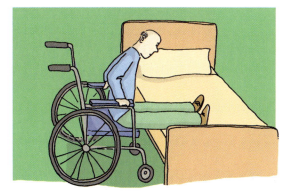

Selbstständiges Umsetzen

1. Beschreiben Sie die verschiedenen Hebetechniken, und begründen Sie sie.

a)
b)
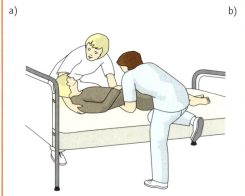
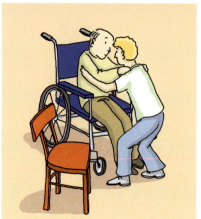

c)
d)
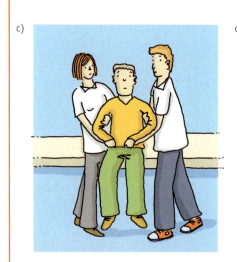
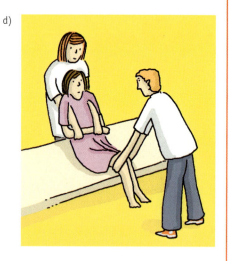

2. Erklären Sie, wie Patienten selbstständig vom Bett in den Rollstuhl gelangen können.
3. Erklären Sie den Unterschied zwischen Zweitakt-, Dreitakt- und Viertaktgang mit Gehwagen.
4. Beschreiben Sie kurz das Treppengehen mit Unterarmstützen. Wo steht der Helfer beim Hochgehen?

6.3 Wäschewechsel

6.3.1 Körperwäsche wechseln

Ausziehen des Nachthemdes

- Gesäß anheben, Hemd bis in den Nacken zusammenrollen.
- Über den Kopf des Patienten ziehen, indem die Arme hochgehoben werden.
- Die Arme nacheinander entblößen, einen bewegungsunfähigen Arm zuletzt.

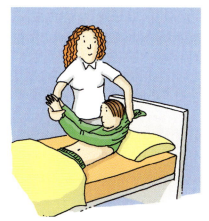

Ausziehen eines Nachthemdes

Anziehen des Nachthemdes bei einem Patienten mit bewegungsunfähigem Arm

- Die Pflegeperson umgreift durch den zusammengefalteten Ärmel den bewegungsunfähigen Arm und zieht den Ärmel bis zur Schulter hoch.
- Dasselbe wird mit dem gesunden Arm durchgeführt.
- Der Patient umgreift mit seiner gesunden Hand die kranke Hand.
- Arme und Kopf werden hochgehoben, das geraffte Hemd von der Pflegeperson über den Kopf gezogen.
- Während der Patient das Gesäß kurz anhebt, wird das Hemd nach unten gestreift.
- Kann der Patient das Gesäß nicht aus eigener Kraft anheben, muss er zur Seite gedreht werden, um das Nachthemd soweit wie möglich am Rücken herunterzuziehen.

Für Schwerkranke sind Flügelhemden zu empfehlen, die am Rücken offen und nur mit Bändchen im Nackenbereich zu verschließen sind.

6.3.2 Bettwäsche wechseln

Ein Krankenbett hat über der Matratze gewöhnlich vier Teile:
1. Kissenbezug,
2. Bettlaken,
3. Bettbezug,
4. Bei Inkontinenz erhalten die Patienten Inkontinenzunterlagen, die locker auf dem Bettlaken liegen.

Diese Wäscheteile sind auszuwechseln. Zum Transport der Wäsche dient ein Wäschewagen, der die benötigte Frischwäsche in der passenden Reihenfolge enthält. Für die Schmutzwäsche verwendet man einen Abwurfsack.

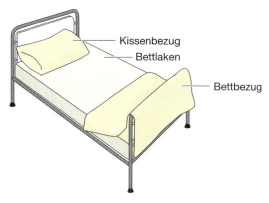

Wäscheteile eines Krankenbetts

Durchführung

Am besten wechseln zwei Personen die Bettwäsche. Kissen, Bettdecke werden abgezogen und auf zwei am Bettende stehende Stühle oder die am Bett dafür vorgesehene Ablage gelegt. Die schmutzige Bettwäsche wird in den bereitgestellten Abwurfsack gegeben.

- Zum Beziehen steht an jeder Bettseite eine Pflegeperson.
- Das Laken wird so über die Matratze gelegt, dass am Kopfende etwa 20 cm zum Einstecken zur Verfügung stehen. Erleichtert wird das Wechseln der Laken durch Spanntücher.
- Matratze gemeinsam hochheben und Lakenende über die Kanten ziehen, an den Ecken einschlagen.
- Genauso am anderen Matratzenende. Das Laken soll schön straff sein.
- Jetzt das Laken an den Seiten einschlagen.
- Gummituch über die Mitte des Bettes legen.
- Stecklaken darüber legen und nacheinander an beiden Seiten einstecken. Kopfkissen und Bettdeckenbezug:
- Ist die Bettwäsche links zusammengelegt, fasst man in den Bettbezug hinein, ergreift die Bettdecke und stülpt den Bezug über.
- Ist die Bettwäsche rechts zusammengelegt, nimmt man die Bettdecke und zieht sie in den Bettbezug hinein.
- Beim Beziehen darf die Bettdecke den Boden nicht berühren.

Bettwäsche wechseln bei bettlägerigen Patienten

Durchführung

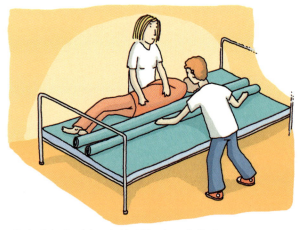

Wechsel des Bettlakens bei bettlägerigem Patienten

- Falls möglich, Bett hoch und das Kopfende flach stellen.
- Bettdecke auf die bereitgestellten Stühle legen oder seitlich über den Patienten legen, sodass dieser nicht bloßliegt. Wenn nötig, behält der Patient das Kopfkissen bis zum Schluss.
- Patient zur Seite drehen, Laken, Stecklaken und Gummiunterlage in Richtung des Patienten zusammenrollen.
- Neues Laken auf der Matratze ausbreiten, Laken am Kopfende, Fußende und an der Seite einstecken. Etwa zwei Drittel des Lakens sind in der Mitte aufgerollt.
- Bei Bedarf neue Inkontinenzunterlage auflegen, ebenfalls bis zur Mitte aufrollen.

6 Pflegerische Aufgaben

- Den Patienten vorsichtig auf die neubezogene Betthälfte drehen.
- Schmutzige Bettwäsche entfernen, die neue glatt ziehen und einstecken.
- Patienten auf den Rücken legen und Bettbezug wechseln und zudecken.
- Patienten vorsichtig hochheben, Kopfkissenbezug wechseln und Kopfkissen wieder unterlegen.

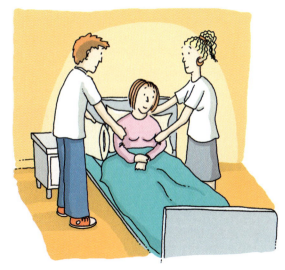

Wechsel des Kopfkissenbezugs

1. Beschreiben Sie stichpunktartig das Wechseln der Bettwäsche.
2. Erklären Sie das Wechseln der Bettwäsche bei einem bettlägerigen Patienten.
3. Erklären Sie, wie bei einem Patienten mit Halbseitenlähmung das Nachthemd zu wechseln ist.
4. Führen Sie diese Tätigkeiten praktisch durch.

6.4 Körperpflege

Jeder pflegt täglich seinen Körper. Daraus kann man Rückschlüsse ziehen, was ein Patient erwartet.
1. Notieren Sie stichpunktartig Ihre persönliche Körperpflege.
2. Leiten Sie daraus Verhaltensregeln für die Körperpflege des Patienten ab.
3. Ein Patient hat Hemmungen bei der Durchführung der Ganzkörperwaschung. Führen Sie über diese Situation ein Rollenspiel durch und versuchen Sie, dem Patienten die Hemmungen zu nehmen.
4. Analysieren Sie, was positiv und negativ in dem Rollenspiel war.

Reinlichkeit in der Krankenpflege hilft, Infektionen zu vermeiden und das Wohlbefinden des Patienten zu fördern. Das morgendliche Waschen bietet eine günstige Gelegenheit, eine individuelle Körperpflege nach den Bedürfnissen des Patienten durchzuführen, die ihm hilft, den Tag mit einer positiven Grundhaltung zu beginnen. Es ist Aufgabe der Pflegeperson, jeden Patienten von der Wichtigkeit der täglichen Körperpflege zu überzeugen und durch freundliches Zureden eventuelle Ablehnung zu überwinden.

Die Pflegeperson muss bei der Körperpflege auf beginnende Dekubitusgeschwüre oder sonstige Hautveränderungen achten. Veränderungen von Haut- und Leberflecken können auf Hautkrebs hinweisen. Ein Alarmzeichen sind sichtbare und tastbare Knoten. Alle Veränderungen und Auffälligkeiten sind an den Arzt weiterzuleiten.

6.4.1 Ganzkörperwaschung

Die Körperpflege ist individuell auf den Patienten abzustimmen. Daher sind Pflegemaßnahmen vom körperlichen Zustand und psychischen Befinden des Patienten abhängig.

Was bei der Körperpflege beachtet werden muss

Körperlicher Zustand		Psychisches Befinden
Der Patient benötigt	Die Haut ist	Der Patient wirkt
– keine Hilfe – teilweise Hilfe – vollständige Hilfe	– normal, trocken, fettig – allergiegefährdet – dekubitusgefährdet – melanomverdächtig (wegen äußerer Merkmale oder tastbarer Knoten)	– erschöpft – antriebsarm – nervös – ängstlich

Ziele der Körperpflege
Die Ziele sind mit dem Patienten zu besprechen.

Wirkungen der Ganzkörperwäsche

Gezielte Wirkungen	Allgemeine Wirkungen
• Anregung der Atmung • Stärkung des Herzkreislaufsystems • Förderung des Wachseins • Förderung des Schlafens	• entspannend • beruhigend • anregend

Um die gewünschte Wirkung zu erzielen, können verschiedene Hilfsmittel eingesetzt werden:

- Wassertemperatur (warm oder kalt),
- Zusätze zum Wasser (wie Lavendel, Zitrone, Rosmarin) haben eine stimulierende und aktivierende Wirkung. Es ist aber darauf zu achten, dass keine Allergiegefahr besteht. Vorsicht auch bei Hypertonus oder erhöhter Krampfbereitschaft.
- Bürste, Waschlappen oder Hand,
- Art der Streichung (kräftig oder sanft).

> **Beispiel:** Anregung des Kreislaufs
>
> Eine Patientin fühlt sich sehr schwach, daher soll durch Ganzkörperwaschung der Kreislauf angeregt werden: Die Wassertemperatur wird relativ kühl gewählt. Der Kältereiz führt zur Kontraktion (Zusammenziehung) der Gefäße und damit zur Kreislaufanregung und Blutdrucksteigerung. Diese Wirkung wird verstärkt, wenn man kreislaufanregende Substanzen, z. B. Rosmarin, hinzufügt. Verwendet man einen rauen Waschlappen oder eine Bürste, werden die Nervenendigungen der Haut gereizt, die Durchblutung gefördert. Verstärkt wird diese Wirkung, wenn man gleichzeitig mit der Hand etwas Druck ausübt. Zum Abtrocknen verwendet man ein raues Handtuch, das ebenfalls die Durchblutung fördert.

6 Pflegerische Aufgaben

Ausführung der Ganzkörperwäsche

Vorbereitung

Neben frischer Körperwäsche legen Sie sich die in der Abbildung gezeigten Utensilien zurecht. Durch die verschiedenen Farben bei den Schüsseln, Handtüchern und Waschlappen (oder Waschhandschuhen) unterscheidet man problemlos die benötigten Teile für Gesichts- und Körperwäsche.

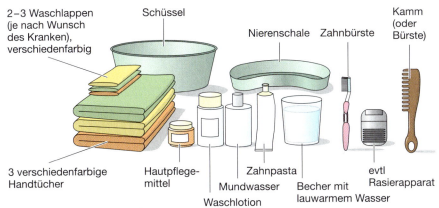

Utensilien für die Ganzkörperwäsche

Die Zimmertemperatur beträgt mindestens 20 Grad. Das Bett ist leicht hochgestellt, damit der Patient den Waschvorgang besser verfolgen kann. Störende Lagerungshilfsmittel werden entfernt, der Oberkörper entkleidet und zugedeckt.

Vor Beginn der Körperpflege den Patienten nach seinen individuellen Wünschen fragen, z. B. Wassertemperatur und Wasserzusätze. Beim Waschen wird die Bettwäsche geschützt, indem man unter die zu waschenden Körperteile ein Handtuch legt. Seifenreste auf der Haut sind gründlich zu entfernen.

Durchführung

Das Waschen muss nicht unbedingt im Gesicht beginnen. Mancher Patient empfindet es angenehmer, wenn man an Armen oder Füßen anfängt, deshalb auch hier nach den individuellen Wünschen fragen.

Gesicht:
Auch der Schwerkranke sollte versuchen, sein Gesicht selbst zu waschen (vielleicht mit Unterstützung). Die Augenpartien werden von außen nach innen (Richtung Nase) gewaschen. Bei den Ohren wird nur die Ohrmuschel gewaschen. Keine Verwendung von Ohrstäbchen (Verletzungsgefahr).

Arme und Hände:
Danach folgt das Waschen der Hände, indem der Patient seine Hände in die Waschschüssel taucht und mit Waschlotion wäscht. Beim Waschen der Arme beginnt die Pflegeperson an der Innenseite. Es wird immer in Richtung Herz ausgestrichen. Dadurch werden Venen und Lymphgefäße in ihrer Transportfunktion unterstützt. Besonderer Wert ist auf die Achselhöhle zu legen, da hier mit vermehrter Geruchsbildung zu rechnen ist. Hautfalten sind gut zu trocknen, evtl. zu pudern.

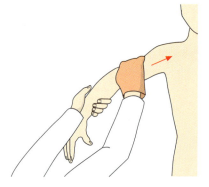 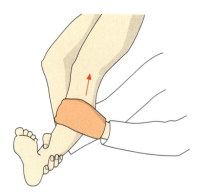

Arme und Beine immer in Richtung Herz streichen

Oberkörper:
Bei adipösen (sehr dicken) Patienten werden eventuell Mullkompressen zwischen die Hautfalten, z. B. unter die Brust, gelegt, um ein Wundwerden zu verhindern. Auf jeden Fall gründlich trocknen und genau inspizieren. Zum Waschen des Rückens ist der Patient zur Seite zu drehen oder, wenn möglich, aufzusetzen. Nach dem Waschen kann die Pflegeperson atemstimulierende Einreibungen (vgl. S. 120 f.) vornehmen. Dies fördert die Durchblutung der Haut und dient der Vorbeugung einer Lungenentzündung, von der bettlägerige Patienten infolge einer zu flachen Atmung, häufig betroffen sind. Danach wird der Oberkörper bekleidet, die Decke gefaltet und über den Oberkörper gelegt.

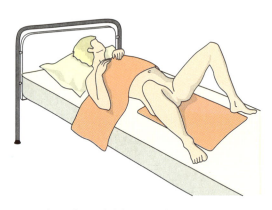

Lagerung des Patienten bei der Intimpflege

Intimbereich:
Die Schüssel wird mit neuem Wasser gefüllt, Handtuch und Waschlappen werden gewechselt. Die Intimpflege wird nur vorgenommen, wenn der Patient dazu selbst nicht in der Lage ist. Bei der Intimpflege trägt die Pflegeperson Gummihandschuhe, eine Schürze (Einmalartikel) oder einen Schutzkittel. Der Patient spreizt die Beine und winkelt sie leicht an.

Das Waschen der Genitalien erfolgt immer in Richtung After, da sonst die Gefahr einer Cystitis besteht. Beim Mann die Vorhaut zurückschieben, die Eichel von dem evtl. angesammelten Sekret säubern, Vorhaut wieder zurückstreifen. Glied, Hoden und Aftergegend reinigen und gut trocknen. Nachthemd über das Gesäß ziehen.

Füße:
Zur Fußpflege erneuter Wechsel des Wassers, auf Wunsch des Patienten ebenfalls Handtuch und Waschlappen wechseln.

Zähne:
Ist der Patient gewaschen, wird die Zahnpflege durchgeführt.

6 Pflegerische Aufgaben

> Renate Müller ist in der Stadt wohlbekannt, nur nicht unter ihrem normalen Namen, sondern unter ihrem Künstlernamen. Sie ist eine nervöse Patientin, die oft weint und klingelt. Sie möchte dies und möchte das. Verständlich, denn morgen steht eine schwere Operation bevor.
> Schildern Sie, wie Sie ihr bei der Körperpflege helfen können.

6.4.2 Mund- und Zahnpflege

Aus heutiger Sicht sollte es selbstverständlich sein, dem Patienten die Möglichkeit zu geben, sich nach jeder Mahlzeit die Zähne zu putzen.

Durchführung

- Das Kopfteil des Betts hochstellen.
- Dem Patienten ein Handtuch um den Hals legen.
- Den Mund mit lauwarmem Wasser ausspülen lassen, evtl. den Kopf des Patienten dabei unterstützen.
- Die Nierenschale für das Spülwasser bereithalten.
- Wenn möglich, die Zähne vom Patienten selbst putzen lassen, sonst hilft die Pflegeperson. Die Reinigung erfolgt in kleinen kreisenden Bewegungen vom Zahnfleisch zum Zahn (von rot nach weiß). Zum Abschluss wird der Mund ausgespült.

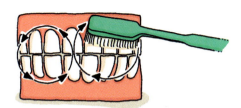

Zähne werden von rot nach weiß geputzt

Mund- und Zahnpflege bei Schwerstkranken

Vorbereitung
Bereitstellung der benötigten Gegenstände:

- Handschuhe
- Tupferschälchen
- Becher mit Spülflüssigkeit, z. B. Salbeitee, Mundwasser oder Mundpflegelösung aus Glyzerin, Zitronensaft und Wasser
- Nierenschale
- Fettstift
- Péan

Utensilien zur Zahnpflege

Durchführung

- In den Péan oder in eine Kornzange wird ein Tupfer eingespannt. Das Metall muss vollständig verdeckt sein.
- Man feuchtet den Tupfer an und reinigt die Mundhöhle (besonders auf die Zahnzwischenräume und Wangentaschen achten).
- Diese Tätigkeit wird so lange mit neuen Tupfern wiederholt, bis der Tupfer sauber bleibt.
- Der Patient spült dann den Mund mit einer Spülflüssigkeit (je nach Anordnung des Arztes) in die Nierenschale aus.
- Bei Patienten mit Leber- oder Bauchspeicheldrüsenentzündung keinen Fettstift o. Ä. zur Lippenpflege verwenden, da das Krankheitsbild negativ beeinflusst würde.

Prothesenpflege

Die Prothese ist ein Wertgegenstand und muss dementsprechend vorsichtig behandelt werden. Handschuhe verwenden.

- Zum Putzen der Prothese wird das Waschbecken zunächst mit Wasser gefüllt. So wird vermieden, dass die Prothese zerbricht, falls sie aus der Hand gleitet. Hat das Waschbecken keinen Stöpsel, sollte zum Schutz der Prothese ein Handtuch oder ein Waschlappen in das Becken gelegt werden.
- Entweder wird die Prothese mit Bürste und Zahncreme gereinigt oder mit Reinigungstabletten. Dabei ist die Anweisung des Herstellers zu berücksichtigen.
- Nach der Reinigung ist die Prothese gründlich unter fließendem Wasser abzuspülen.
- Vor dem Einsetzen sollte die Mundschleimhaut mit einer weichen Bürste massiert werden.

  Das Tragen der Prothese (auch nachts) dient der Vorbeugung einer Kieferveränderung.

6.4.3 Augenpflege

Im Allgemeinen genügt die Augenpflege, die bei der täglichen Gesichtspflege durchgeführt wird. Sondern die Augen jedoch ein auffälliges Sekret ab, muss der Arzt informiert werden. Die übermäßige Sekretbildung kann dazu führen, dass die Wimpern verkleben und das Auge nicht mehr geöffnet werden kann. Falls vom Arzt nichts anderes verordnet wurde, kann die Verklebung mit einer physiologischen Kochsalzlösung (0,9 %) und einem Mulltupfer oder mit lauwarmem Wasser aufgelöst werden.

Bei Patienten mit seltenem Lidschlag oder unvollständigem Lidschluss ist ebenfalls der Arzt zu fragen. Häufig werden Augentropfen, Augensalbe oder bei Bewusstlosen Augenpflaster verordnet.

Kontaktlinsen

Zum Herausnehmen von Kontaktlinsen gibt es zwei Möglichkeiten:

- Der Kopf wird über eine weiche Unterlage gebeugt und das Oberlid straff nach oben gezogen. Durch Blinzeln löst sich dann die Linse.
- Die Augenlider werden gespreizt und mithilfe einer Saugvorrichtung wird die Kontaktlinse entfernt. Kontaktlinsen werden in einer Speziallösung gereinigt. Zur Aufbewahrung dient ein Spezialbehälter, dessen Fächer mit „rechts" und „links" gekennzeichnet sind.

6.4.4 Nagel- und Fußpflege

Nagelpflege

Finger- und Fußnägel sind kurz und sauber zu halten. Es ist sinnvoll, die Nagelpflege nach dem Vollbad, dem Hand- oder Fußbad durchzuführen.

- Zur Nagelpflege ein Handtuch unterlegen.
- Fingernägel werden rund, Fußnägel gerade geschnitten oder gefeilt (immer in einer Richtung). Die Pflege der Fußnägel wird allerdings nur von einem ausgebildeten Fußpfleger durchgeführt. Besondere Gefahr besteht bei Diabetikern.
- Die Nagelhaut nie mit der Schere abschneiden (Verletzungsgefahr), sondern mit einem Holz- oder Plastikstäbchen zurückschieben.

Wurde die Haut beim Nägelschneiden versehentlich verletzt, ist die Stelle sofort zu desinfizieren und zu verbinden.

Wundinfektionen sind besonders bei Patienten gefürchtet, die an Durchblutungsstörungen oder Zuckererkrankung leiden.

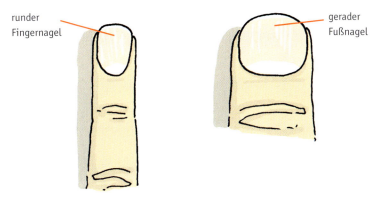

Fingernagel und Fußnagel

Fußpflege

Schon im alten Ägypten wusste man über die Wohltat der Fußpflege. Gäste wurden durch Fußwaschung willkommen geheißen. Dazu wurden die Füße angefeuchtet, mit Salz eingerieben und abgewaschen (Salz wirkt desinfizierend und hat gleichzeitig einen Massageeffekt).

Auch heute hat die Fußpflege für Gesundheit und Wohlbefinden nichts an Bedeutung verloren. Die wohltuende Wirkung wird durch Zusatz entsprechender Pflanzenextrakte verstärkt und somit die Durchblutung gefördert. Nach dem Waschen die Füße sorgfältig abtrocknen, besonders zwischen den Zehen (zur Vermeidung von Fußpilz). Bei starker Hornhaut werden die Stellen mit einer 3%igen Salizylvaseline eingerieben und über Nacht eingewickelt. Das Fußbad erfolgt am nächsten Tag.

Vorbereitung des Fußbades
Bereitstellung der benötigten Gegenstände:

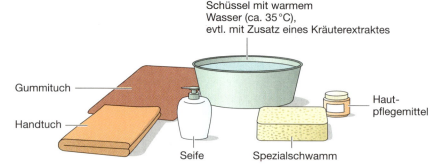

Utensilien für die Fußwäsche

Durchführung
- Ein Gummituch über das Fußende des Bettes legen,
- die Waschschüssel daraufstellen und festhalten,
- der Patient stellt sein Bein angewinkelt hinein.
- Die Pflegeperson wäscht die Füße.

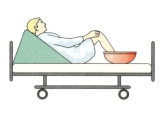 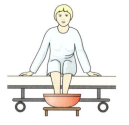 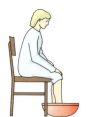

Patienten, die im Bett liegen müssen   *Patienten, die auf dem Bettrand sitzen dürfen*   *Aufstehpatienten, die am Waschbecken sitzen dürfen*

Die Durchführung des Fußbades ist vom Gesundheitszustand des Patienten abhängig.

6.4.5 Haarpflege und Haarwäsche

Haarpflege

Durch langes Liegen, starkes Schwitzen, Medikamente oder Krankheit werden Kopfhaut und Haar beeinträchtigt.

Trockenes Haar neigt bei mangelhafter Pflege zum Verfilzen. Daher sollte es bei der täglichen Haarpflege besonders gut gebürstet werden, um eine bessere Durchblutung der Kopfhaut zu erreichen und die Talgproduktion anzuregen.

Fettiges Haar wird durch langes Liegen noch schneller fettig als sonst. Häufig ist es von einem Juckreiz der Kopfhaut begleitet. Daher sollte es bei der täglichen Haarpflege nicht so intensiv gebürstet werden.

Langes Haar wird am besten gescheitelt und nach rechts oder links zu einem Zopf geflochten. Keine Nadeln oder Kämme zum Hochstecken des Haares verwenden, da diese drücken könnten. Nach Möglichkeit sollen die Wünsche und Gewohnheiten des Patienten berücksichtigt werden. Aus hygienischen Gründen ist beim Kämmen der Haare immer ein Handtuch unterzulegen.

Haarwäsche mithilfe von zwei Pflegepersonen

Der Schwerkranke sollte einmal pro Woche seine Haare gewaschen bekommen. Steht keine Kopfwaschgarnitur zur Verfügung (ähnlich wie beim Frisör), gibt es zwei Möglichkeiten, dem Patienten das Haar im Bett zu waschen.

Vorbereitung
Bereitstellung der benötigten Gegenstände:

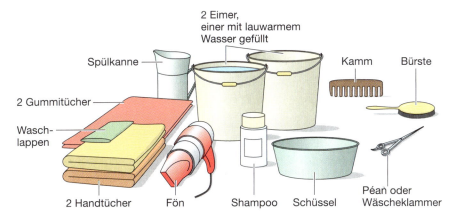

Utensilien für die Haarwäsche

1. Möglichkeit
- Laken am Kopfende herausziehen,
- Matratze umknicken, Laken darüber ziehen,
- Gummituch über Matratze und Bett legen,
- Waschschüssel ans Kopfende stellen,
- Gummituch und Handtuch dem Patienten um Schultern und Hals legen, beides mit Wäscheklammer oder Péan festmachen.
- Die Schultern des Patienten liegen genau parallel zur Matratze.
- Eine Pflegeperson stützt den Kopf des Patienten, die andere führt die Haarwäsche durch.

2. Möglichkeit
- Bettgiebel am Kopfende entfernen,
- Stuhl mit Schüssel an das Bett stellen,
- Patient soweit nach oben lagern, dass die Schultern mit der Matratze abschließen,
- weitere Schritte wie bei der ersten Möglichkeit.

Erleichtert wird die Haarwäsche dann, wenn auf der Station eine Badewanne zur Verfügung steht, sodass das Bett dorthin gebracht werden kann. Ein aufgeschnittener Plastiksack wird unter den Nacken geschoben, der Rest des Plastiksacks hängt in der Wanne, dadurch wird die Haarpflege erleichtert, weil das ständige Entleeren der Schüssel entfällt.

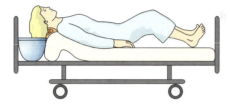
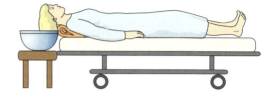

Zwei mögliche Liegepositionen für die Haarwäsche

Durchführung

- Der Patient wird gefragt, ob während der Haarwäsche ein Waschlappen auf den Augen liegen soll.
- Haar gut anfeuchten, Shampoo auftragen,
- kleine kreisende Bewegungen mit den Fingerspitzen durchführen (wirkt entspannend und durchblutungsfördernd),
- Haar auswaschen, erneut Shampoo auftragen,
- Kopfhaut massieren, Haar gründlich ausspülen und mit Handtuch trocknen,
- alle Gegenstände wegräumen, Bett herrichten,
- Haar bürsten, kämmen und fönen.

1. Beschreiben Sie stichpunktartig die Durchführung einer Ganzkörperwaschung.
2. Frau Maier liegt mit einer schweren Lebererkrankung apathisch im Bett. Erklären Sie, wie Sie bei dieser Patientin die Mund- und Zahnpflege vornehmen würden und begründen Sie dies.
3. Die Bettnachbarin, Frau Müller, darf nicht aufstehen und möchte von Ihnen die Prothese gereinigt bekommen. Beschreiben Sie Ihre Vorgehensweise.
4. Frau Koch, ebenfalls bettlägerig, leidet unter ausgeprägter Hornhaut an den Füßen. Wie können Sie der Patientin bei der Fußpflege helfen?
5. Die neue Kollegin in der Krankenpflegeausbildung möchte von Ihnen erklärt bekommen, wie die tägliche Haarpflege der Patienten aussieht und wie eine Haarwäsche im Bett durchgeführt werden kann.

6.5 Verabreichung der Nahrung

Viele Zivilisationskrankheiten, z. B. Herz-Kreislauf-Erkrankungen, Gicht, Übergewicht, Erkrankungen des Verdauungsapparates, sind das Ergebnis einer falschen Ernährung. Deshalb ist es wichtig gerade im Krankenhaus, das Bewusstsein für eine gesunde Ernährung zu schulen.

Neben dem Gesundheitsaspekt spielen beim Ernährungsverhalten auch ethische Gründe (z. B. sind Vegetarier gegen das Töten von Tieren) und religiöse Motive (z. B. essen Moslems kein Schweinefleisch) eine bedeutende Rolle. Aus diesen Gründen ermöglichen die meisten Krankenhäuser ihren Patienten eine große Essensauswahl.

Eine besondere Bedeutung erlangt das Essen bei Langzeitkranken. Die Monotonie des Krankenhausdaseins wird durch das Essen unterbrochen. Somit hat die Nahrungsaufnahme weiterhin eine soziale und psychologische Komponente.

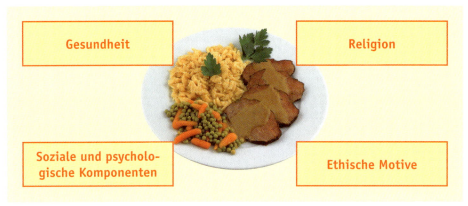

Einflüsse auf die Nahrungsaufnahme

Bei der Verabreichung der Nahrung sollten folgende Grundregeln beherzigt werden:

Vorbereitungen

- Die Zubereitung der Nahrung sollte appetitanregend wirken, da das Auge „mitisst".
- Die Pflegeperson sollte Ruhe ausstrahlen, saubere Kleidung tragen und gewaschene Hände haben.
- Der Patient wird bequem hingesetzt und eine Serviette umgelegt. Eventuell muss die Pflegeperson beim Händewaschen helfen.
- Das Essenstablett wird hereingeholt und dem Patienten gereicht.

Verhalten der Pflegeperson während des Essens

- Die Pflegeperson sollte bei Patienten, denen geholfen werden muss, durch freundliche Worte und nette Darreichung den Patienten zum Essen motivieren. Sie sollte nicht unbewusst pusten, um die Speisen mundgerecht zu temperieren.
- Die Pflegeperson zerkleinert – wenn nötig – die Speisen.

- Auf die individuellen Essensgewohnheiten ist Rücksicht zu nehmen, z. B. Getränke bereitstellen und nach den Wünschen des Patienten fragen.
- Patienten, die appetitlos sind, nur kleine Portionen reichen.
- Kann der Patient alleine essen, wünscht man ihm „Guten Appetit".
- Für Patienten, denen geholfen werden muss, nimmt man sich Zeit.
- Beim Reichen der Getränke sollte der Kopf unterstützt werden.
- Getränke sind in einer Schnabeltasse oder in einem Trinkbecher zu geben.
- Während der Patient isst, ein lockeres Gespräch führen, um ihn positiv zu beeinflussen.

Verhalten der Pflegeperson nach dem Essen

- Den Patienten, wenn möglich, selbst die Zähne putzen lassen.
- Wenn der Patient möchte, ihm Hände und Gesicht waschen.
- Den Patienten bequem lagern und fragen, ob er zufrieden ist.
- Das Zimmer aufräumen und lüften.

1. Nennen Sie Erkrankungen, die durch falsche Ernährung entstehen können.
2. Nennen Sie Einflüsse, die bei der Nahrungsaufnahme eine Rolle spielen können.
3. Was muss vor, während und nach dem Essen berücksichtigt werden?
4. Notieren Sie zu den nachfolgenden Fragen weitere Beispiele:
   a) Welche Ernährungsformen kennen Sie?
      (z. B. Vollkost, breiige Kost, Diät)
   b) Welche Patienten sind beim Essen auf Hilfe angewiesen?
      (z. B. Patienten mit Lähmungen, Infusionen)
   c) Nennen Sie mögliche Ursachen für Essensverweigerung.
      (z. B. Übelkeit, keinen Hunger, psychische Konflikte)

7 Hilfsmittel

7.1 Pflegehilfsmittel

Bettschüssel

Bei bettlägerigen Patienten steht immer eine Bettschüssel (Steckbecken) im Nachttisch bereit.

Einsatz der Bettschüssel

- Die Bettschüssel wird aus dem Nachttisch geholt, der Deckel dorthin zurückgelegt.
- Die Pflegeperson schlägt die Bettdecke zurück, der Patient hebt das Gesäß.
- Die Pflegeperson unterstützt mit der linken Hand den Rücken des Patienten, mit der rechten Hand schiebt sie die Bettschüssel unter das Gesäß.
- Die Beine des Patienten sind gestreckt und leicht gespreizt.
- Bei Frauen muss die Bettschüssel weit genug nach vorne geschoben werden, damit kein Urin ins Bett läuft.
- Bei Männern wird gleichzeitig die Urinflasche gereicht.
- Den Patienten zudecken, das Kopfende hochstellen, prüfen, ob die Klingel in Reichweite ist.
- Patienten, die sich nicht anheben können, zur Seite drehen, die Bettschüssel soweit wie möglich unterschieben und zurückdrehen.

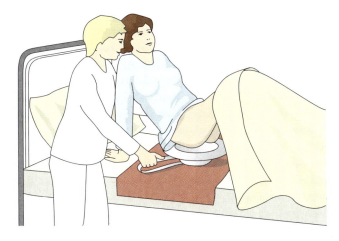

Einsatz der Bettschüssel

Beim Patienten ist häufig eine **Hemmschwelle** zu überwinden. Damit der Stuhlgang nicht unterdrückt wird, sollten Mitpatienten, die aufstehen können, das Zimmer verlassen.

Das Urinlassen wird erleichtert, wenn die Pflegeperson den Wasserhahn leicht aufdreht.

Vor dem Entfernen der Bettschüssel Zellstoff bereitlegen, der jedoch bei Sammelurin nicht in die Bettschüssel geworfen werden darf.

Reinigung des Patienten nach Stuhlgang

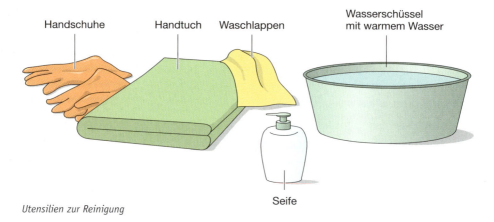

Utensilien zur Reinigung

Der Patient wird auf die Seite gedreht, gereinigt, getrocknet, evtl. mit Hautpflegemitteln versorgt.

Die Bettschüssel aus hygienischen Gründen nie auf den Fußboden stellen. Sofort den Deckel auflegen und in die Bettschüsselhalterung stellen.

Zur Reinigung der Bettschüssel gibt es spezielle Reinigungsapparate, die spülen und desinfizieren.

Urinflasche

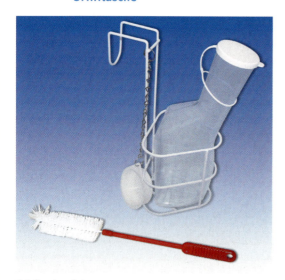

Urinflaschen-Set

Die Urinflasche ist in einer Halterung am Bett angebracht oder steht im Nachttisch.

Der Patient, der die Urinflasche nicht selbst anlegen kann, erhält sie vom Pflegepersonal gereicht.

Dazu wird die Flasche zwischen die Oberschenkel gestellt, der Penis mit Zellstoff angefasst und in den Flaschenhals gelegt. Nach dem Urinieren wird die Eichel mit Zellstoff gesäubert.

Zur Reinigung der Urinflasche stehen Reinigungsapparate zur Verfügung.

7 Hilfsmittel

Toilettenstuhl

Toilettenstühle sind vielseitig verwendbar: als Schwedenstuhl (wird direkt über die Toilette gefahren) oder als Dusch- und Transportstuhl.

Dem Patienten werden Bademantel und Hausschuhe angezogen, die Pflegeperson setzt ihn auf den Toilettenstuhl oder fährt ihn damit (als Schwedenstuhl) direkt zur Toilette.

Falls der Patient sich nicht allein säubern kann, muss er sich nach vorne beugen, damit ihn die Pflegeperson reinigt.

Der Toilettenstuhl sollte nach Möglichkeit nur für einen Patienten zur Verfügung stehen.

Es ist immer darauf zu achten, dass die Intimsphäre des Patienten berücksichtigt wird.

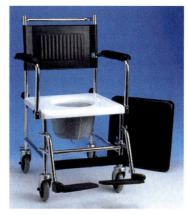
Toilettenstuhl

Sputumbecher

Sputumbecher werden z. B. bei Patienten mit Herz- oder Lungenerkrankungen eingesetzt. Bei sehr zähflüssigem Auswurf reicht man zusätzlich eine Nierenschale und geschnittenen Zellstoff. Dazu verwendet man Einmalartikel, sodass die Arbeit des Pflegepersonals erleichtert wird.

Nierenschale

Nierenschalen werden vielfältig eingesetzt, z. B. als Abwurfschale, zum Erbrechen bei bettlägerigen Patienten, zum Verbandwechsel, beim Zähneputzen oder zum Katheterisieren.

Patientenaufrichter und Bettleiter

Patientenaufrichter und Bettleiter sollen Patienten helfen, sich selbstständig aufzurichten oder umlagern zu können. Dadurch erhält der Patient eine gewisse Unabhängigkeit und sein Selbstvertrauen wird gestärkt.

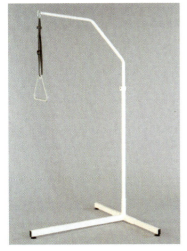
Patientenaufrichter

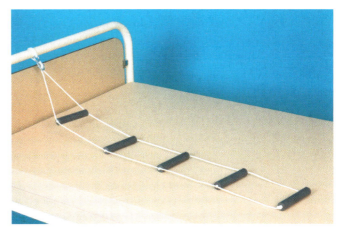
Bettleiter

Drahtbügel (Bahnhof)
Durch den Drahtbügel wird der Patient vor dem Gewicht der Bettdecke geschützt, z. B. bei Verbrennungen, großen Operationswunden usw.

Zur Verhinderung eines Spitzfußes wird – im Gegensatz zu früher – heutzutage nicht mehr die Fußstütze, sondern der Drahtbügel verwendet, da festgestellt wurde, dass sich durch die Fußstütze die Spastik des Fußes erhöht. Auch der Einsatz spezieller orthopädischer Schuhe im Bett kommt zum Tragen.

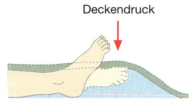

Entstehung eines Spitzfußes

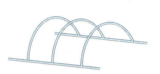

Bettenbogen

 Frau Grüner hat eine schwere Bauchoperation hinter sich und darf zunächst nicht aufstehen. Notieren Sie, welche Pflegehilfsmittel Sie der Patientin bereitstellen würden und warum.

7.2 Lagerungshilfsmittel

Lagerungshilfsmittel ermöglichen dem Patienten korrekt zu liegen, sodass Schäden vermieden werden. Lagerungshilfsmittel müssen bestimmte Anforderungen erfüllen. Sie sollen
- Feuchtigkeitsbildung vermeiden,
- leicht zu reinigen und
- einfach in der Handhabung sein.

Kissen
Kissen werden mit einem frischen, hautfreundlichen Bezug versehen.
Schaumstoffkissen sind vielseitig verwendbar und leicht zu reinigen. Schaumstoffwürfel können z. B. die Funktion eines Stufenbettes übernehmen. Diese therapeutische Lagerung bei Bandscheibenschäden führt zu einer erheblichen Druckentlastung der Wirbelsäule im Lendenwirbelbereich.

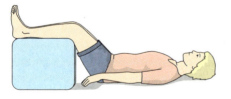

Stufenlagerung, 35 % Druckbelastung
Druckentlastung durch Lagerung auf Kissen

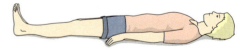

Rückenlage, 70 % Druckbelastung

7 Hilfsmittel

Kissen mit kleinen *Polystyrol-Kügelchen* passen sich leicht der Körperform an. Sie bewirken, selbst bei kleinen Bewegungen, eine Massage der Haut und fördern damit die Durchblutung.

Venenkissen dienen zur Hochlagerung der Beine. Dadurch wird der Rückfluss des venösen Blutes gefördert und gleichzeitig die gesamte Beinmuskulatur entspannt.

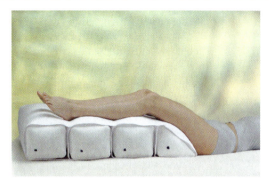

Venenkissen

Schienen

Schienen haben die Aufgabe, Extremitäten ruhigzustellen. Schienen müssen gut gepolstert werden, um Druckstellen zu verhindern.

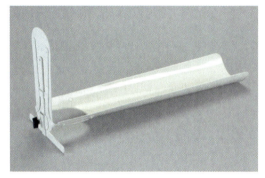

Volkmannschiene

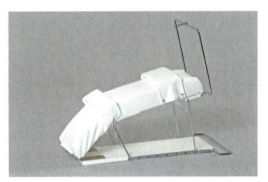

Braunschiene

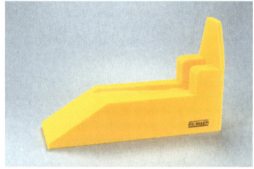

Beinhochlagerungsschiene

1. Welche Anforderungen sind an Lagerungshilfsmittel zu stellen?
2. Erklären Sie den Einsatz der verschiedenen Lagerungshilfsmittel.
3. Herr Schuster hat einen Herzinfarkt. Welche Lagerungshilfsmittel würden Sie einsetzen und warum?

8 Lagerungsmöglichkeiten

Wenn man eine Nacht nicht richtig gelegen hat, erwacht man am nächsten Morgen wie zerschlagen und häufig mit Schmerzen. Daraus wird deutlich, wie wichtig die richtige Lagerung des Patienten ist. Gerade bei Patienten, die lange liegen müssen, können auf diese Weise Komplikationen wie Dekubitus und Versteifung von Muskeln und Gelenken vermieden werden.

Zielsetzung jeder Patientenlagerung

1. *Prophylaxe* (= Verhütung von Komplikationen, z. B. Dekubitus-, Thrombose- und Kontrakturenprophylaxe)
2. *Entlastung von Organfunktionen* (z. B. Herz- und Lungenerkrankungen)
3. *Unterstützung therapeutischer Maßnahmen*

Folgende **Grundregeln** sind bei der Patientenlagerung zu berücksichtigen:

- Der Patient muss entspannt und bequem liegen.
- Die Lagerung muss physiologischen Gegebenheiten entsprechen.
- Die Lagerung richtet sich nach dem Krankheitsbild.
- Die Lagerungshilfsmittel müssen korrekt eingesetzt und dürfen nur so lange wie nötig verwendet werden.
- Der Lagerungswechsel sollte nicht unmittelbar nach der Mahlzeit erfolgen.

8.1 Rückenlage

Da unsere Wirbelsäule eine doppelte S-Form hat, muss in der Rückenlage besonders auf Hals- und Lendenlordose geachtet werden. Für den Kopf verwendet man häufig die üblichen großen Kopfkissen. Dadurch wird der Kopf sehr abgeknickt. Kleinere Kissen oder Spezialkissen kommen dem Körperbau mehr entgegen.

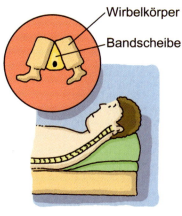
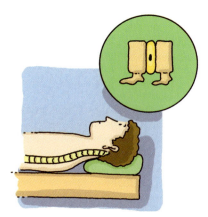

Stellung der Wirbelsäule beim Liegen

8 Lagerungsmöglichkeiten

Die Lendenlordose wird durch das Höherlegen der Beine ausgeglichen. Ein Kissen vermeidet den Spitzfuß.

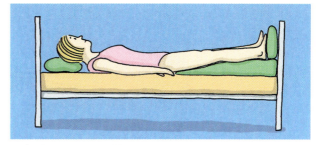

Rückenlage mit Beinhochlagerung

8.2 Seitenlage

Die beiden Bilder zeigen die richtige und falsche Körperhaltung in der Seitenlage.

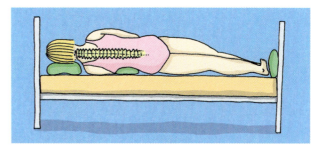

Richtige Seitenlage

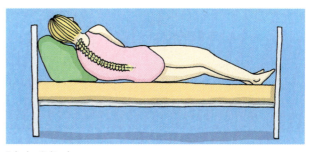

Falsche Seitenlage
Seitenlage von hinten

Damit die Halswirbelsäule nicht abknickt, ist die Höhe zwischen Schulter und Hals genau zu überbrücken. Dafür sind Spezialkissen geeignet.

- Der Lendenbereich wird durch ein kleines Kissen unterstützt.
- Arm und Bein liegen in der entsprechenden Höhe auf einem Kissen.

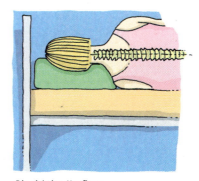

Die richtige Kopflage

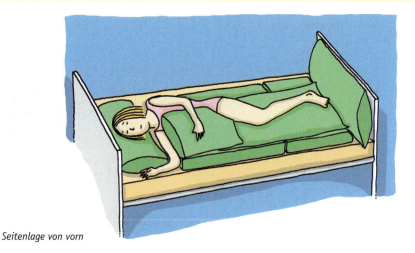

Seitenlage von vorn

30°-Seitenlagerung

- Eine Seitenlagerung im 30°-Winkel hilft z. B. bei Apoplexie (Schlaganfall) oder intracerebraler Blutung (Hirnblutung).
- Der obere Arm wird auf ein großes Kissen am Rücken gelegt. Dadurch wird eine Dehnung des Brustbereichs erreicht und die Atmung erleichtert.

8.3 Bauchlage

Sie dient der Entlastung der Haut, z. B. bei Verbrennungen.
Von Herz- und Lungenpatienten wird diese Lagerung nicht vertragen.

- Das Bett ist flach, der Kopf enthält ein kleines Kissen.
- Der Bauchbereich wird mit einem flachen Kissen unterstützt, um ein Hohlkreuz zu verhindern.
- Die Unterschenkel liegen zur Entlastung der Zehen und Vermeidung eines Spitzfußes auf einem Kissen.

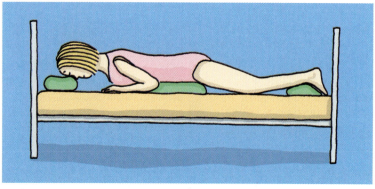

Bauchlage

8.4 Oberkörperhochlagerung

Sie wird eingesetzt bei Herz- und Lungenerkrankungen, nach Strumektomie (Entfernung der Schilddrüse), intrakranialen Eingriffen (in die Schädelhöhle) und Schädel-Hirntraumata (Gewalteinwirkungen). Bei dieser Lagerung gibt es die drei Möglichkeiten, leicht erhöht, halb erhöht oder sitzend.

Für die Oberkörperhochlagerung wird meist das Herzbett verwendet. Arme und Kniebereich werden unterstützt, eine Fußstütze gibt zusätzlichen Halt.

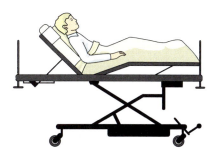

Oberkörperhochlagerung mit Beinhochlagerung

8.5 Schocklage und Beinhochlagerung

Bei der Schocklage muss der Kopf tiefer als der Körper liegen, um eine bessere Durchblutung des Gehirns zu erreichen. Die Beinhochlagerung wird z. B. bei akuter Venenthrombose durchgeführt. In einem Winkel von 45° kann die Ödembildung verringert und der Rücktransport des Blutes zum Herzen erleichtert werden.

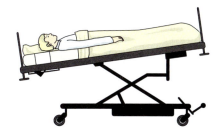

Schocklagerung

8.6 Beintieflagerung

Man wendet sie bei arteriellen Durchblutungsstörungen oder nach arteriellen Gefäßoperationen an. Ein Kissen verhindert das Abrutschen im Bett.

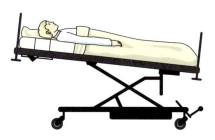

Beintieflagerung

Eine Praktikantin auf Station wundert sich über die unterschiedlichen Lagerungen der Patienten. Schwester Beate informiert sie über:
a) die Ziele jeder Patientenlagerung
b) die Grundregeln der Patientenlagerung
c) den Unterschied zwischen den 6 verschiedenen Lagerungsmöglichkeiten
Übernehmen Sie die Aufgabe von Schwester Beate, indem Sie zu den Punkten a–c Notizen machen.

9 Prophylaktische Maßnahmen

> Prophylaxe heißt das Zauberwort,
> doch meist sind wir zu sehr verbohrt
> und hören nicht auf das Signal,
> erleiden lieber Schmerz und Qual.

Brücher-Bopp

Prophylaxe (griech.) heißt Vorbeugung oder Verhütung von Krankheiten.
Man unterscheidet:
- Verhütung von Krankheiten (im ursprünglichen Sinn)
- Verhütung von Komplikationen bereits bestehender Krankheiten
- Verhütung von Zweit- und Drittkrankheiten durch lange Bettlägerigkeit

Verhütung von Krankheiten

Schon in der Kindheit werden vorbeugende Maßnahmen zur Verhütung von Krankheiten getroffen, z. B. Schutzimpfungen gegen Diphtherie, Wundstarrkrampf (Tetanus), Kinderlähmung (Poliomyelitis), Masern oder Röteln.

Wir lernen von Kindesbeinen an, regelmäßig unsere Zähne zu pflegen, um Karies oder Zahnfleischentzündung zu verhindern. Eine ausgewogene Ernährung hilft Mangelschäden, Verdauungsstörungen und Übergewicht zu vermeiden. Regelmäßiger Ausgleichssport verhindert körperliche Erkrankungen. Wer Alkohol und Zigaretten meidet, verringert das Risiko von Lungenkrebs, Herz- und Kreislauf- sowie Lebererkrankungen.

Verhütung von Krankheit (im ursprünglichen Sinn) bedeutet also, dass der Gesunde vorbeugende Maßnahmen trifft und schädigende Stoffe meidet, um seine Gesundheit zu erhalten.

In der Krankenpflege sollen die Prophylaxen
- Komplikationen bereits bestehender Krankheiten verhüten sowie
- Zweit- und Drittkrankheiten durch lange Bettlägerigkeit verhindern.

Unterschieden werden sieben prophylaktische Maßnahmen:

1. *Dekubitusprophylaxe:* Verhütung von Wundliegen bestimmter Körperstellen
2. *Thromboembolieprophylaxe:* Verhütung von Blutgerinnseln
3. *Pneumonieprophylaxe:* Verhütung einer Lungenentzündung
4. *Soor- oder Parotitisprophylaxe:* Verhütung von Pilzbefall und Entzündung der Ohrspeicheldrüse
5. *Kontrakturenprophylaxe:* Verhütung von Gelenksteife durch Verkürzung von Sehnen oder Muskeln
6. *Obstipationsprophylaxe:* Verhütung von Verstopfung
7. *Cystitisprophylaxe:* Verhütung einer Blasenentzündung

9 Prophylaktische Maßnahmen

1. Erklären Sie die Aussage des Gedichts über Prophylaxe auf Seite 100.
2. Nennen Sie stichpunktartig prophylaktische Maßnahmen, die Ihre Gesundheit erhalten.
3. Erklären Sie den Begriff Prophylaxe in seiner Bedeutung für die Krankenpflege.
4. *Notieren Sie mithilfe der Darstellung die verschiedenen Prophylaxen.

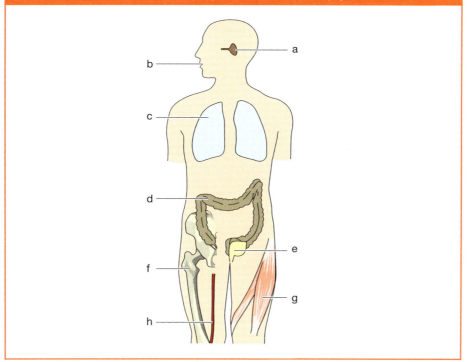

9.1 Dekubitusprophylaxe

9.1.1 Die Haut

Aufbau der Haut

Unsere Haut besteht aus drei Schichten, die unterschiedliche Aufgaben haben:

Die **Oberhaut** (Epidermis) ist gefäßlos und besteht aus Horn- und Keimschicht. Die Hornschicht dient als äußere Schutzschicht, die Keimschicht hat die Aufgabe, ständig neue Zellen zu bilden. An Lippen ist die Oberhaut 0,4 mm, an Fußsohlen 1–4 mm dick. In der Keimschicht lagert ein braunes Pigment, das je nach Vorkommen die Hautfarbe bedingt.

Die **Lederhaut** (Corium) ragt mit Papillen (Vorsprünge) in die Oberhaut hinein und übernimmt so deren Ernährung. Die Papillen bestimmen den charakteristischen Fingerabdruck. Die Lederhaut sorgt für Festigkeit und Elastizität. Deshalb besitzt sie ein Geflecht von Bindegewebszellen, elastischen Fasern, die von vielen Blut-, Lymphgefäßen und Nervenbahnen durchzogen sind. Sie enthält außerdem Sinneszellen, Talg- und Schweißdrüsen. Die Lederhaut ist ca. 1 mm dick.

Die **Unterhaut** (Unterhautfettgewebe = Subcutis) kann bei Fettsucht bis zu 10 cm dick sein. Sie ist nicht deutlich von der Lederhaut abgesetzt. Die Unterhaut besteht aus Bindegewebe und Fetteinlagerungen, dient der Auspolsterung, schützt vor Wärmeverlust (weil Fett ein schlechter Wärmeleiter ist) und leitet Blutgefäße und Nervenfasern weiter.

Die Haut hat die Fähigkeit der lebenslangen Regeneration (Erneuerung), die ca. alle 27 Tage erfolgt.

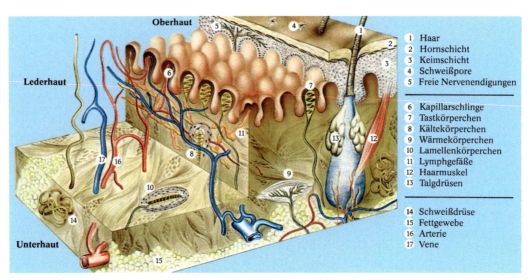

Schematische Darstellung der Haut

Aufgaben der Haut

- *Schutz* vor physikalischen, chemischen und bakteriellen Einwirkungen und vor Wasserverlust.
- *Temperaturregler.* Die Gefäße ziehen sich bei Kälte zusammen und erweitern sich bei Hitze (unterstützt wird diese Aufgabe durch Schweißdrüsen).
- *Ausscheidung* von Stoffwechselendprodukten, die nicht nur ein Abfallprodukt, sondern auch zum Erhalt des Säuremantels wichtig sind (etwa 1/2 Liter Schweiß/Tag).
- *Alarmauslöser.* Die Haut ist unser größtes Sinnesorgan (die Haut eines Erwachsenen hat eine Fläche von ca. 2 m^2) und vermittelt Schmerz, Druck, Kälte, Wärme, Berührung.
- *Speicherung von Fett* zur Wärmeisolation, als Reserve in Notzeiten und mit modellierender Funktion.

9.1.2 Ursachen der Dekubitusentstehung

Dekubitus (von lat. decumbere: sich niederlegen) ist das Wundliegen eines Patienten bei mangelhafter Durchblutung der Haut.

Dekubitus wird verursacht durch:
- *Druck* – Von außen, z. B. durch Verbände, schlechte Polsterung, von innen durch die Knochen des Patienten
- *Zeit*
- *Disposition* (Anfälligkeit)

Der Druck des Körpers des Patienten auf einer harten Matratze führt zur Kompression (Zusammenpressung) der Gefäße in der Haut. Bei längerer Dauer (Zeit) der Kompression wird die Ernährung und Versorgung der Zellen mit Sauerstoff verhindert. Folglich sterben die Zellen ab. Unterstützt wird dieser Vorgang durch eine bestimmte Disposition, z. B. starke Schweißbildung, Durchblutungsstörungen. Bei gefährdeten Patienten kann bereits nach maximal zwei Stunden eine Minderversorgung eintreten und einen Dekubitus ersten Grades verursachen.

Im Alter spielen Wasserverlust im Fettgewebe, Störungen des Wasser- und Elektrolythaushaltes oder arterielle Durchblutungsstörungen eine Rolle.

9.1.3 Dekubitusgefährdete Patienten

Anhand der Ursachen einer Dekubitusentstehung lassen sich leicht dekubitusgefährdete Patienten erkennen:

- Patienten mit *Durchblutungsstörungen* (z. B. Herz- und Gefäßerkrankungen) und *Ödemen* (Wasseransammlung im Gewebe)
- Patienten, die an *Inkontinenz leiden* (unwillkürliche Stuhl- und Urinentleerung)
- Patienten mit hohem *Fieber* oder Patienten, die generell stark *schwitzen*
- Patienten mit *eingeschränkter Bewegungsfreiheit* durch Schmerzen oder Verbände
- Patienten, die *bewusstlos* oder *gelähmt* sind
- Patienten, die sehr dünn oder sehr dick sind

9.1.4 Dekubitusgefährdete Körperstellen

Besonders gefährdet sind hervorspringende Körperstellen, da dort größtenteils die schützende Fett-Muskel-Schicht fehlt, und Stellen, bei denen Haut auf Haut liegt, z. B. unter der Brust oder Bauchfalten (bei Adipositas = Fettsucht).

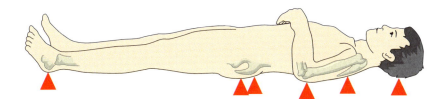

Dekubitusgefährdete Stellen bei Rückenlage

Bei der Rückenlage sind folgende Körperteile stark gefährdet:
Hinterkopf, Schulterblatt, Wirbelsäule mit Dornfortsätzen, Kreuz-Steißbein, Ellenbogen, Ferse und in halbsitzender Stelle noch die Sitzbeine.
Die Abbildungen in Seiten- und Bauchlage lassen erkennen, welche Körperteile dekubitusgefährdet sind.

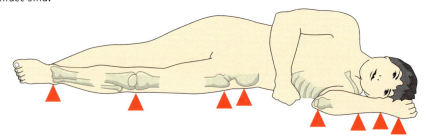

Dekubitusgefährdete Stellen bei Seitenlage

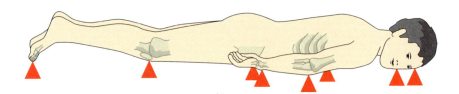

Dekubitusgefährdete Stellen bei Bauchlage

1. * Versuchen Sie selbst, die gefährdeten Körperteile zu benennen. Sie können Ihre Angaben im Anhang überprüfen.
2. Erklären Sie Aufbau und Aufgaben der Haut.
3. Erklären Sie die Ursachen der Dekubitusentstehung.

9.1.5 Dekubitus: Symptome und Therapie

Dekubitusgrade nach Seiler

Stadium	Symptome	Auswirkung	Therapie
Stadium I	Roter scharf umgrenzter Fleck	Lässt sich per Fingerdruck nicht wegdrücken	Kontinuierliche Druckentlastung
Stadium II	Blasenbildung	Langeinwirkender Druckreiz, nässender schmerzhafter Hautdefekt	Blase steril abtragen, Behandlung, Desinfektion, keinerlei Druckbelastung

9 Prophylaktische Maßnahmen

Stadium	Symptome	Auswirkung	Therapie
Stadium III	Nekrosenbildung	Abgestorbenes Gewebe	Nekrosenabtragung, enzymatische Wundreinigung (ärztlich verordnet)
Stadium IV	Tiefe Wunden bis zum Knochen	Knochengewebsentzündung (Osteomyelitis)	Hydrokolloidverbände

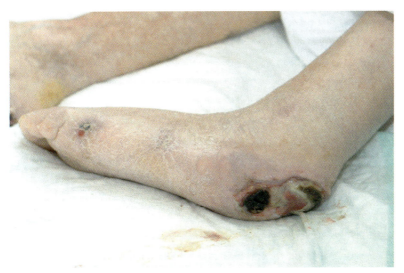

Dekubitus mit Nekrose

Die Madentherapie

Die Wundbehandlung mit Fliegenmaden ist eigentlich schon seit Jahrtausenden bekannt und wurde bereits bei den Aborigines und auch bei den Mayas eingesetzt. Seit ein paar Jahren wird sie auch wieder hier in unseren Breiten angewandt.

Wirkungsweise
Die Goldfliegenmaden
- ernähren sich von nekrotischem, d.h. abgestorbenem Gewebe,
- beseitigen Bakterien durch die Produktion antibakterieller Stoffe
- gleichzeitig wird die Wundheilung angeregt und gefördert.

Anwendung, z. B. bei
- Diabetes Gangrän (griech. gangraina = fressendes Geschwür)
- Ulcus cruris (lat. ulcus = Geschwür, lat. crus = Unterschenkel)
- Dekubitus (lat. decubare, decubitus = sich niederlegen)
- Osteomyelitis (Knochenmarksentzündung) u. a.

Es gibt zwei Therapiemöglichkeiten:
- Die Maden kommen direkt auf die Wunde.
- Die Maden sind in einem Biobag (Säckchen aus Gaze), dieses wird auf die Wunde gelegt. Obwohl die Maden nicht direkt mit der Wunde Kontakt haben, erfolgt dennoch eine Wundheilung durch die Sekrete der Maden.

Nach 2–3 Tagen sind die Maden ausgewachsen, man entfernt diese für eine neue Generation von Maden. Wenn die Wunde sauber ist, ist die Madentherapie beendet.

Die **Anwendungsdauer** richtet sich nach der Größe der Wunde, sie reicht von einer einzigen Anwendung, 2 oder 3 Anwendungen bis zu maximal 7 Anwendungen. Wird nach kurzer Zeit kein Erfolg erzielt, bricht man die Behandlung ab.

9.1.6 Prophylaktische Maßnahmen

- *Tägliche Kontrolle* der gefährdeten Körperstellen, um Veränderungen rechtzeitig zu erkennen.

- *Sorgfältige Hautpflege* durch gründliches Waschen, Abtrocknen und leichtes Einfetten.

Solange die Haut noch keine Veränderungen aufweist, sind zarte Bürstenmassagen und medizinische Bäder (z. B. Kohlensäurebäder, kalte Waschungen) zur besseren Durchblutung der Haut empfehlenswert. Zur Dekubitusprophylaxe keinen Franzbranntwein verwenden, da die Haut durch den Alkohol entfettet wird.

- Das *Bettlaken* muss faltenfrei, die Unterlage trocken sein (Krümel unbedingt entfernen).

- Einsatz von *Lagerungshilfsmitteln*, z. B. Wassermatratze, Schaumstoffkissen.

- *Regelmäßiger Lagewechsel* mindestens im Zwei-Stunden-Rhythmus: rechte Seite, Rückenlage, linke Seite.

- *Allgemeine Mobilisation* durch aktive und passive Bewegungsübungen.

- Eine *gesunde Ernährung* unterstützt die körperliche Widerstandskraft.

Frau Mayer klagt über Schmerzen im Steißbeinbereich. Schwester Monika prüft und sieht eine starke Rötung.
1. Erklären Sie, welche Therapie notwendig ist.
2. Beschreiben Sie prophylaktische Maßnahmen, um solchen Schäden vorzubeugen.
3. Nennen Sie den Personenkreis, der besonders dekubitusgefährdet ist. Begründen Sie dies.

9.2 Thromboseprophylaxe

9.2.1 Bluttransport in den Venen

Jeder achte Bundesbürger (besonders häufig Frauen) klagt über Wadenschmerzen und geschwollene Beine. Dies sind typische Beschwerden einer Venenerkrankung. Eine ernste Komplikation eines Venenleidens ist die sogenannte Thrombose, der Verschluss der Gefäßbahn durch ein Blutgerinnsel (Thrombus).

9 Prophylaktische Maßnahmen

Tausende von Menschen sterben jährlich an den Folgen einer Thrombose, häufig nach einer einfachen Routineoperation. Deshalb kommt der Thromboseprophylaxe in der Krankenpflege eine besondere Bedeutung zu.

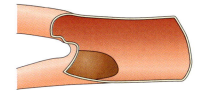

Gefäßverschluss durch einen Thrombus

Die **Blutgefäße** unseres Körpers werden eingeteilt in Arterien (Schlagadern), Venen (Blutadern) und Kapillaren (Haargefäße). Sie versorgen die Zellen mit Sauerstoff und Nährstoffen. Außerdem nehmen sie Stoffwechselendprodukte, z. B. Kohlendioxid, aus den Zellen auf, um sie in den Venen weiterzuleiten.

In den Venen wird das Blut zum Herzen zurücktransportiert.

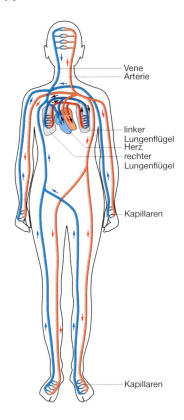

Für den **Rückfluss des Blutes** in den Venen sorgen:
- Muskel-Venen-Pumpe. Durch den rhythmischen Wechsel von entspannter und angespannter Muskulatur, z. B. in der Wade, wird das Blut zum Herzen transportiert.

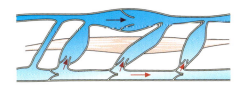

Der Muskel ist entspannt, die entsprechenden Venenabschnitte füllen sich.

Muskel-Venen-Pumpe

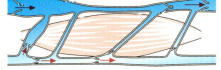

Bei Muskelanspannung werden die Venen entleert.

- *Venenklappen* verhindern den Rückfluss des Blutes.

Offene und geschlossene Venenklappe einer gesunden Vene im Schnitt und in der Aufsicht.

- Die *Pulsation der Arterien* direkt auf die Venenwand. Arterien liegen in unmittelbarer Nachbarschaft von Venen und unterstützen so den Rücktransport des Blutes.

- Der *Sog* auf das Blut in den Venen des Brustraumes. Dieser entsteht bei der Atmung durch Druckschwankungen in der Lunge.

9.2.2 Entstehungsursachen der Thrombose

Bei der Entstehung einer Thrombose (griech. Thrombosis = Blutgerinnsel) spielen drei wichtige Bedingungen eine Rolle:

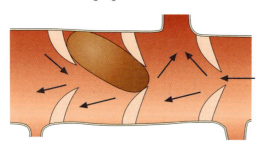

- *Gefäßwandschädigung*

- Neigung zu *erhöhter Blutgerinnung* (Hypercoagulabilität)

- *Verändertes Stromzeitvolumen* (durch Wirbelbildung und Viskositätserhöhung ist die Strömungsgeschwindigkeit verändert)

Thrombus und Wirbelbildung in einem Gefäß

Diese drei Ursachen werden auch als „thrombogener Funktionstrias" oder „Virchow-Trias" bezeichnet. Dadurch ist der Rücktransport des Blutes erheblich gestört. Es kommt zu einem Blutstau in den Venen und zur Ödembildung durch nicht abtransportierte Flüssigkeit und Stoffwechselendprodukte.

Einflüsse, die eine Thrombose begünstigen:

- Ererbter oder altersbedingter Elastizitätsverlust der Gefäße und Bindegewebsschwäche,

- Gefäßschädigung durch starkes Rauchen,

- hormonelle Einflüsse während der Schwangerschaft,

- vorhandene Prädisposition (Anlage) wird z. B. durch die Einnahme der Antibabypille gefördert,

- Veränderungen der Gefäßwände, z. B. durch Phlebitis (Venenentzündung), Sklerose (Verkalkung), häufige Venenpunktion, Verletzungen oder Operationen,

- verlangsamte Blutströmung durch lange Bettruhe,

9 Prophylaktische Maßnahmen

- veränderte Gerinnungseigenschaften des Blutes,
- vorhandene Varizen (Krampfadern),
- verringerte Herzkraft (Herzschwäche),
- starke Belastung der Beine, z. B. bei stehenden Berufen,
- Übergewicht und zu wenig Sport.

> Leiten Sie aus den Aussagen Personen ab, die besonders thrombosegefährdet sind.

9.2.3 Thrombosegefährdete Patienten

Besonders gefährdet sind:
- Patienten mit Krampfadern und Gerinnungsstörungen,
- Schwangere und Frauen, die die Pille einnehmen,
- Patienten mit langer Bettlägerigkeit, z. B. Bewusstlose, Gelähmte, Frischoperierte,
- Patienten mit Übergewicht und Krankheiten wie Herzschwäche und Gefäßveränderungen.

9.2.4 Symptome einer Thrombose

Symptome einer **oberflächlichen Beinvenenthrombose** (Varikothrombose):
- Ödembildung (Schwellung) des betroffenen Beines.
- Ziehender Schmerz oder Krampf.
- Häufig ist die Vene als roter, erhabener Strang sichtbar.

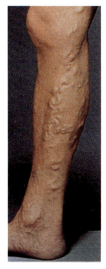
Krampfadern

Symptome einer **tiefliegenden Beinvenenthrombose** (Phlebothrombose):
- Schmerzen,
- Ödembildung,
- Schweregefühl,
- Blauverfärbung des Beines im Stehen.

Die tiefliegende Beinvenenthrombose verläuft symptomärmer als die oberflächliche, ist jedoch mit großer Emboliegefahr verbunden. (Embolus = wanderndes Blutgerinnsel)

Symptome einer **arteriellen Thrombose:**
- kalte Füße mit Wadenschmerz
- bei großen Gefäßen besteht die Gefahr einer Gangrän (Geschwür oder Brand)

9.2.5 Emboliegefahr bei Thrombose

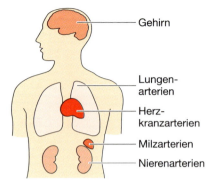

Emboliegefahr nach Arterienthrombose

Embolie ist die Verschleppung eines Thrombus in Organarterien und der Verschluss derselben.
Eine Embolie kann aus einer Venenthrombose oder aus einer Arterienthrombose entstehen. Bei einer Embolie nach Venenthrombose gelangt der Embolus über die rechte Herzhälfte in die Lungenarterie und verstopft sie (häufig nach Operationen).
Bei einer Embolie nach Arterienthrombose stammt der Embolus aus dem arteriellen System. Besonders gefährdet sind Gehirn, Herzkranzarterien, Milz- und Nierenarterien.

9.2.6 Therapie bei Thrombose

Therapie bei akuter **tiefer Beinvenenthrombose:**

- Bettruhe einhalten so lange wie vom Arzt empfohlen, die Beine sind hochgelagert.
- Salbenverbände mit gerinnungs- und entzündungshemmender Wirkung anlegen.
- Kühlung durch Anlegen von Eisbeuteln oder Alkoholumschlägen.
- Medikamentöse Behandlung (muss täglich durch den Arzt neu bestimmt werden).
- Das Lyse-Verfahren (griech. lysis = Auflösung) mit Infusionen ist in den ersten Stunden, längstens bis zum 7. Tag durchführbar.
- Eine operative Entfernung des Thrombus ist bis zum 6. Tag möglich.

Therapie bei einer **oberflächlichen Beinvenenthrombose:**
Das Anlegen von Blutegeln ist eine mögliche Therapie bei oberflächlichen Beinvenenthrombosen.

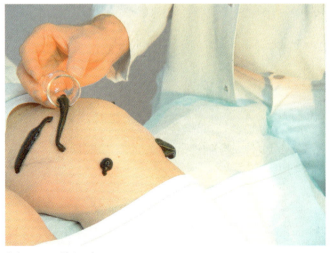

Anlegen von Blutegeln

Vorbereitung
Blutegel, Reagenzglas, Pinzette, Tupfer, Zuckerwasser, warmes Wasser, Waschlappen, Gummituch, Zellstoff

Durchführung

Gummituch unter das Bein legen, Salbenreste auf der Haut mit warmem Wasser (keine Seife) gründlich entfernen. Danach nimmt man den Blutegel mit der Pinzette, legt ihn in das Reagenzglas, betupft die vom Arzt markierte Stelle mit Zuckerwasser und stülpt das Reagenzglas darüber. Nachdem der Egel auf die Haut gesetzt wurde, beißt er sich fest und beginnt zu saugen. In der Regel dauert eine Sitzung 30–45 Minuten. In dieser Zeit nimmt der Blutegel bis zu 15 ml Blut auf und fällt ab sobald er satt ist.

Die im Speichel des Egels enthaltenen Substanzen haben eine entzündungshemmende und entstauende Wirkung. Da ebenfalls gerinnungshemmende Stoffe abgesondert werden, blutet die Bissstelle nach. Es sollte etwas Zellstoff untergelegt und die Wunde gut beobachtet werden.

Anlegen einer Kompressionsbinde

Das Anlegen der Kompressionsbinde darf nur im Liegen bei entleerten Venen erfolgen. Ödematöse Beine (Wasser im Gewebe) müssen ca. 15 Minuten in einem etwa 45°-Winkel hochgelegt werden.

Um den Verband richtig anzulegen, ist der Fuß rechtwinklig zu halten. Am Fußgelenk muss der Druck am stärksten sein, zum Knie hin langsam abnehmen. Dadurch werden gefährliche Stauungen im Wadenbereich vermieden. Die Ferse wird mit eingewickelt.

Beide Bindenkanten müssen gleich stark angespannt sein, die Binde wird daher mit der flachen Hand auf dem Bein abgerollt. Sobald der direkte Kontakt zum Bein verloren geht, passt sich die Binde nicht mehr dem Bein an. Es entstehen Schnürfurchen. Die Bindentouren verlaufen an- und absteigend, da sonst der Verband rutscht oder einschneidet. Für einen Verband immer zwei gleiche Bindentypen verwenden.

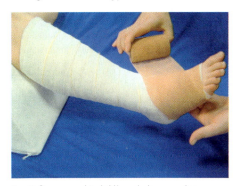
Der Fuß muss rechtwinklig gehalten werden.
Anlegen der Kompressionsbinde

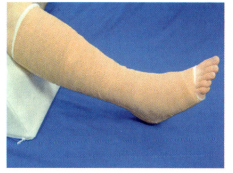
Die Binde wird mit der flachen Hand gerollt.

Bei tiefen Oberschenkelthrombosen wird das Bein bis zur Leiste gewickelt, sonst genügt der Kompressionsverband bis zum Knie. Der Verband ist falsch angelegt, wenn er als unangenehm empfunden wird, Schmerzen auftreten oder Schnürfurchen entstehen. Im Anschluss an die Wickeltherapie werden häufig Kompressionsstrümpfe verordnet.

Anlegen der Kompressionsstrümpfe

- Den Strumpf über die Hand ziehen, bis die Finger in der Ferse sind.
- Den Strumpf innen an der Ferse festhalten und bis zur Ferse wenden. Der Fußteil des Strumpfes ist nicht gewendet!
- In den Fußteil hineinschlüpfen und glatt ziehen (die Ferse ist zur Hälfte bedeckt).
- Den übrigen Teil des Strumpfes langsam und gleichmäßig über Ferse, Fessel, Wade nach oben ziehen. (Der Strumpf darf nicht verdreht werden und muss überall glatt sitzen.)

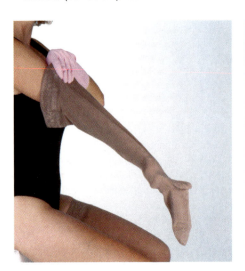
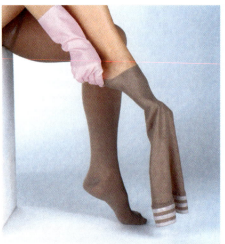
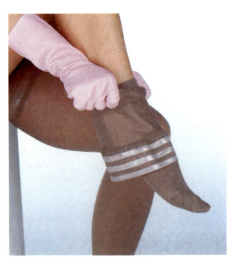
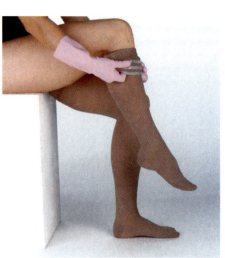

Anziehen der Kompressionsstrümpfe

Kompressionsstrümpfe dürfen nicht nachts getragen werden, da die Gefahr einer Minderdurchblutung besteht. Deshalb ist eine tägliche Beobachtung der Haut auf Rötung, Erwärmung, Schwellung und Druckstellen notwendig.

Kompressionsstrümpfe werden in vier Klassen eingeteilt:

Klasse	Kompression in mm Hg	Anwendung
1	20–30	bei leichten Beschwerden
2	30–40	bei oberflächlicher Thrombophlebitis, nach Operation von Krampfadern, zur Thromboseprophylaxe
3	40–50	bei ausgeprägten Krampfadern oder Ödemneigung
4	über 50	bei schwerem postthrombotischem Syndrom und irreversiblem Lymphödem (Lymphschwellung, die nicht zurückgeht)

Frühmobilisation nach Thrombose

Die Frühmobilisation wird immer mit gewickelten Beinen oder passenden Kompressionsstrümpfen durchgeführt.

Darf der Patient auf Anordnung des Arztes aufstehen, muss der Kreislauf stabilisiert werden, denn Patienten, die lange Bettruhe verordnet bekamen, sind langsam auf das erste Aufstehen vorzubereiten.

- Zuerst erfolgt die Gewöhnung an das Sitzen im Bett.
- Danach kurzes Sitzen an der Bettkante (5 min), die Füße werden auf einen Schemel gestellt.
- Am nächsten Tag darf der Patient mithilfe der Pflegeperson um das Bett gehen.

So wird systematisch die Kondition (körperliche Leistungsfähigkeit) des Patienten unter Aufsicht gesteigert.

1. Erklären Sie den Bluttransport in den Venen.
2. Erklären Sie den Begriff Virchow-Trias oder thrombogener Funktionstrias.
3. Nennen Sie die Symptome einer oberflächlichen, tiefliegenden und arteriellen Thrombose.
4. Erklären Sie die Emboliegefahr bei Thrombose.
5. Nennen Sie therapeutische Maßnahmen bei akuter tiefer Beinvenenthrombose.
6. Begründen Sie, warum nachts ein Kompressionsverband nicht getragen werden darf.
7. Erklären Sie, wie eine Frühmobilisation nach Thrombose durchgeführt wird.

9.2.7 Prophylaktische Maßnahmen

- *Gesunde Ernährung zur Vermeidung von Übergewicht* und Unterstützung der regelmäßigen Verdauung. Nicht rauchen, um Gefäßveränderungen zu verhindern.
- *Beine hochlegen* verringert die Ödembildung und fördert den Rücktransport des Blutes.
- *Tägliche Beingymnastik* dient der Unterstützung der Muskel-Venen-Pumpe und vermeidet Muskelschwund (Atrophie) der Beine bei langer Bettlägerigkeit.

Beispiele:

Gymnastik im Liegen: „Radfahren" im Bett, Füße kreisen, Fußspitzen heben und senken.

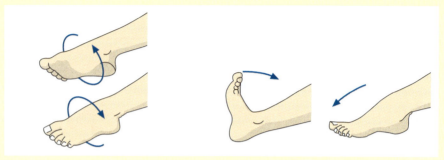

Füße kreisen

Fußspitzen und Fersen heben und senken

Fußgymnastik im Sitzen: Fersen und Fußspitzen schnell heben und senken, Beine abwechselnd strecken

Gymnastik im Stehen: Auf Zehenspitzen gehen, auf den Fersen gehen, Storchengang

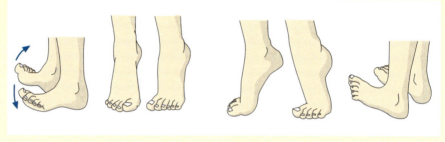

Fußspitzen und Fersen heben und senken

Fußspitzen und Fersen heben und senken

- Hydrotherapeutische Maßnahmen (Hydro (griech.) = Wasser)

Knieguss
  - Man beginnt am rechten Fußrücken.
  - Der Wasserstrahl wird langsam durch aufsteigende Hin- und Herbewegungen an der Außenseite der Wade bis zur Kniekehle geführt (insgesamt ca. 5–10 Sekunden).
  - an der Innenseite wieder hinunter.
  - Das linke Bein in gleicher Weise behandeln.
  - Mehrmaliger Wechsel zwischen rechtem und linkem Bein.
  - Den Abschluss bilden die Fußsohlen.

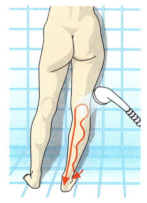

Knieguss

9 Prophylaktische Maßnahmen

Schenkelguss
Die Anwendung geschieht in gleicher Weise wie beim Knieguss, nur wird der Wasserstahl langsam bis zum Gesäß hochgeführt.

Kalte Unterschenkelbäder oder Wassertreten
- Wassertemperatur 15–18 °C
- Dauer etwa 20–30 Sekunden

Alternativen:
Tautreten im Herbst, im Winter barfuss durch den Schnee gehen.

- *Bürstenmassage* (immer Richtung Herz) fördert die Durchblutung und den Abtransport der Stoffwechselendprodukte.
- *Antithrombosestrümpfe* unterstützen den Rücktransport des Blutes.

1. Frau Faber ist sehr gesundheitsbewusst und möchte sich deshalb von Schwester Renate, die sie gut kennt, die Zusammenhänge zum Thema Thrombose erklären lassen.
Daher fragt sie nach den Ursachen einer Thrombose, Personen, die besonders gefährdet sind und nach Möglichkeiten, wie man vorbeugen kann, um die Thrombose zu verhindern.
Beantworten Sie in einem Rollenspiel diese Fragen.
2. Erklären Sie die unten dargestellten Abbildungen.

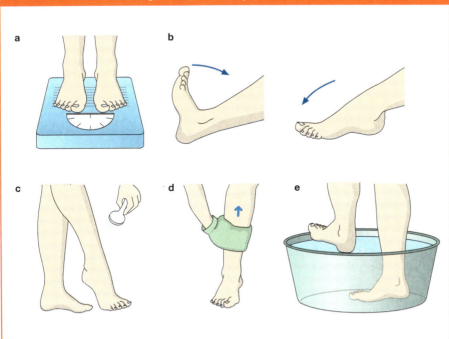

9.3 Pneumonieprophylaxe

9.3.1 Pneumonie

Pneumonie (griech. „pneumon" = Lunge) ist eine Entzündung des Lungengewebes und bedeutet eine starke Beeinflussung der Atmung.

Die Fähigkeit zu atmen ist die Basis für das Funktionieren des menschlichen Organismus. Durch die Atmung werden die Lungen mit Luft gefüllt und die Zellen mit lebenswichtigem Sauerstoff versorgt. Ein Mensch kann zwar einige Wochen ohne Nahrung auskommen und ein bis zwei Tage ohne Wasser überstehen, aber nur drei bis fünf Minuten ohne Sauerstoff und sein Körper ist nicht mehr überlebensfähig.

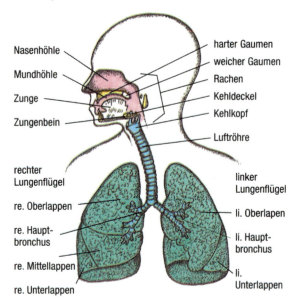

Lunge und zuleitende Atemwege

Atmen ist für die meisten Menschen eine Selbstverständlichkeit. Nur wenige Raucher machen sich bewusst, welche Schädigung sie tagtäglich ihrer Gesundheit zufügen. Andererseits gibt es viele Menschen, die durch Lungenerkrankungen sehr genau wissen, welche lebensbedrohliche Situation und Angst ausgelöst wird, wenn die Atmung behindert ist.

Bei den Infektionskrankheiten ist die Pneumonie die häufigste Todesursache in den Industrieländern. Sie zu verhüten ist eine wichtige Aufgabe der Krankenpflege.

9.3.2 Entstehungsursachen der Pneumonie

Die Ursachen der Pneumonie können nichtinfektiös oder infektiös sein:

Die **nichtinfektiöse Pneumonie** wird ausgelöst durch Allergene, Inhalationsgifte, Einwirkung von Strahlen oder auch durch Aspiration (Einatmen) von Fremdkörpern, Flüssigkeiten usw.

Die **infektiöse Pneumonie** wird hervorgerufen durch Bakterien, Viren, Pilze (Rickettsien, Chlamydien, Mykoplasmen).

Beispiele für infektiöse Pneumonie:
Die Lobäre Pneumonie (griech. lobos = Lappen) ist eine bakterielle Lungenentzündung, die durch Streptokokken oder Pneumokokken verursacht wird. Es können unterschiedliche Lungenteile befallen sein, z. B. Ober-, Mittel- und Unterlappenpneumonie.

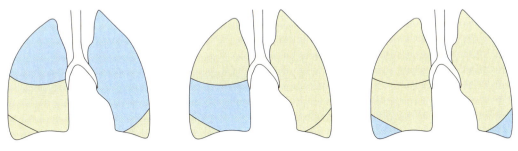

Oberlappen, Mittellappen und Unterlappen der Lunge

Die seit 1976 bekannte Legionärskrankheit (Veteranenkrankheit) ist eine lobäre Pneumonie, die durch ein Stäbchenbakterium (Legionella pneumophila) entsteht.

Die Bronchopneumonie kann von unterschiedlichen Erregern verursacht werden. Charakteristisch sind kleine Entzündungsherde um die Bronchien herum. Sie ist häufig eine Begleiterkrankung, z. B. bei Masern, Keuchhusten u. Ä.

Die Atypische *Lungenentzündung* ist eine Infektion, die oft durch Viren hervorgerufen wird (Viruspneumonie).

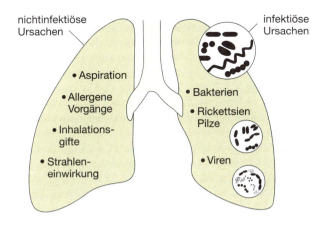

Entstehungsursachen der Pneumonie

9.3.3 Pneumoniegefährdete Patienten

Gefährdet sind

- Patienten, die oberflächlich atmen, z. B. Frischoperierte mit Brust- und Bauchwunden,
- Patienten, die nur ungenügend aushusten, deren Sekret in der Lunge bleibt, z. B. ältere Menschen, Geschwächte, Bewusstlose,
- Patienten mit fehlendem Schutzreflex, z. B. Bewusstseinsgestörte (Gefahr der Aspirationspneumonie),
- Patienten mit Entzündungen in Mundhöhle, Nasen- und Rachenraum,
- Patienten, die intubiert oder tracheotomiert wurden (intubieren = Einführen eines Schlauchs von Mund oder Nase aus in die Luftröhre; tracheotomieren = einen Luftröhrenschnitt durchführen),
- Frühgeborene, Unterernährte, Raucher und Alkoholiker.

Die Gefahr einer chronischen Pneumonie besteht bei Patienten mit verminderter Abwehrkraft oder pulmonalen Veränderungen. Man spricht von chronischer Pneumonie, wenn sie länger als 6–8 Wochen auf dem Röntgenbild nachweisbar ist.

9.3.4 Symptome der Pneumonie

Lobäre Pneumonie	Bronchopneumonie	Atypische Pneumonie
Plötzliches Auftreten	Tritt nicht so plötzlich auf wie die Lobärpneumonie	Schleichender Beginn, geringes Krankheitsgefühl (grippeähnlich)
Hohes Fieber (Febris continua ca. 39–40 °C, oft mit Schüttelfrost)	Subfebrile Temperatur (37,5–38 °C)	Mäßiges Fieber
Oberflächliche Atmung, Tachypnoe (beschleunigte Atmung)	Unauffällige Atmung	geringe Atemnot
Hustenreiz	kein auffälliger Hustenreiz	Trockener Reizhusten
Hypotonie (niedriger Blutdruck), Kollapsgefahr	Puls und Blutdruck normal	Puls und Blutdruck unauffällig
Auswurf rötlich – rostfarben	Auswurf eitrig – schleimig	meist klarer Auswurf
Lippen trocken, rissig, Fieberbläschen	keine Veränderungen an den Lippen	keine Veränderungen an den Lippen
Starke Schmerzen	Kaum Schmerzen	Kopf- und Muskelschmerzen

Als **generelle Alarmzeichen** sind anzusehen:

- Plötzlicher Fieberabfall (Kollapsgefahr)
- Erneuter Fieberanstieg (evtl. Symptom für einen beginnenden Abszess oder einen Brustfellerguss = Pleuraempyem)
- Kopf- und Nackenschmerzen (Gefahr einer Meningitis = Hirnhautentzündung)

9.3.5 Therapie der Pneumonie

Bei einer Pneumonie sind folgende Therapiemöglichkeiten angezeigt:

- Medikamente gegen Husten, Schmerzen und sekretlösende Medikamente (Sekretolytika/Expektoranzien)
- Bettruhe, Oberkörper leicht erhöht (um die Atmung zu erleichtern)
- Reichliche Flüssigkeitsgabe (2–3 l/Tag)
- Leichtverdauliche Nahrung
- Inhalation
  Feuchtinhalation zur Behandlung der oberen Luftwege (Partikelgröße: 10–40 Mikrometer; 1 Mikrometer = 1/1000 mm) Ultraschallvernebler zur Behandlung der unteren Luftwege (Partikelgröße: 0,5–5,5 Mikrometer)

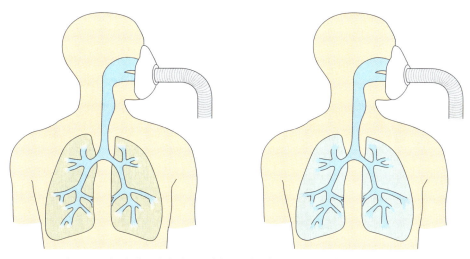

Welche Teile der Lunge durch die Inhalation erreicht werden, ist von der Tröpfchengröße abhängig

- Abklopfen, Vibrationsmassage, Atemtechniken, Atemtrainer, Hustentechniken (siehe Kap. 9.3.6)
- Sauerstoffverabreichung bei Atemnot und Zyanose (Blausucht)
- Zur Fiebersenkung Wadenwickel, aber nur bei warmen unteren Extremitäten; eisgekühlte Getränke

Verhütung von Komplikationen

Um weitere Komplikationen zu vermeiden, sollten die Pflegepersonen bei Patienten, die an einer Pneumonie erkrankt sind, besonders auf Folgendes achten:

- Sorgfältige Thrombose und Dekubitusprophylaxe
- Regelmäßige Kontrolle von Puls, Blutdruck, Atmung, Temperatur und Sputum
- Somnolente (schläfrige) oder bewusstlose Patienten werden alle zwei Stunden umgelagert
- Das Einreiben und Abklopfen mit Eiswasser fördert die reflektorische Atemvertiefung
- Ein Patient, der nicht abhusten kann, muss abgesaugt werden
- Eine sorgfältige Mundpflege soll Soor (Hefepilzbefall) und Parotitis (Ohrspeicheldrüsenentzündung) vermeiden

9.3.6 Prophylaktische Maßnahmen

Das Inhalieren kann eine gute Vorbereitung für die nachfolgenden Maßnahmen sein.

Abklopfen des Brustkorbes

Das Abklopfen soll die Hautdurchblutung fördern, den Schleim in der Lunge lösen und Atelektasen (nicht mit Luft gefüllte Lungenabschnitte) vorbeugen. Zum Abklopfen liegt der Patient entweder auf der Seite oder sitzt entspannt auf der Bettkante. Es gibt drei Möglichkeiten der Klopfung:

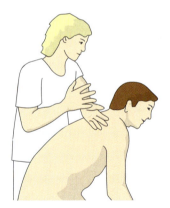
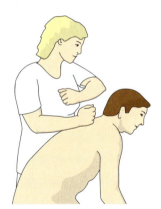
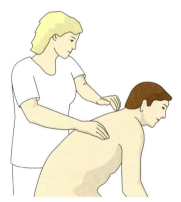

Handkante   Hohlgestellte Faust   Hohlhand

Drei Arten der Klopfung

Die Nierengegend und die Wirbelsäule müssen ausgespart bleiben. Die Richtung der Klopfung ist immer von caudal (steißwärts) nach cranial (kopfwärts). Während dieser Maßnahme muss der Patient tief durchatmen.

Eine alkoholische Lösung (z. B. Franzbranntwein) unterstützt die Therapie. Anschließend den Rücken einfetten. Die Maßnahme sollte ca. fünf Minuten dauern.

9 Prophylaktische Maßnahmen

Vibrationsmassage
Die Vibration ist eine Zitterbewegung mit der flachen Hand. Die Bewegung erfolgt aus dem Ellenbogen, während das Handgelenk fest bleibt. Viel effektiver und müheloser arbeitet ein Vibrationsgerät.

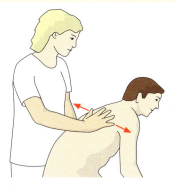

Vibrationsmassage

Kontraindiziert (nicht anzuwenden) sind Abklopfung und Vibrationsmassage bei Patienten mit Lungenembolie, Kopfverletzungen und Herzerkrankungen.

Atemtechnik
Der Patient soll nach Möglichkeit durch die Nase einatmen und locker gegen die Lippen ausatmen (Lippenbremse).

- *Brustbeinatmung* (Sternale Atmung):
  Hände auf das Brustbein legen. Das Brustbein hebt sich beim Einatmen und senkt sich beim Ausatmen.

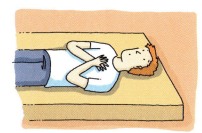

Brustbeinatmung

- *Brustkorbatmung* (Flankenatmung):
  Hände an die Seiten des Brustkorbes legen. Beim Einatmen werden die Hände auseinandergedrückt. Das Ausatmen kann durch Druck der Hände unterstützt werden.

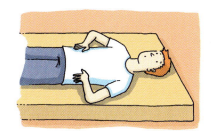

Brustkorbatmung

- *Bauchatmung* (abdominale Atmung):
  Hände auf den Bauch legen, beim Einatmen heben sich die Hände, beim Ausatmen senken sie sich.

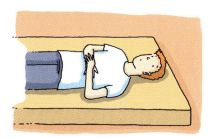

Bauchatmung

Atemtrainer

Atemtrainer sind Geräte, die eine selbstständige und kontrollierte Atemgymnastik ermöglichen. Das abgebildete Gerät wird, wie folgt, benutzt:

Einatmung: Mundstück mit den Lippen umfassen und einatmen, bis die Bällchen in den ersten beiden Kammern nach oben gezogen werden. Einen Moment anhalten, dann ausatmen. Kurze Pause von ein bis zwei Atemzügen.

Ausatmung: Zum Ausatmen dreht man das Gerät um. Die Bälle müssen beim Ausatmen nach oben gedrückt werden. Pause von zwei bis drei Atemzügen.

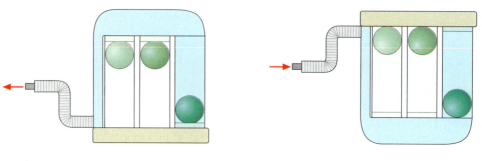

Einatmen *Ausatmen*

Ein weiteres Mittel zur Atemgymnastik ist das Giebel-Rohr. Es besteht aus ineinandersteckbaren Segmenten aus Kunststoff mit ca. 100 cm^3 Rauminhalt. Zum Atemtraining verschließt der Patient seine Nase mit einer Klemme und atmet durch das Kunststoffrohr ein und aus. Dies dient der stufenweisen Vergrößerung des Totraumes und damit dem Atemantrieb.

Steht kein Atemtrainer zur Verfügung, könnte man einen Luftballon zum Aufblasen nehmen.

Hustentechnik

Um Sekretansammlungen in der Lunge zu vermeiden, wird dem Patienten eine gezielte Hustentechnik gezeigt.

- Der Patient winkelt die Beine leicht an, die Unterarme drücken ein Kissen fest gegen die Bauchmuskulatur, der Kopf wird zum Brustbein gehoben.

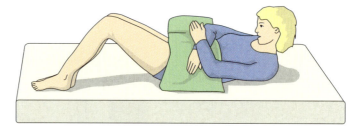

- Einatmen – laut ausatmen – und dann mithilfe der Bauchmuskulatur dreimal kräftig husten.
- Den Schleim ausspucken. Achten Sie darauf, dass ein uneffektives flaches Husten vermieden wird.

Lagerung

Um bestimmte Lungengebiete gezielt zu belüften, gibt es verschiedene Lagerungsmöglichkeiten.

Bei der **Halbmondlagerung** (C-Lagerung) liegt der eine Arm des Patienten über dem Kopf, der andere zeigt soweit wie möglich nach unten. Die Beine sind geschlossen in die gedehnte Lage zu bringen. Etwa 10 bis 15 Minuten lang durchführen, danach die andere Seite.

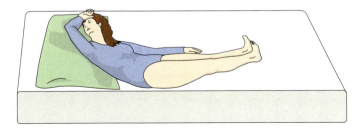

Halbmondlagerung

Die **V-Lagerung** erfordert zwei längliche Kissen, die V-artig zusammengelegt werden. Liegt die V-Spitze unter den Schultern, so wird die Lungenspitzenatmung unterstützt, liegt sie im Bereich der Lendenwirbelsäule, wird die Flankenatmung gefördert.

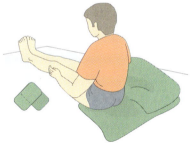

Lungenspitzenatmung　　　　Flankenatmung
Gezielte Belüftung der Lunge durch V-Lagerung

Kreislaufanregende Gymnastik

Falls der Patient nicht aufstehen darf, sollte man ihn regelmäßig kreislaufanregende Gymnastik durchführen lassen.

Hände

- Faust ballen, Finger spreizen
- Handgelenke hoch und runter bewegen
- Hände gegeneinander pressen, Finger verschränken und ziehen (jeweils drei Sekunden anhalten)

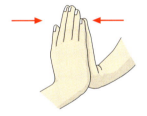 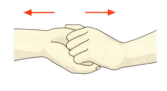

Gymnastische Übungen

Füße

- Zehen einkrallen und strecken
- Fußgelenke hoch und runter bewegen
- Fußgelenke im Wechsel gegeneinanderpressen (jeweils drei Sekunden, siehe auch Kap. 9.2.7)

Frau Johann hat nach Angaben des Arztes eine Lobärpneumonie.
1. An welchen Symptomen kann man die Krankheit erkennen?
2. Welche therapeutischen Maßnahmen würde der Arzt anordnen?
3. Erklären Sie Frau Johann die Atem- und Hustentechnik (Rollenspiel).
4. Führen Sie bei Frau Johann die Halbmondlagerung und V-Lagerung durch und zeigen Sie ihr einige Übungen zur Kreislaufanregung.

9.4 Soor- und Parotitisprophylaxe

9.4.1 Soor und Parotitis

Unter Soor (auch Candidose) versteht man eine Pilzerkrankung, die am häufigsten in der Mundhöhle auftritt. Erreger ist ein Hefepilz (candida albicans), der sich durch Sprossung vermehrt. Parotitis ist die eitrige Entzündung der Ohrspeicheldrüse (glandula parotis).

Die Ohrspeicheldrüse ist die größte Drüse der Mundhöhle. Durch Kaubewegungen wird die Drüse massiert und schüttet ihr Sekret aus. Insgesamt werden in der Mundhöhle ein bis zwei Liter Speichel pro Tag gebildet.
Im Sprichwort „Gut gekaut ist halb verdaut" verdeutlichen sich die Aufgaben des Speichels:

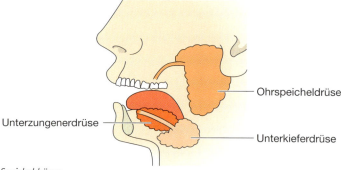

Speicheldrüsen

- Durchfeuchten der Nahrung
- Beginn des Stärkeabbaus durch Speichelamylase
- Stimulation der Geschmacksrezeptoren
- Abtötung zahlreicher Bakterien durch die antibakterielle Wirkung des Speichels

Patienten, die in ihrer Kautätigkeit eingeschränkt sind, fehlt der Speichelfluss und damit die antibakterielle Wirkung. Wenn zusätzlich noch das Abwehrsystem geschwächt ist, kommt es schnell zu Soor und Parotitis.

9.4.2 Soor- und parotitisgefährdete Patienten

Besonders gefährdet sind:
- Patienten mit Nahrungskarenz (dürfen kein Essen zu sich nehmen, werden durch Infusionen ernährt)
- Patienten mit Vitamin- und Eisenmangel
- Patienten mit geringer Flüssigkeitszufuhr
- Patienten mit trockener Schleimhaut (z. B. nach Narkose; durch hohes Fieber; durch Medikamente, die den Speichelfluss verringern oder Patienten, die durch den Mund atmen)

9.4.3 Symptome und Therapie von Soor und Parotitis

Erkrankung	Symptome	Therapie
Soor	zunächst Flecken mit weißlichem Belag auf rotem Grund in der Mundhöhle, später weißgrauer Belag, der die gesamte Schleimhaut einschließlich der Zunge bedeckt.	sorgfältige Mundpflege, Behandlung mit Hexoral® u. a. oder mit speziellen Mitteln wie Moronal® u. a.
Parotitis	Starke schmerzhafte Schwellung im Bereich des Ohres, abstehendes Ohrläppchen	Antibiotikagaben, Förderung des Speichelflusses, gute Mundpflege, Rotlicht, Wärme durch Wattepackung

9.4.4 Prophylaktische Maßnahmen

Um den beiden Krankheiten Soor und Parotitis vorzubeugen, empfehlen sich folgende Maßnahmen:

- *Mund- und Zahnpflege* nach den Mahlzeiten

- *Förderung des Speichelflusses* durch Kaugummi, Zwieback oder Zitronenscheibe. Bei älteren Menschen bietet sich auch Brotrinde an.

- *Vermeidung zuckerreicher Lebensmittel*

- *Vermeidung von Mundatmung* (z. B. borkige Nase reinigen, bei Schnupfen evtl. Nasentropfen geben)

- *Sanierung des Gebisses,* Tragen der Prothese (fördert die Kaufähigkeit und damit den Speichelfluss)

- *Stärkung der Abwehrkräfte* durch vollwertige Ernährung und Gymnastik

> Frau Friedrich hat starke Schmerzen im Bereich des rechten Ohrs und ihre Mundschleimhaut ist weiß belegt.
> 1. Erklären Sie Frau Friedrich, um welche Erkrankung es sich bei ihr handelt und welche therapeutischen Maßnahmen durchzuführen sind.
> 2. Nennen Sie die prophylaktischen Maßnahmen.

9.5 Kontrakturenprophylaxe

9.5.1 Kontraktur

Die Beweglichkeit unseres Körpers beruht darauf, dass Knochen, dort wo sie aufeinandertreffen, mit Gelenken verbunden sind. Muskeln, Sehnen, Bänder und Nerven ermöglichen die Beweglichkeit des Skeletts. Wenn Gelenke nicht ständig bewegt werden, ist nach kurzer Zeit die Bewegungsfähigkeit eingeschränkt (wer rastet, der rostet).

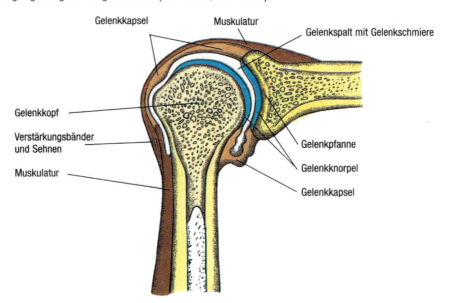

Längenschnitt durch ein Kugelgelenk

Unter Kontraktur (lat. Contrahere = zusammenziehen) versteht man die Bewegungseinschränkung eines Gelenkes (Gelenksteife), die durch verschiedene Ursachen hervorgerufen werden kann.

9.5.2 Entstehungsursachen der Kontrakturen

Je nach Art des geschädigten Gewebes werden unterschieden:

- *Dermatogene Ursachen* (von der Haut ausgehend), z. B. ausgedehnte Haut- und Weichteilverletzungen (Narbenkontraktur) durch Verbrennungen, Operationen (Mammaamputation = Abnahme der Brust), langandauernde Eiterungen.

- *Tendomyogene Ursachen* (von Muskel und Sehnen ausgehend) sind am häufigsten, z. B. Entwicklungsstörungen, Verwachsungen von Muskeln und Sehnen. Häufig auch eine Begleit- oder Folgeerscheinung von Entzündungen oder Verletzungen an Knochen und Gelenken.

- *Arthrogene Ursachen* (vom Gelenk ausgehend), z. B. Gelenkentzündungen, Gelenkverletzungen, Blutergüsse, Inaktivität.

- *Neurogene Ursachen* (von den Nerven ausgehend), z. B. Schädigung von Nerven (Nervenlähmung, falsche Lagerung).

9.5.3 Kontrakturengefährdete Patienten

Anhand der Entstehungsursachen von Kontrakturen lassen sich gefährdete Patientengruppen ableiten:

- Patienten mit großen Narben (besonders bei Narben über Gelenken)
- Patienten mit entzündlichen Gelenkerkrankungen wie Polyarthritis (Gelenkrheuma) oder degenerativen Gelenkerkrankungen
- Patienten, die lange einen Gipsverband tragen oder im Streckverband liegen
- Patienten mit Nervenlähmungen, z. B. Querschnittslähmung, Schlaganfall
- Patienten, die lange bettlägerig sind
- antriebsarme oder apathische Patienten, die nicht regelmäßig zu Bewegungsübungen angehalten werden

9.5.4 Symptome und Therapie der Kontraktur

Allgemeine Symptome:

- Bewegungseinschränkung und Zwangshaltung eines oder mehrerer Gelenke
- starke Schmerzen
- Muskelathrophie (Muskelschwund)

Weitere Symptome sind vom jeweiligen Krankheitsbild abhängig.

Die Therapie richtet sich nach dem Krankheitsbild. Durch einige Maßnahmen soll der Patient auf die eigentliche Therapie vorbereitet werden. Vorbereitende Maßnahmen sollen

- die Durchblutung verbessern,
- Schmerzen lindern,
- Verspannungen lösen.

Zu den vorbereitenden Maßnahmen zählen Massagen, Bäder, Wickel, Elektrotherapie und passive Bewegungen der Gelenke. Gute Erfahrungen wurden mit der Kryotherapie (Behandlung mit Kälte) gemacht. Da die Schmerzen durch Kälte verringert werden, ist das bewegungseingeschränkte Gelenk leichter zu bewegen.

Die eigentliche Therapie besteht aus aktiven Bewegungsübungen, z. B.

- Übungen im warmen Wasser
- Übungen im warmen Sand
- Übungen gegen Widerstand

9.5.5 Prophylaktische Maßnahmen

- *Lagerungshilfsmittel,* die eine funktionsgerechte Lagerung ermöglichen, z. B. Kissen, Schaumstoffpolster usw.
- *Funktionsgerechte Lagerung.* Bei der regelmäßigen Umlagerung des Patienten ist je nach Krankheitsbild auf Folgendes zu achten:

Arme und Schultergelenke: Abwechselnd in eine 30- und 90-Grad-Lage bringen (z. B. bei Mammaamputation)

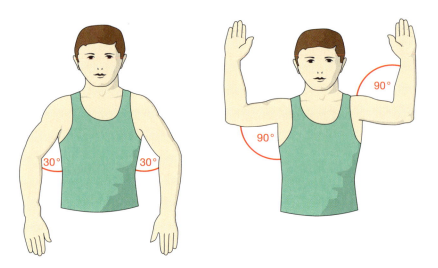

Prophylaktische Maßnahmen für Arme und Schultergelenk

Hand- und Fingergelenke: abwechselnd strecken und beugen

Kniegelenke: Abwechselnd strecken und beugen, indem sie auf ein Kissen gelagert werden (eine Knierolle sollte nicht verwendet werden, weil dadurch die Thrombosegefahr verstärkt wird).

Füße: Bei Innenrotation (Fuß kippt nach innen) kann der Fuß durch eine zusammengerollte Decke an der Innenseite gestützt werden, bei Außenrotation an der Außenseite.

> 1. Erklären Sie den Begriff Kontraktur.
> 2. Herr Sebold wurde vor einigen Monaten am Handgelenk operiert. Die Beweglichkeit ist stark eingeschränkt und bereitet immer noch Schmerzen.
>   a) Nennen Sie mögliche Ursachen einer Kontraktur.
>   b) Um welche Ursache könnte es sich bei Herrn Sebold handeln? Begründen Sie Ihre Meinung.
>   c) Welche therapeutischen Maßnahmen könnten Herrn Sebold vielleicht helfen?
> 3. Frau Kunze hatte eine Mammaamputation. Welche Lagerung würden Sie durchführen und warum?

9.6 Obstipationsprophylaxe

9.6.1 Obstipation

Obstipation (Verstopfung) ist eine typische Zivilisationserscheinung, an der immer mehr Menschen leiden.

Die Aufgabe des Dickdarmes besteht darin, die Reste des Stoffwechsels durch die Darmflora weiter abzubauen und möglichst rasch aus dem Körper zu transportieren. Bleiben sie zu lange im Darm, so ist man heute der Auffassung, dass dadurch das Risiko für Dickdarmkrebs vergrößert wird.

9.6.2 Entstehungsursachen der Obstipation

Krankheiten
- Erkrankungen der Analregion, z. B. Hämorrhoiden, Entzündungen, Analfissuren (Risse)
- Organische Wanderkrankungen, z. B. Tumor, Entzündungen, Divertikulitis (Divertikel = sackförmige Ausstülpungen)
- Funktionelle oder organische Nervenstörung, z. B. Nervenkrankheiten, psychische Erkrankungen
- Begleitsymptome von Krankheiten wie Nierenstein-, Gallensteinkoliken, Herzinsuffizienz (Herzmuskelschwäche)

Darmperistaltikhemmende Mittel
Nebenwirkung einiger Medikamente (Wirkung von Opiaten)

Ungesunde Lebensweise
Mangelnde Bewegung, ballaststoffarme Ernährung, geringe Flüssigkeitszufuhr, Stress, Unterdrückung des Stuhlgangs/Zeitmangel)

9.6.3 Obstipationsgefährdete Patienten

Besonders gefährdet sind
- Patienten, die an den genannten Erkrankungen leiden,
- Patienten, die bestimmte Medikamente einnehmen müssen,
- Patienten, die eine ballaststoffarme Diät einhalten müssen,
- Patienten, die sich scheuen, die Bettschüssel zu benutzen.

Auch Schwangere leiden extrem häufig an Obstipation.

9.6.4 Symptome und Therapie der Obstipation

Der Stuhl ist trocken und hart. Gleichzeitig können Symptome auftreten wie Kopfschmerzen, Völlegefühl, Blähungen, Appetitlosigkeit, Schlafstörungen, Unlust und Mattigkeit. Neben der Behandlung der zugrunde liegenden Krankheit können folgende Maßnahmen helfen:

- Ballaststoffreiche Nahrungsmittel (Obst, Gemüse, Vollkornbrot)
- viel Flüssigkeit
- Gymnastik mit Atemübungen
- feuchtwarme Kompressen auf dem Bauch (haben eine peristaltikfördernde Wirkung), dienen auch zur Vorbereitung der Kolonmassage.
- Kolonmassage (Colon = Dickdarm): Das Kopfende des Bettes leicht hochstellen, ein Kissen unter die Knie legen. Der Patient massiert im Uhrzeigersinn seinen Bauch.
- Medikamente (nur wenn unbedingt nötig).

9.6.5 Prophylaktische Maßnahmen

Folgende Maßnahmen dienen zur Vorbeugung einer Obstipation:

- Bettlägerigen die Scheu vor der Bettschüssel nehmen (Mitpatienten sollten in dieser Zeit den Raum verlassen)
- Ballaststoffreiche Ernährung und viel Flüssigkeit
- Gymnastik mit Atemübungen:

Rückenlage:
Arme gestreckt über den Kopf legen,
durch die Nase einatmen,
beim Ausatmen durch den Mund ein Knie umfassen und gegen den Bauch drücken,
kurz verharren, dann das Knie wechseln.

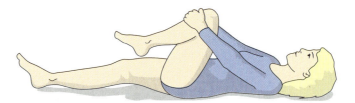

Knie anziehen im Wechsel

Rückenlage:
Beide Arme umgreifen beide Knie,
beim Einatmen die Arme locker lassen,
beim Ausatmen die Knie fest an den Körper ziehen.

9 Prophylaktische Maßnahmen

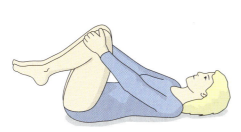
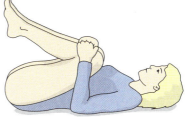

Einatmen – Arme locker lassen   Ausatmen – Knie anziehen
Atemübung

Frau Schneider möchte von Schwester Erika ein Abführmittel haben, da sie seit einigen Tagen keinen Stuhlgang mehr hatte. Sie ist daran gewöhnt, Abführmittel zu nehmen. Notieren Sie stichpunktartig, wie Schwester Erika Frau Schneider aufklären soll.

9.7 Cystitisprophylaxe

9.7.1 Cystitis

Cystitis ist eine Blasenentzündung (griech. kystis = Blase). Dabei kann es sich um eine Entzündung der Blasenschleimhaut oder – in schweren Fällen – um eine Entzündung der Blasenwand handeln.
Frauen sind doppelt so häufig betroffen wie Männer, da sie eine sehr kurze Harnröhre haben.

9.7.2 Entstehungsursachen der Cystitis

Je nachdem wie die Erreger in die Blase gelangen, unterscheidet man eine ascendierende (= aufsteigende) und eine descendierende (= absteigende) Entstehungsursache.

Aszendierend: Erreger (z. B. Streptokokken, Staphylokokken, Colibakterien) gelangen über die Harnröhre in die Blase, z. B. durch mechanische oder chemische Reize (Geschlechtsverkehr, Katheter).

Deszendierend: Erreger wandern von der Niere (z. B. bei einer Nierenbeckenentzündung) über den Harnleiter in die Blase.

9.7.3 Cystitisgefährdete Patienten

Besonders gefährdet sind:
- Patienten nach urologischen Operationen
- Patienten mit eingeschränkter Flüssigkeitsaufnahme
- Patienten mit gestörter Blasenfunktion (z. B. Harnverhalten, Inkontinenz)
- Patienten mit Abflussbehinderungen (z. B. Prostatavergrößerung, Schwangere)
- Patienten mit falscher Reinigung des Genitalbereichs (immer Richtung After)

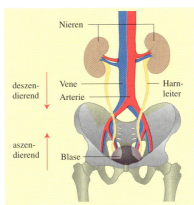

Harnapparat

9.7.4 Symptome und Therapie der Cystitis

Typische Symptome einer Blasenentzündung sind

- dumpfer Druckschmerz in Blasen- und Nierengegend
- Harndrang mit schmerzhaftem Brennen beim Wasserlassen (die Abstände sind kurz, die Harnmenge nur wenige Tropfen)
- trüber Urin, evtl. mit Blutspuren (Temperatur muss nicht erhöht sein)

Zusätzliche Symptome können Kopfschmerzen, Obstipation, Brechreiz, Appetitmangel und Durstgefühl sein.

Für die Therapie ist zunächst abzuklären, ob andere Erkrankungen (z. B. Blasensteine, Entzündungen benachbarter Organe) eine Rolle spielen. Wichtig ist, dass keine chronische Entzündung entsteht oder die Erreger zu einer Nierenbeckenentzündung führen.

Therapeutische Maßnahmen sind:

- Warmhalten der Blase (z. B. Wärmflasche; Heizkissen; feuchtwarme Kompressen mit heißen zerquetschten Kartoffeln, die die Wärme gut halten)
- Sitz-Dampf-Bad mit Zinnkraut (ca. 15–20 min.) Der heiße Dampf führt zu Schweißausbrüchen. Soll die Schwitzkur fortgeführt werden, geht der Patient sofort ins Bett. Sonst wird der Unterleib lauwarm abgewaschen.
- viel trinken (z. B. Tee von Bärentraubenblättern, Zinnkraut, Lindenblüten oder Pfefferminze)
- bestimmte Nahrungs- und Genussmittel meiden (z. B. stark gewürzte und gesalzene Speisen, hochprozentigen Alkohol, Most)
- warme Kleidung für Aufstehpatienten
- Medikamente (wenn keine Besserung erzielt wird)

9.7.5 Prophylaktische Maßnahmen

- *Warme Kleidung* für Aufstehpatienten, um eine Unterkühlung zu verhindern.
- Bei Bettlägerigen, die sich selbst nicht säubern können, *richtige Analreinigung* vornehmen.
- Bei der Pflege inkontinenter Patienten muss durch *Sauberkeit* eine Keimvermehrung vermieden werden.

9.7.6 Harnverhalten

Unter Harnverhalten versteht man, dass Patienten, trotz gefüllter Blase, kein Wasser lassen können. Harnverhalten kann nach urologischen oder gynäkologischen Operationen auftreten. Es können aber auch psychologische Faktoren bei Bettlägerigen eine Rolle spielen.

Um eine Cystitis zu vermeiden, muss der Patient möglichst schnell von diesen Verkrampfungen des Schließmuskels befreit werden.

9 Prophylaktische Maßnahmen

Positiv wirken:
- Leichtes Beklopfen der Blasengegend
- Warme Kompressen
- Tropfenlassen des Wasserhahns
- Krampflösende Medikamente

Katheterisieren oder Dauerkatheter sollten nur im Notfall angewendet werden, da die Gefahr einer Cystitis durch Keimeindringung sehr groß ist.

9.7.7 Harninkontinenz

Obwohl jeder 14. Bundesbürger an Harninkontinenz leidet und durch die zunehmende Lebenserwartung der Bevölkerung die Zahlen weiter steigen, ist dieses Thema bis heute tabu. Daher muss gerade im Rahmen der Krankenpflege ausführlich auf diese Problematik eingegangen werden.

Ursachen
Harninkontinenz (lat. Continere = zusammenhalten) ist der unfreiwillige Urinabgang. Dabei spielen vier Ursachen eine Rolle:

- Der Schließmuskel hat keine genügende Verschlusskraft.
- Die normale Funktion der Blasenmuskulatur ist gestört.
- Die Nervenversorgung zwischen Rückenmark, Gehirn und Blase ist teilweise oder total unterbrochen.
- Es besteht eine Harnröhreneinengung.

Harninkontinenz ist *keine selbstständige Erkrankung,* sondern *ein Symptom für bestimmte Grunderkrankungen,* die eine Harninkontinenz nach sich ziehen können. Grunderkrankungen können z. B. sein Durchblutungsstörungen des Gehirns, Rückenmarksverletzungen, Schlaganfälle, Stoffwechselerkrankungen, Gebärmuttersenkung, Prostatavergrößerungen, Harnwegsinfektionen sowie Komplikationen nach operativen Eingriffen.

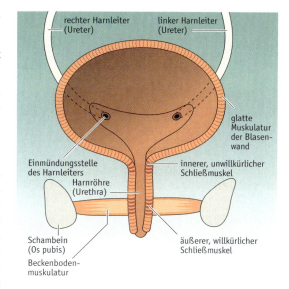

Harnblase mit Schließmuskeln

Formen der Harninkontinenz
Die Harninkontinenz wird in verschiedene Formen eingeteilt.

An **Stressinkontinenz** (Belastungsinkontinenz) leiden fast ausschließlich Frauen. Durch plötzlichen Druckanstieg (z. B. Husten, Niesen) geht der Urin unfreiwillig ab, da die Verschlusskraft des Schließmuskels verringert ist. Ursachen sind z. B. Östrogenmangel in den Wechseljahren, schwere Geburten, Übergewicht, schwere körperliche Arbeit.

Bei der **Dranginkontinenz** handelt es sich um eine Überaktivität der Blasenmuskulatur. Der Druck in der Blase, der zur Kontraktion führt, kann durch den Füllungsreiz der Blase oder durch psychische, motorische Berührungsreize hervorgerufen werden. Ursachen sind z. B. chronische Blasenentzündung, lang anhaltende Obstruktionen (Verlegung/Verengung) im Bereich des Blasenausgangs, Tumore, Strahlenschäden.

Die **Reflexinkontinenz** beruht auf einer neurologischen Erkrankung, wobei Gehirn und Rückenmark mitbetroffen sind. Da keine willentliche Kontrolle mehr über das Schaltzentrum im Rückenmark besteht, erfolgt die Entleerung der Blase reflexartig nach dem Füllungszustand der Blase. Ursachen sind z. B. Multiple Sklerose, Querschnittslähmungen, Rückenmarkstumore.

Bei der **Überlaufinkontinenz** ist in den meisten Fällen eine Harnröhreneinengung die Ursache. Daher sind häufig ältere Männer betroffen, deren Prostata vergrößert ist. Durch die Einengung wird auf Dauer die Blasenwandmuskulatur überdehnt, der Blaseninnendruck überwindet die Einengung durch kontinuierlich tröpfelnden Urinabgang.

Probleme

Die Harninkontinenz ist mit sozialen, psychischen und hygienischen Problemen verbunden.

Zur Beseitigung der *sozialen Probleme* müssen die Unabhängigkeit von fremder Hilfe und die Rehabilitation angestrebt werden.

Zur Beseitigung der *psychischen Probleme* muss die Gefahr der Vereinsamung verhindert, die Hoffnungslosigkeit der Inkontinenz vermieden, das Krankheitsbild aus der Tabuzone herausgeholt und wie andere Erkrankungen anerkannt werden.

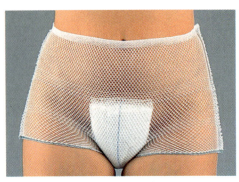

Zur Beseitigung der *hygienischen Probleme* müssen Dekubitus- und Geruchsbildung verringert werden, d. h. sorgfältige Hautpflege und die Verwendung absorbierender Hilfsmittel (Binden, Vorlagen, Windelhosen) oder auffangender Hilfsmittel (Katheterurinale, Kondomurinale).

Diese Probleme sollten in der Betreuung besonders berücksichtigt werden.

Fixierhöschen für Einlagen und Pads

Therapie der Harninkontinenz

- *Medikamente* (je nach Krankheitsbild)
- *Blasenklopftraining* (z. B. bei Querschnittsgelähmten). In einem Drei-Stunden-Rhythmus wird durch das Klopfen ein Reflex mit dem Ziel ausgelöst, die Blase vollständig zu leeren, sodass in der Zwischenzeit eine weitgehende Kontinenz erreicht wird.
- *Toilettentraining* (alle zwei bis drei Stunden). Ähnlich dem Blasenklopftraining soll durch rechtzeitiges Urinieren der Harninkontinenz vorgebeugt werden.

- *Beckenbodentraining.* Gezielte krankengymnastische Übungen können Bauchdecken- und Beckenbodenmuskulatur stärken. Es handelt sich um eine Dauerbehandlung, die täglich 10 bis 15 Minuten durchgeführt werden muss. Nach anfänglicher Einweisung durch die Krankengymnastin kann der Patient sie selbstständig durchführen.

- Training der Beckenbodenmuskulatur mit *Elektrostimulation.* Eine Elektrode, mit einer Spezialcreme bestrichen, wird in den After eingeführt. Dort erhält sie elektrische Impulse, die an die Nerven weitergeleitet werden, so dass sich der Muskel zusammenzieht. Auf diese Weise wird der Muskel gezielt trainiert, ohne dass der Patient Schmerzen empfindet.

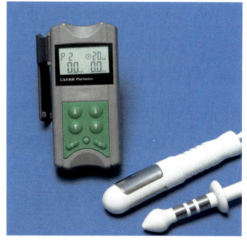

Gerät zur Elektrostimulation

Hilfsmittel

- *Blasenkatheter* (wird vom Arzt angeordnet, erhöhtes Infektionsrisiko).

- *Urinale* beim Mann, kein Infektionsrisiko. Ein Kondom wird am Penis befestigt und mit einem Urinauffangbeutel verbunden.

- *Spezialschlüpfer* ermöglichen der Frau Einlagen zu wechseln, ohne den Slip auszuziehen.

- Inkontinente bettlägerige Patienten erhalten *saugfähige* Unterlagen ins Bett.

- Inkontinenz-*Pflegeschaum* erleichtert die Säuberung und wirkt geruchsbindend.

1. Erklären Sie den Begriff Cystitis.
2. Nennen Sie die Unterschiede zwischen deszendierender und aszendierender Cystitis.
3. Welche Patienten sind besonders cystitisgefährdet?
4. Zählen Sie Symptome auf, die auf eine Cystitis hinweisen.
5. Nennen Sie therapeutische Maßnahmen.
6. Nennen Sie Gründe für Harnverhalten und Möglichkeiten der Beeinflussung.
7. Frau Höper fühlt sich einsam, sie hat Angst über ihr Problem der Harninkontinenz zu sprechen. Zu Schwester Renate hat sie Vertrauen, deshalb versucht sie, vorsichtig ein Gespräch darüber zu führen.
   a) Wie kann Schwester Renate Frau Höper trösten?
   b) Da Frau Höper jetzt Mut hat, will sie mehr darüber wissen. Deshalb fragt sie, ob es verschiedene Formen der Inkontinenz gibt und welche therapeutischen Möglichkeiten es gibt. Beantworten Sie Frau Höper die Fragen in einem Rollenspiel.

10 Begleitung und Pflege Sterbender

Lebenseinstellung
Im Leben an den Tod zu denken,
wird dir das Leben Freude schenken,
weil du das Leben jetzt genießt,
die Schönheit dieser Erde siehst!
Sonst nimmst du Kleinigkeiten wichtig,
obwohl in Wirklichkeit sie nichtig!
Zu denken, dass du endlich bist,
heißt akzeptieren deine Frist,
die Ängste gehen so vorbei,
zum Leben fühlst du dich jetzt frei!

Brücher-Bopp

 Erklären Sie die Aussage des Gedichtes mit eigenen Worten.

10.1 Das Phänomen der Angst – Erscheinungsformen der Angst

Angst ist eine Grundbedingung menschlicher Existenz, sie ist ein Signal, eine Warnung vor Gefahr und hat damit elementare Bedeutung für den Menschen.

Mögliche Formen, Ängste zu überwinden, sind:

- Ursachen bewusst machen und dann bewusst meiden
- Nicht sinnvoll, da ohne nachhaltige Wirkung, ist die Verdrängung oder das Leugnen von Ängsten.

Angstbesetzte Krankheiten sind:

- Asthma bronchiale (hochgradige Atemnot)
- Angina pectoris (lat. pectus = Brust, Herz; plötzlich einsetzende Schmerzen im Brustbereich)
- Herzinfarkt (lat. infarcire = hineinstopfen; schwere Schädigung eines Herzmuskelbezirks)
- Lungenödem (griech. oidema = Schwellung; abnorme Ansammlung von Flüssigkeit im Lungengewebe)
- Krebs oder Aids

Angst kann objektiv erklärbar sein (durch tatsächliche Beschwerden) oder subjektiv empfunden (durch entsprechende Vorstellungen) werden.

Die *somatisierte Angst* (auch maskierte Angst) entsteht dadurch, dass angstauslösende Probleme zu körperlichen Beschwerden führen, denn körperliches Leiden wird in unserer Gesellschaft akzeptiert, während seelisches Leiden eher negativ gesehen wird, also wird der Umweg über körperliche Störungen gewählt.

Angst führt zu verschiedenen Symptomen:
- Das Gesicht ist angespannt, die Pupillen sind weit,
- die Knie werden weich oder man ist wie gelähmt,
- man zittert vor Angst, hat Herzrasen (Tachycardie),
- die Atmung ist beschleunigt (Tachypnoe),
- die Kehle ist trocken,
- die Magen-Darmtätigkeit ist beschleunigt (z. B. bei Prüfungsangst kann Durchfall = Diarrhoe auftreten)

Diese unterschiedlichen Beschwerden bergen die Gefahr in sich, dass sie sich in einem Organ manifestieren, d. h. das Organ erkrankt.

Die *Phobie* dagegen ist eine krankhafte Angst (griech. phobos = Furcht), die keinen realen Bezug hat. Unterschieden werden beispielsweise:

a) Agoraphobie (Platzangst) ist eine Angst, sich auf öffentlichen Plätzen, Straßen aufzuhalten oder sich nur wenige Meter von seiner Wohnung zu entfernen, d. h. Vertrauenspersonen müssen den Agoraphobiker begleiten.

b) Klaustrophobie ist eine Angst in geschlossenen Räumen, die keine Fluchtmöglichkeit bieten, z. B. Aufzug, Kino.

c) Tierphobie ist eine gesteigerte Angst vor Tieren (z. B. Hunden, Spinnen).

> 1. Erklären Sie mögliche Formen der Angst.
> 2. Welche charakteristischen Symptome sind feststellbar?

10.2 Umgang mit Schwerstkranken

Die Nachricht, an Krebs oder Aids erkrankt zu sein, ruft bei jedem Patienten einen Schock hervor, wobei die Reaktionen sehr unterschiedlich sein können, z. B. Ausbruch in Tränen oder Flucht in Tätigkeiten. Angst und Verzweiflung äußern sich häufig auch in dem Gefühl von innerer Kälte. Plötzlich ist das Leben sehr kostbar geworden, sodass mit den vorhandenen Energien sehr sparsam umzugehen ist, da sie zum Überleben benötigt werden.

Pflegen heißt – durch richtiges Handeln und Verhalten – die Situation des Patienten erträglicher zu machen, z. B. bei der Diagnoseerstellung, Therapie, Krankheitsrückfall, beim Leben mit der Krankheit.

Die Pflegekraft muss die richtigen Worte finden, emotional glaubwürdig sein, d. h. immer überlegt handeln, den Patienten akzeptieren wie er ist, positive Gefühle ausstrahlen, dem Patienten Kraft geben, keine Dankbarkeit erwarten und offen für Gespräche sein.

- Erkrankte Menschen werden hellhöriger und aufmerksamer, so werden Oberflächlichkeit, falsche Zwischentöne und maskenhafte Fassaden sehr genau wahrgenommen.
- Die Ängste der Patienten sind zu respektieren, falsches Trösten wirkt verletzend. Wichtig ist es, Schmerz und Kummer des Patienten zu ertragen, trotz Hilflosigkeit der Pflegenden.
- Untersuchungen können für die Betroffenen zur Qual werden, daher sind Einfühlungsvermögen und das Gespräch über den genauen Verlauf der Untersuchung besonders wichtig.

- Verletzend wirkt es auf Patienten (gleichzeitig mit großem Vertrauensverlust verbunden), wenn Pflegende oder Ärzte sich nicht die Mühe machen, die entsprechenden Personalien durchzusehen, um sich so auf den Patienten einzustellen. Außerdem besteht die große Gefahr, falsche Ratschläge zu erteilen.

- Unachtsamkeit und Gedankenlosigkeit wirkt sich bei Schwerstkranken besonders negativ aus und stürzen sie nicht selten in Depressionen.

Pflegende sollten wissen, mit welchen Symptomen medikamentöse Behandlungen verbunden sind, um dem Patienten gegenüber richtig zu handeln. Nicht selten wollen selbst Schwerstkranke noch Verantwortung übernehmen, deshalb ist der partnerschaftliche Umgang eine große Hilfe für die Lebensqualität des Erkrankten.

Zytostatika erzeugen Übelkeit und Erbrechen, daher sind besonders wichtig:
- Spezifische Mundpflege,
- Prophylaxe von Schleimhautproblemen, Infektionen und Blutungen,
- gesunde Ernährung,
- richtige Medikation,
- Gespräche über soziale, psychologische und religiöse Themen.

10.3 Die fünf Phasen des Sterbens

Etwa 80 bis 90 Prozent der schwerkranken Patienten möchten zu Hause sterben, aber dieser Wunsch geht nicht immer in Erfüllung. Oft ist es Aufgabe der Pflegeperson, den Sterbenden zu betreuen und zu pflegen, d. h. den Sterbenden zu begleiten. Diese verantwortungsvolle Aufgabe erfordert von dem Pflegenden sehr viel Kraft. Er muss sich mit dem Tod als Bestandteil des Lebens intensiv auseinandergesetzt haben, um sich nicht überfordert und hilflos zu fühlen. Nach Kübler-Ross verläuft der Sterbeprozess meist in fünf Phasen.

1. Phase: Nicht-wahr-haben-Wollen

Die Reaktionsweise auf die Nachricht einer tödlichen Krankheit kann Leugnen sein: „Ich doch nicht", wobei es zur unbewussten Verdrängung als Selbstschutz kommt. Es kann auch das Gefühl entstehen, dass die Welt zusammenbricht.

Häufig ist ein Wechsel zwischen Angst und Gelassenheit festzustellen. Dieser Wechsel kann in einem Zeitraum von Minuten, Stunden oder auch Wochen eintreten.

Wichtig für die Pflegeperson ist es, dass sie erkennt, wann der Patient über seine Situation sprechen möchte. Sie muss ihn genau beobachten, um festzustellen, wann er sich dem Gespräch entziehen möchte. Die Pflegeperson sollte versuchen, die Reaktionen des Patienten auszuhalten, ihm zuzuhören und ihn nie zu maßregeln.

2. Phase: Zorn

In der zweiten Phase tritt häufig Groll, Wut, Neid oder Zorn auf. Man stellt sich die Frage: „Warum ich und nicht ein anderer?" Nicht selten werden gerade Pflegepersonen das Ziel des Zorns. Der Patient äußert ständig Wünsche, fühlt sich vernachlässigt und ist mit nichts zufrieden. Es ist wichtig, dass die Pflegeperson diese Verhaltensweisen toleriert, entsprechend ruhig reagiert und dem Sterbenden Zeit und Aufmerksamkeit widmet. Die Pflegeperson sollte immer im Gedächtnis haben, dass aggressives Verhalten nicht gegen sie persönlich gerichtet ist.

3. Phase: Verhandeln

Der Sterbende bittet um Aufschub, möchte verhandeln und verspricht Wohlverhalten. Die Pflegeperson sollte dem Patienten zugestehen, dass er noch Hoffnung hat, sich aber davor hüten, diese Illusion zu verstärken.

4. Phase: Depression

Wenn der Sterbende schwächer wird und immer mehr Symptome sichtbar werden, sodass das Sterben nicht mehr zu leugnen ist, tritt das Gefühl des großen Verlustes ein, die Phase der Depression.

Die eine Form der Depression sind Schuldgefühle wegen finanzieller und familiärer Probleme. Der Patient versucht viele Dinge noch zu regeln, anzuordnen und mitzuteilen. Wenn diese Probleme gelöst werden können, fühlt sich der Sterbende oft so erleichtert, dass sich auch die Depression bessert. Die andere Form der Depression entsteht durch den drohenden Verlust der geliebten Menschen und des eigenen Lebens. Es ist wichtig, dass der Sterbende trauern kann. Er wird still im Schmerz, wechselt nur noch wenig Worte. Die Pflegeperson muss dem Sterbenden das Gefühl geben, ihn zu verstehen und für ihn da zu sein. Wenn der Sterbende diese Zeit der Ängste, des Zorns, der Trauer und der Tränen überwunden hat, erreicht er die Phase der Zustimmung.

5. Phase: Zustimmung

Der Sterbende ist müde, fühlt sich schwach und hat das Bedürfnis nach Schlaf. Schmerz und Kampf scheinen vorüber, er möchte in Ruhe seine letzte Reise antreten. Probleme der Außenwelt sollten nicht mehr an ihn herangetragen werden.

Der Sterbende möchte, dass man sich schweigend zu ihm setzt, seine Hand hält und ihn nicht alleine lässt. Ein sterbender Mensch ist nichts Beängstigendes. Die Umgebung wird von ihm kaum noch wahrgenommen, das Nahrungsbedürfnis schwindet, und allmählich lassen die körperlichen Funktionen nach. Dennoch erfordert es häufig eine große innere Kraft, bei dem Sterbenden zu bleiben, bis der Tod eintritt.

10.4 Begleitung und Pflege Sterbender

- Die Pflegeperson muss in den einzelnen Phasen des Sterbeprozesses Verständnis und Einfühlungsvermögen zeigen, die Würde des Sterbenden beachten und ihm das Gefühl geben, nicht allein zu sein. Schmerzen sind ihm zu ersparen, seine Wünsche zu erfüllen.
- Probleme, z. B. die Versorgung minderjähriger Kinder, Sorge um die finanzielle Situation der Familie, Testamentsprobleme usw. lassen sich vielleicht durch Gespräche mit entsprechenden Institutionen abmildern.
- Die üblichen Lebensgewohnheiten des Sterbenden sind aufrecht zu erhalten.
- Gewissenhafte Körperpflege und prophylaktische Maßnahmen sind durchzuführen. Gute Mundpflege ist erforderlich, da der Sterbende häufig mit offenem Mund atmet und die Schleimhäute austrocknen. Falls der Lidschlag fehlt, müssen Augentropfen das Austrocknen des Auges verhindern. Schweiß wird regelmäßig abgewischt.

- Die Atmung ist durch Höherlegen des Sterbenden zu erleichtern. Luftbefeuchtung, Absaugen des Schleims und evtl. Sauerstoffgabe sind vorzunehmen.
- Solange der Sterbende noch essen kann und will, erhält er Nahrung. Später reicht man ihm Flüssigkeit mit einem kleinen Löffel oder einer Pipette, um die Schleimhaut zu befeuchten.

Der bevorstehende Tod zeigt sich durch das Schwinden der Vitalzeichen:

- Der Puls ist rasch, klein und zeitweise aussetzend.
- Der Blutdruck sinkt, die Durchblutung der Peripherie nimmt ab.
- Die Haut ist blass oder bläulich marmoriert, die Nase spitz und weiß.
- Die Temperatur steigt oder sinkt.
- Die Atmung wird unregelmäßig (Schnappatmung).
- Somnolenz (Schläfrigkeit) tritt ein.

Unsichere Todeszeichen sind Pulslosigkeit und Atemstillstand, sichere Todeszeichen Totenflecke und Leichenstarre.

> **Abschied**
>
> Wenn du plötzlich schwer erkrankst
> und jetzt um dein Leben bangst,
> kommst du aus dem Gleichgewicht
> erklärst: „Die andern, ich doch nicht!"
> Gerätst sogar in Zorn und Wut,
> für kurze Zeit tut dir das gut!
> Danach möchtest du verhandeln
> und dein Leben völlig wandeln,
> ein Gelübde willst du geben,
> nur für andre Menschen leben!
> Doch die Krankheit schreitet weiter,
> alles trostlos, nichts mehr heiter,
> schwindet jede Illusion
> führt zur Phase „Depression".
>
> Probleme sind jetzt noch zu klären,
> weil du siehst es gilt kein Wehren!
> Nur noch Zeit für kurze Dauer,
> du empfindest große Trauer!
> Langsam schwindet deine Kraft,
> fühlst du hast es bald geschafft.
> Willst den Abschied akzeptieren,
> wirst dein Leben jetzt verlieren,
> bist zu diesem Schritt bereit,
> fortzugehen ohne Streit,
> friedlich deine Augen schließen,
> keine Tränen mehr vergießen,
> schweigend reicht man dir die Hand
> auf dem Weg ins ferne Land!

Brücher-Bopp

1. Notieren Sie die in dem Gedicht angegebenen Sterbephasen.
2. Notieren Sie stichpunktartig die Pflege des Sterbenden.
3. Nennen Sie die Symptome, die auf den bevorstehenden Tod hinweisen.

10.5 Der gesellschaftliche Umgang mit dem Tod und die Hospizbewegung

In modernen Krankenhäusern entwickelt man oft das Gefühl der angeblichen Unsterblichkeit, wenn man mit allen Mitteln versucht den Tod zu bekämpfen, selbst in aussichtslosen Situationen, als ob Sterben nicht ein Teil des Lebens sei. Dies hat zur Folge, dass der Wunsch des Menschen in Würde zu sterben auf der Strecke bleibt, wenn Wiederbelebung um jeden Preis durchgeführt wird, denn jede Wiederbelebung kann eine Verlängerung des Sterbens sein.

In unserem Grundgesetz steht: *„Die Würde des Menschen ist unantastbar."* Dazu gehört auch, in Würde zu sterben.

Die **Grundidee von Hospiz** ist die Sterbebegleitung – Lebensbeistand – bis zum Ende. Ziel ist die Erhöhung der Lebensqualität durch palliative (schmerzlindernde) Medizin, ganzheitliche Pflege und intensive menschliche Zuwendung. Die Hospizbewegung ist eine Bürgerbewegung, die nur durch und mit dem Ehrenamt lebt.

Hospiz (lat. hospitium bedeutet Gastfreundschaft, Herberge) ist ursprünglich ein von Mönchen in unwegsamen Gegenden oder an Wallfahrtskirchen errichtetes Gebäude zur Übernachtung, z. B. am Großen St. Bernhard.

Erst im Jahr 1986 wurde das erste stationäre Hospiz in Aachen gegründet. Seit Anfang der 90er-Jahre entstehen inzwischen in ganz Deutschland immer mehr Hospizinitiativen, als ambulante oder stationäre Hospize.

Sich mit dem eigenen Tod auseinanderzusetzen wird immer wichtiger, um folgende Fragen beantworten zu können:
- Will ich bei Hirntod Organe spenden?
- Was versteht man unter passiver und aktiver Sterbehilfe?
- Was ist eine Patientenverfügung?

10.6 Hirntod und Organspende

Man unterscheidet den
- biologischen Tod, der als endgültiger irreversibler Tod des Menschen bezeichnet wird,
- klinischen Tod, der durch akuten Ausfall vitaler Funktionen einen lebensbedrohlichen Sterbezustand darstellt,
- Hirntod, „der vollständige und irreversible Zusammenbruch der Gesamtfunktion des Gehirns bei noch aufrechterhaltener Kreislauffunktion im übrigen Körper" (Definition der Deutschen Organtransplantation).

Der Hirntod wird nach folgenden Kriterien festgestellt:
- irreversible tiefe Bewusstlosigkeit
- schlaffe, reflexlose Extremitäten
- fehlendes Ansprechen auf sensorische und sensible Reize
- weite, lichtstarre Pupillen
- fehlende Spontanatmung
- rascher Blutdruckabfall nach Absetzen der künstlichen Stützung des Kreislaufs

Die Kriterien müssen zusammen auftreten und bei mehrfachen Untersuchungen feststellbar sein. Das EEG (Elektroenzephalographie, Gerät zur Messung der Gehirnströme) dient nur als Hilfsmittel, nicht als Kriterium.

Soll ich Organe spenden?
Voraussetzung für eine Organspende ist der Hirntod.
Ausnahme ist die Lebendspende – eine Organspende von Lebenden – dabei handelt es sich meist um Angehörige.

Bei der *Lebendspende* können transplantiert werden:
- Blut
- Knochenmark
- eine Niere
- Teile der Leber, des Dünndarms, der Bauchspeicheldrüse

Der Entschluss Organe zu spenden, fällt den meisten Menschen nicht leicht, da die Frage nach einer Organspende immer auch bedeutet, sich mit dem eigenen Tod auseinanderzusetzen. Um eine Entscheidung treffen zu können, muss zuerst einmal jeder für sich selbst bewerten, ob er den Hirntod als den endgültigen Tod ansieht oder nur als einen Teil des Sterbeprozesses. Erst nach solch einer persönlichen Erkenntnis ist man in der Lage festzulegen, ob man sich als Organspender registrieren lassen möchte oder nicht.

10.7 Was versteht man unter Sterbehilfe?

„Sterbehilfe" muss genau getrennt werden von dem Begriff „Hilfe zum Sterben".

a) Hilfe zum Sterben sind pflegerische und ärztliche Maßnahmen, die den Sterbevorgang erleichtern, z. B. Linderung von Schmerzen ohne ein lebensverkürzendes Risiko. Zu solchen Hilfeleistungen sind Pflegepersonal und Arzt verpflichtet, um ein menschenwürdiges Sterben zu gewährleisten. So wäre das Nichtverabreichen schmerzstillender Mittel eine Körperverletzung und kann nach StGB § 13, § 223 geahndet werden.

b) Sterbehilfe (Euthanasie = angenehmer Tod) bedeutet dagegen durch aktives oder passives Verhalten das Leben des im Sterben Liegenden zu verkürzen oder zu beschleunigen. Unterschieden wird zwischen passiver und aktiver Sterbehilfe, letztere ist grundsätzlich strafbar.

Passive Sterbehilfe
Passive Sterbehilfe heißt, den Tod durch Unterlassung herbeizuführen, es werden keine lebensverlängernden Maßnahmen ergriffen. Passive Sterbehilfe kann unter bestimmten Bedingungen straffrei bleiben.

- *Einwilligung des Patienten*
  Eine weitere Behandlung wird mit Einwilligung des Patienten unterlassen. Voraussetzung ist ein aufgeklärter Patient.

- *Verweigerung durch den Patienten*
  Eine dringende medizinische Behandlung wird vom Patienten verweigert. Der Arzt hat dies zu respektieren. Begründung: Selbstbestimmungsrecht des Patienten. Nach einem BGH-Urteil (1957) kann ein Patient z. B. wichtige Gründe haben, eine lebensnotwendige Operation zu verweigern.

- *Mutmaßliche Einwilligung*
  Wenn ein Patient wegen Bewusstlosigkeit nicht selbst entscheiden kann, muss der vermutete Wille des Patienten berücksichtigt werden, um einen Behandlungsabbruch zu rechtfertigen.

  Kriterien:
  - vorangegangene mündliche oder schriftliche Äußerungen des Patienten
  - religiöse Überzeugung des Patienten
  - sonstige Wertvorstellungen

- weitere Bewertungsmaßstäbe: altersbedingte Lebenserwartung, Schmerzerwartung, Aussichtslosigkeit des Zustandes, Nähe des Todes
- Befragung von Angehörigen oder nahestehenden Personen
- Entscheidung durch das Vormundschaftsgericht

Im Zweifel muss der Arzt sich immer für das Leben entscheiden!

- Bei *Krankheiten mit aussichtsloser Prognose* (nach ärztlicher Überzeugung) und irreversiblem Verlauf hat der Arzt die Möglichkeit, auf lebensverlängernde Maßnahmen (künstliche Ernährung, Beatmung oder Bluttransfusion) zu verzichten. Begründung: Fall der Unmenschlichkeit, denn pflegerisches Handeln hat nicht den Sinn, künstlich das unaufhaltsame Sterben eines Menschen zu verlängern. Eine Unterlassung lebensverlängernder Maßnahmen darf dann nicht sein, wenn Atmung, Herzaktion und Kreislauf noch erhalten sind.

Aktive Sterbehilfe

Aktive Sterbehilfe heißt, den Tod eines Kranken durch gezieltes Handeln herbeizuführen, um so ein für sinnlos und unerträglich gehaltenes Leben zu beenden.

- *Mord (§ 211 StGB)*
  Mord ist vorsätzliche Tötung nach den in § 211 aufgeführten Merkmalen, z. B. Heimtücke. Heimtücke beinhaltet immer eine feindselige Haltung dem Opfer gegenüber. Begründung: Patienten im Krankenhaus oder Pflegeheim sind immer arg- und wehrlos, da keiner damit rechnet, dass ihm ein todbringendes Medikament verabreicht wird. Patienten nach eigenem Gutdünken von ihrem Leid durch nicht gewünschte heimliche Tötung zu befreien, untergräbt das Vertrauen in das Gesundheitswesen. Dabei spielen weder Art der Behinderung noch Schwere der Erkrankung eine Rolle!

- *Totschlag (§ 212 StGB)*
  Totschlag besteht dann, wenn der Täter das Opfer vorsätzlich tötet, aber nicht das Merkmal der Heimtücke festgestellt werden kann.

- *Tötung auf Verlangen (§ 216 StGB)*
  Tötung auf Verlangen liegt dann vor, wenn Pflegekraft oder Arzt auf ausdrücklichen und ernstlichen Wunsch des Patienten handeln. Eine bloße Einwilligung genügt nicht. Der Entschluss des Tötens muss erst durch das Verlangen des Patienten entstanden sein. Strafmaß: Freiheitsstrafe von 6 Monaten bis zu 5 Jahren auf Bewährung.

- *Die indirekte Sterbehilfe mit Straffreiheit:*
  Da der Mensch ein Recht auf ein möglichst schmerzfreies menschenwürdiges Sterben hat, muss die Schmerzfreiheit des Sterbenden im Vordergrund stehen, selbst, wenn dadurch evtl. eine lebensverkürzende Nebenwirkung in Kauf genommen werden muss.

Problematisch ist das Abschalten technischer Geräte, die der Erhaltung des Lebens dienen, denn offen ist die Frage:
- Handelt es sich um eine strafbare aktive Sterbehilfe oder
- um ein Unterlassen der Weiterbehandlung und damit um passive straffreie Sterbehilfe?

Nach einem Urteil von 1986 des Landgerichts Ravensburg wird das Abschalten von Geräten auf ausdrücklichen Wunsch des Sterbenden nicht als Strafhandlung gesehen.

Die Stellung der Pflegekraft bei der Sterbehilfe

Die Pflegekraft ist verpflichtet, den Anweisungen des Arztes zu folgen. Wird erkennbar, dass aktive Sterbehilfe begangen werden soll, darf sie auf keinen Fall den Anweisungen des Arztes folgen.

Andererseits stellt sich die Frage, ob der Arzt, der den Patienten in der Regel kaum kennt, die Pflegekraft an der Entscheidung über Leben und Tod eines Schwerkranken nicht einzubeziehen hat, da sie durch den täglichen Umgang mit dem Patienten seinen mutmaßlichen Willen besser kennt, sodass die Patientenverfügung im Sinne des Patienten angewendet werden kann.

10.8 Die Patientenverfügung

„Für den Fall, dass ich nicht mehr in der Lage bin, meinen Willen zu äußern, und mich in einem Zustand befinde, der eine Entscheidung über den Einsatz von lebensverlängernden Maßnahmen verlangt, bitte ich darum, auf solche Maßnahmen zu verzichten."

Die Patientenverfügung ist eine schriftliche Anweisung des Patienten an seine Ärzte keine lebensverlängernden Maßnahmen durchzuführen, falls seine Lage aussichtslos ist. Der Patient will dadurch vorsorglich seine Einwilligung zu einer ärztlichen Weiterbehandlung verweigern, falls er wegen seines körperlichen oder geistigen Zustandes dazu nicht mehr in der Lage ist.

Aufgrund der Vielzahl der möglichen zu regelnden Punkte kann es kein einheitliches Formular für eine Patientenverfügung geben. Jeder sollte sich gründliche Gedanken machen über den Umfang der Regelungen, die er in der Verfügung für sich festlegen möchte und seine Wünsche für den Ernstfall einem Arzt, Angehörigen oder sonstigem Vertrauten genau erörtern.

Auffassungen zu den Patientenverfügungen sind verschieden:
- Befürworter erklären, dass Ärzte rechtlich daran gebunden sind.
- Kritiker erklären, dass sich die Patientenverfügung nicht aus der konkreten Behandlungssituation ergäbe und deshalb die rechtliche Bindung entfällt.

Letztlich ist es der Arzt, der die Entscheidung treffen muss, und er wird sich, um nicht die Gefahr einer Bestrafung einzugehen, für das Leben entscheiden. Denn nach dem BGH-Urteil hat im Zweifel der Schutz des menschlichen Lebens Vorrang vor persönlichen Überlegungen des Arztes, eines Angehörigen oder einer anderen beteiligten Person.

1. Analysieren Sie zehn Todesanzeigen. Welche Informationen erhalten Sie?
2. Welche Begriffe werden im Sprachgebrauch für den Tod verwendet?
3. Wenn Sie noch sechs Monate zu leben hätten, was würden Sie tun und warum?
4. Wie unterscheiden sich passive und aktive Sterbehilfe?
5. Welche Aufgabe hat die Patientenverfügung?

Krankenbeobachtung

11 Äußeres Erscheinungsbild

11.1 Alter

Das Alter ist ein Zeitbegriff und reicht von der Entstehung des Lebens bis zum Tode. Objektiv betrachtet beginnt das Altern also nicht erst mit der Geburt, sondern schon mit der Vereinigung von Ei und Samenzelle. Mit dem Wachstum (Altern) sind ständige Veränderung von Formen, Funktionen und Leistungen verbunden. Besonders eindrucksvoll sind diese Veränderungen während der Schwangerschaft.

Aber auch in den ersten Lebensjahren eines Kindes sind diese Veränderungen gut zu erkennen. Im höheren Alter nimmt die Leistungsfähigkeit des Menschen ab. Dabei liegt es in der Selbstverantwortung des Einzelnen, diesen Abbauprozess durch sportliche und geistige Aktivitäten hinauszuschieben.

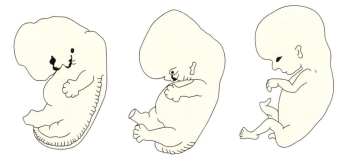

Embryo in der 6., 8. und Fetus in der 10. Schwangerschaftswoche

11.2 Körpergröße und Geschlecht

Bei der Körpergröße lässt sich ein Unterschied zwischen den Geschlechtern feststellen. Männer sind im Durchschnitt 10 bis 12 cm größer als Frauen. Die Durchschnittswerte zeigen in den letzten Jahrzehnten eine Zunahme des Längenwachstums um 5–10 cm, die meist mit einer um ein bis zwei Jahre früher einsetzenden Pubertät einhergeht.

Die beschleunigte Entwicklung mit Zunahme der Endgröße nennt man Akzeleration. Sie tritt bei beiden Geschlechtern auf.

Das Wachstum des Menschen und damit seine Körpergröße ist bestimmt durch Erbanlagen, Ernährung (Aufbaumaterial) und eventuelle Erkrankungen.

Insgesamt ist das Wachstum eine komplexe neuro-hormonale Regulation, d. h. hormonelle Botenstoffe werden über Nervenimpulse ausgelöst. Daher können hormonelle Erkrankungen die Körpergröße stark beeinflussen.

Die Körpergröße kann eingeteilt werden in

- Normalwuchs: (Normosomie)
- Minderwuchs: **Kleinwuchs** (Mikrosomie)
  Zwergwuchs (Nanismus): Erwachsener bis maximal 130 cm
- Höherwuchs: **Großwuchs** (Makrosomie)
  Riesenwuchs (Gigantismus): Erwachsener über 200 cm.

Der größte bekannte Mensch wurde 272 cm groß. Er war an einer Überfunktion des Hypophysen-Vorderlappens (hypophysärer Riesenwuchs) erkrankt und starb mit 22 Jahren. Nach Abschluss der Wachstumsperiode führt diese Erkrankung zur Akromegalie (griech. megas = groß), d. h. Finger, Zehen, Nase, Zunge, innere Organe usw. werden besonders groß.

1. Erklären Sie den Begriff Alter.
2. Beschreiben Sie die Stadien der Entwicklung vor der Geburt.
3. Beschreiben Sie die Veränderungen vom Neugeborenen bis zum Erwachsenen.

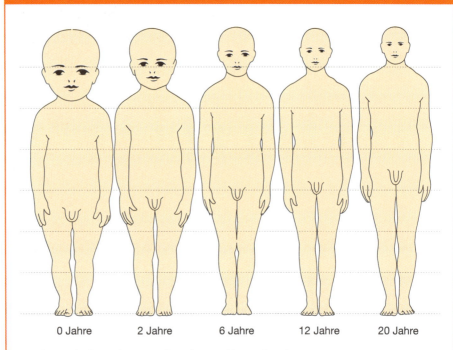

Veränderung der Proportionen vom Neugeborenen bis zum Erwachsenen

4. Welche Einflüsse bestimmen die Körpergröße?
5. Schwester Karla kennt eine Frau, die nur 126 cm groß ist.
   a) Wie nennt man diese Körpergröße?
   b) Übersetzen Sie die Begriffe Normosomie, Mikrosomie, Nanismus, Makrosomie und Gigantismus.

11.3 Körperbau

Eine systematische Körperbautypologie entwickelte Kretschmer (Prof. für Psychiatrie). Er unterscheidet:

- Pyknischer Typ (rundwüchsig, zu Fettansatz neigend)
- Leptosomer Typ (schlankwüchsig bis schmächtig)
- Athletischer Typ (kräftiges Skelett, gut entwickelte Muskeln).

Für die Medizin hat diese Typologie keine besondere Bedeutung. Der Körperbau, d. h. Körpergröße und Körperproportionen, ist genetisch bedingt und lässt sich durch sportliche Tätigkeit nur unwesentlich beeinflussen. Dagegen können Chromosomenveränderungen, hormonelle Störungen (Über- oder Unterproduktion der Hormondrüsen) und Skeletterkrankungen den Körperbau stark verändern:

- **Kretinismus:** Die Erkrankung wird verursacht durch eine schwere Unterfunktion der Schilddrüse. Bei angeborener Störung kommt es zu einer starken Beeinträchtigung der körperlichen und geistigen Entwicklung.
- **Cushing-Krankheit:** Eine vermehrte Bildung von Glukokortikoiden (Hormon der Nebenniere) führt im frühen Kindesalter zur Hemmung des Größenwachstums und zur Stammfettsucht.
- **Chondrodystrophie** (= Achondroplasie): Eine erbliche Störung der Knorpelbildung durch das Fehlen der Knorpelwachstumszonen.

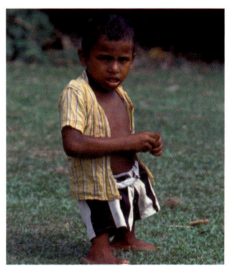

Kretinismus

1. Nennen Sie die Ursachen von Kretinismus, Cushing-Krankheit und Chondrodystrophie.
2. Welche Auswirkungen haben diese Erkrankungen?

11.4 Körpergewicht

Das Körpergewicht ist abhängig von Alter, Geschlecht, Körpergröße, Veranlagung, bestimmten Erkrankungen, Ernährung und körperlicher Arbeit. Leider sind unsere Essgewohnheiten häufig nicht den Lebensumständen angepasst. Fehlernährung über einen langen Zeitraum führt zu schweren anatomischen und funktionellen Störungen.

Zur Feststellung des Körpergewichts steht auf Station eine Standwaage oder eine Sitzwaage zur Verfügung. Nur auf Spezialstationen sind auch Bettwaagen vorhanden.

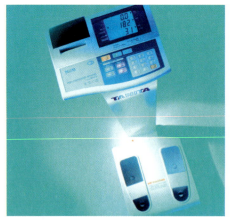
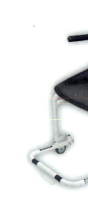

Standwaage *Fahrbare Sitzwaage*

Normalgewicht

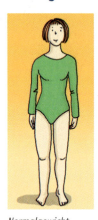

Normalgewicht

Für den gesunden Erwachsenen, dessen körperliche Arbeit nicht allzu schwer ist, kann man das Normalgewicht nach folgender Kurz-Formel (Broca-Index) berechnen:

Körpergröße in Zentimeter − 100 = Normalgewicht
(165 cm − 100 = 65 kg)

Für das Idealgewicht wird zusätzlich vom Normalgewicht bei Männern 10 %, bei Frauen 15 % abgezogen.[1] Nimmt man nur so viel Nahrung zu sich, wie man Energie verbraucht, bleibt das Gewicht konstant. Die Energiebilanz ist ausgeglichen.

Übergewicht

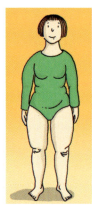

Übergewicht

Die Hauptursache für Übergewicht ist eine übermäßige bzw. falsche Ernährung. Es besteht kein Gleichgewicht zwischen Energiezufuhr und Energieverbrauch. Man nimmt an Gewicht zu, wenn man mehr Nahrung zu sich nimmt als man Energie verbraucht. Die Energiebilanz ist positiv.

Übergewicht kann folgende **Ursachen** haben:
- *exogene Ursachen* (exogen = von außen her), z. B. Freude am Essen, häufiges Essen in Gesellschaft, häufiger Restaurantbesuch − Fettsucht (adipositas)

---

[1] In der Ernährungsberatung wird häufig der kompliziertere BMI (Body Mass-Index) angewendet.

- *psychogene Ursachen* (psychogen = seelisch bedingt) z. B. essen aus Ärger (Kummer, Langeweile ...)
  - Heißhunger (hyperorexia)
  - seelisch-körperliche Fettsucht (psychosomatische adipositas)

Nur bei ca. 5 % der Übergewichtigen hat das Übergewicht

- *endogene Ursachen* (endogen = von innen her), z. B. Veranlagung; Begleitsymptom bei Gicht, Gallensteinleiden (Cholelithiasis) und degenerativen Gelenkerkrankungen.
  Hormonelle Störungen durch Fehlsteuerung endokriner Drüsen (endokrin = innere Sekretion) sind die Ursache für folgende Gewichtszunahmen:
  - Cushing-Krankheit: Die vermehrte Produktion von Glukokortikoiden (Hormon der Nebennierenrinde) führt zur Stammfettsucht mit Vollmondgesicht. Die Extremitäten bleiben ausgesprochen schlank.
  - Nach den Wechseljahren kann es durch den Rückgang der Produktion an weiblichen Geschlechtshormonen zu einer übermäßigen Fettanlagerung am gesamten Körper kommen.

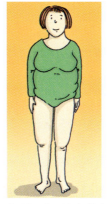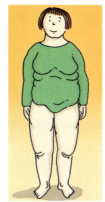

Cushing-Krankheit (links), Fettanlagerung am gesamten Körper (rechts)

Untergewicht

Man nimmt an Gewicht ab, wenn man weniger Nahrung zu sich nimmt, als man Energie verbraucht. Die Energiebilanz ist negativ. Untergewicht kann ebenso wie Übergewicht exogene, psychogene und endogene **Ursachen** haben.

- Die *exogene Ursache* von Untergewicht ist der Nahrungsmangel. Häufig kommt es dabei zur
  - Hungerdystrophie (Eiweißdystrophie, dystrophie = Ernährungsstörung). Sie tritt auf bei unzureichender Aufnahme essentieller Aminosäuren (= lebensnotwendige Eiweißbausteine, die mit der Nahrung aufgenommen werden müssen).

- *Psychogene Ursachen* sind häufig bei Frauen und Mädchen zu finden, z. B. falsche Idealvorstellungen von Körpergewicht, Angst, fehlende Selbstsicherheit, zwischenmenschliche Probleme:
  - Magersucht (anorexia nervosa),
  - Ess-Brechsucht (bulimia nervosa, auch möglich bei Normalgewicht)

- *Endogene Ursachen*
  z. B. Disposition (genetische Veranlagung); mögliches Begleitsymptom bei Magen-Darm-Störungen und Infektionskrankheiten; Erkrankungen und Störungen endokriner Drüsen:
  - Unterfunktion der Hypophyse (= Hirnanhangsdrüse)
  - Hyperthyreose (Überfunktion der Schilddrüse)
  - juveniler diabetes mellitus (= Jugendzuckerkrankheit)

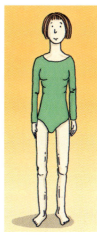

Untergewicht

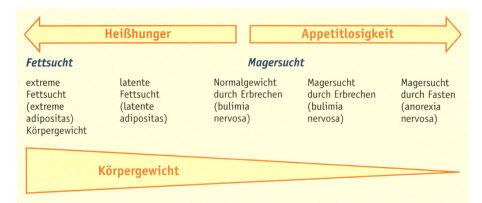

Psychogene Essstörungen

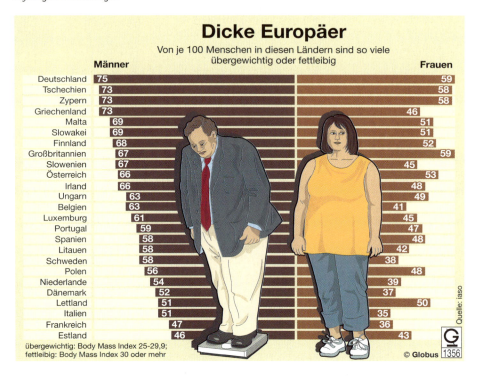

Erkankungen durch Übergewicht

Die Deutschen zählen mit zu den Übergewichtigsten in Europa.
Was bedeutet Übergewicht für den Körper?
Belastung des Organismus und mechanische Überbeanspruchung führen zu erhöhter Krankheitsanfälligkeit wie

- Diabetes mellitus (Zuckerkrankheit)

- Arteriosklerose, Herzinfarkt, Gallensteine, Gicht, Dickdarmkrebs u.a.

Die Summe der durch Übergewicht ausgelösten Störungen birgt die Gefahr eines früheren Todes in sich.

11 Äußeres Erscheinungsbild

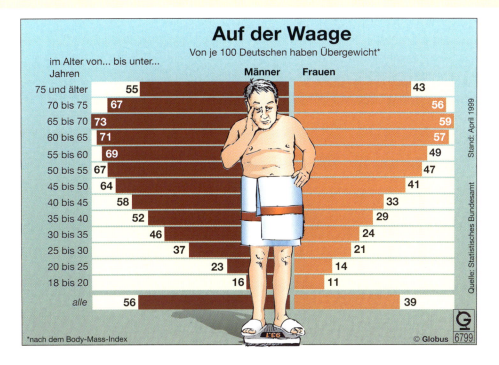

1. Erklären Sie, wie eine gesunde Ernährung aussehen soll.
2. Nennen Sie die Nahrungsmittel, auf die verzichtet werden kann.
3. Nennen Sie die Nahrungsmittel, die im Übermaß gegessen werden.
4. Von welchen Faktoren ist das Körpergewicht abhängig?
5. Erklären Sie die Formel zur Berechnung des Idealgewichts.
6. Berechnen Sie das Normalgewicht Ihrer Eltern, Freunde.
7. Nennen Sie mögliche Ursachen für Untergewicht.
8. Erklären Sie die Abbildungen von S. 150 und oben.
9. Nennen Sie Ursachen von Adipositas.

11.5 Körperhaltung und Bewegung

Die Körperhaltung des Menschen und seine Bewegungsfähigkeit werden vom Zusammenspiel der Knochen, Muskeln, Sehnen und Nerven bestimmt. Immer häufiger kommt es gerade im Bereich der Wirbelsäule zu Veränderungen, deren Ursachen unterschiedlicher Art sein können.

Die Körperhaltung im Stehen, Gehen oder Liegen kann wichtige Hinweise auf die Art der Erkrankung geben.

Die gesunde Wirbelsäule besteht aus einer harmonischen doppelt S-förmigen Krümmung im Wechsel zwischen Halslordose (7 Halswirbel), Brustkyphose (12 Brustwirbel), Lendenlordose (5 Lendenwirbel) und dem Kreuz- und Steißbein.

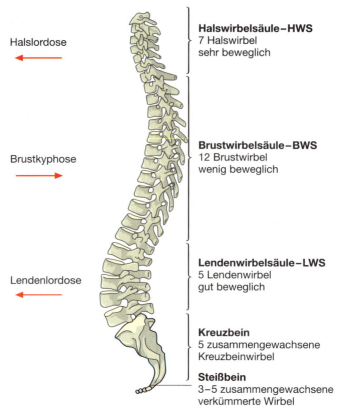

Die menschliche Wirbelsäule

Körperhaltung im Stehen

*Vergleichen Sie die gesunde Wirbelsäule (Abbildung a) mit den krankhaften Veränderungen, Abbildungen b–g, und versuchen Sie, diese Veränderungen zu beschreiben.

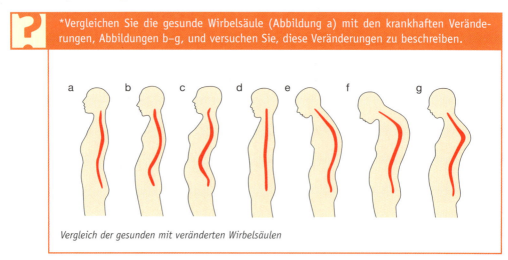

Vergleich der gesunden mit veränderten Wirbelsäulen

Wirbelsäulenschäden

Haltungsschwächen können zunächst durch willkürliche Muskelanspannung ausgeglichen werden. Sie führen aber später, falls keine entsprechende Gymnastik betrieben wird, zu Wirbelsäulenverkrümmungen, wie Rund-, Hohl- oder Flachrücken.

Skoliose ist eine seitliche Wirbelsäulenverkrümmung, die angeboren oder erworben sein kann. Sie führt zu einer erheblichen Formveränderung des Brustkorbes und damit auch zu einer Verlagerung von Herz und Lunge.

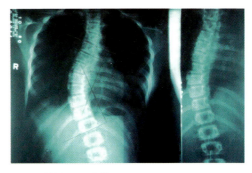
Röntgenbild einer Skoliose

Spondylosen sind degenerative Gelenkveränderungen der Wirbelkörper, deren Ursachen Überbelastung, Alterungsprozesse usw. sein können. Neben den knöchernen Veränderungen nehmen gerade im Bereich der Wirbelsäule die Bandscheibenschäden einen breiten Raum ein.

Bandscheibenschäden

Mit fortschreitendem Alter verlieren Bandscheiben ihre Festigkeit und Elastizität. Einseitige Beanspruchung und Übergewicht beschleunigen diese Vorgänge, sodass die defekte Bandscheibe zum Prolaps (zur Vorstülpung) neigt, wobei der im Innern gelegene Kern nach außen quillt. Erfolgt der Prolaps in Richtung Rückenmark, kommt es zu Nervenschmerzen bis hin zu Paresen (Lähmungserscheinungen), die eine Akut-Operation in der Neurochirurgie nötig machen.

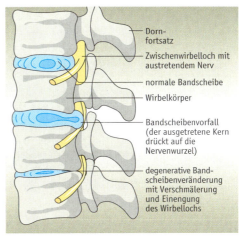
Bandscheibenschäden

Körperhaltung beim Gehen

Um Bewegungen (Kinesis) ausführen zu können, weist unser Körper eine Vielzahl verschiedener Gelenke auf. Beim Gesunden sind Bewegungen reibungslos, leicht, ohne Schmerzen und Beschwerden. Bewegungen können willkürlich, unwillkürlich, eingeschränkt oder gesteigert sein.

- Die **willkürliche Bewegung** ist ein bewusstes Bewegen einzelner Muskeln und Muskelgruppen, sinnvoll und koordiniert.

- Die **unwillkürliche Bewegung** ist eine unbewusste, reflexartige Bewegung zur Vermeidung schädigender Einflüsse.

- Bei der **eingeschränkten Bewegung** handelt es sich um eine mühevolle, meist schmerzhaft verzögerte Bewegung. Sie kann bis zur vollständigen Bewegungsunfähigkeit reichen.

- Die **unkontrollierte, gesteigerte Beweglichkeit (Hyperkinese)** ist erkennbar durch eine plötzlich auftretende, ziellose, unwillkürliche Bewegung eines Körperteils oder des Körpers (z. B. bei Krämpfen oder Tremor).

Ursachen für Beeinträchtigungen der Bewegung sind z. B. Verletzungen, degenerative und entzündliche Prozesse oder Erkrankungen von Gehirn und Nerven.
Während ältere Menschen mehr an degenerativen Erkrankungen (Abnutzungserscheinungen) und rheumatischen Prozessen (Entzündungen) leiden, dominieren bei jungen Menschen Sportverletzungen und Arbeitsunfälle.

1. *Welche Aufgaben haben die abgebildeten Gelenke zu erfüllen?
2. Welche Gelenkarten sind an Armen und Beinen zu finden?

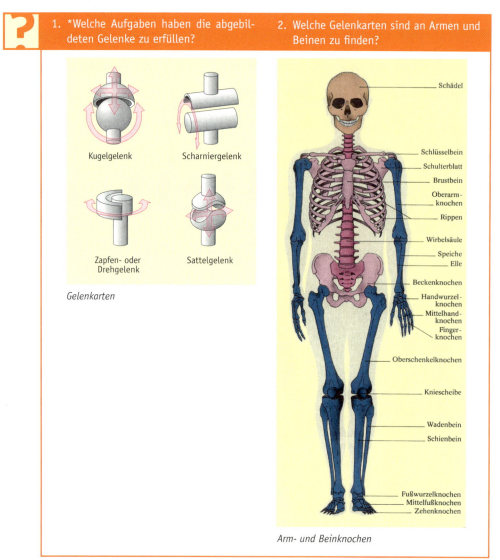

Gelenkarten

Arm- und Beinknochen

Gangstörungen

Veränderte Gehbewegungen können verschiedene Ursachen haben:

- Erkrankungen der Wirbelsäule, Gelenkentzündungen, Verletzungen,
- Muskelatrophie (Muskelschwund), Lähmungen, Krämpfe, Tremor (Zittern),
- allgemeine Schwäche oder langes Krankenlager.

Die Körperhaltung beim Gehen kann ein Symptom für die Art der Erkrankung sein.

> **Beispiele** für Gangstörungen:
>
> - Hinken, bei Beinlängendifferenz oder Schmerzen
> - Entengang, bei angeborener Hüftgelenkveränderung
> - Stapfen, bei Ataxie (= Störung der Bewegungskoordination durch Funktionsstörungen im Kleinhirn)
> - Spastischer Gang, bei Parkinson-Erkrankung (kurze steife Schritte ohne Heben der Fußspitzen)
> - Steppergang (= Hahnentritt), bei Nervenlähmung mit Spitzfuß hebt der Patient seinen Fuß übermäßig hoch, um ein Schleifen der Zehen zu vermeiden
> - Unelastisches Stapfen, bei Knick-Platt-Fuß
> - Nachziehen eines Beines, bei Lähmung

Körperhaltung im Liegen

Unter **aktiver Lage** versteht man, dass der Patient selbstständig, ohne Hilfe, seine Lage nach eigenen Wünschen verändern kann (z. B. sich umdrehen oder aufsetzen).

Unter **passiver Lage** versteht man, dass der Patient auf Hilfe angewiesen ist, um einen Lagerungswechsel vorzunehmen (z. B. bei Gelähmten oder Bewusstlosen).

Unter **Zwangslage** versteht man eine Position, die der Patient einnimmt, um seinen Zustand zu erleichtern oder die durch die Krankheit selbst hervorgerufen wird, zum Beispiel

- Atemnot: Sitzhaltung im Bett
- Bauchschmerzen: Beine angewinkelt zur Entspannung der Bauchmuskulatur
- Meningitis (Hirnhautentzündung): Nackensteifigkeit mit überstrecktem Hals

> 1. Erklären Sie den Unterschied zwischen Flach-, Rund-, Hohlrücken, Bechterew-Erkrankung, Gibbus und Skoliose.
> 2. Herr Mayer geht mit steifen Schritten, ohne die Fußspitzen anzuheben, über den Flur. Um welche Gangart handelt es sich? Nennen Sie weitere Gangstörungen.

11.6 Bewegungseinschränkungen

11.6.1 Bewegungseinschränkung durch Verletzungen am Knochen

Distorsion (Verstauchung)
Bei Distorsionen wird der Gelenkkopf aus der Gelenkpfanne gerissen, kehrt aber sofort in seine natürliche Lage zurück. Es kommt zu Zerrungen, evtl. Zerreißung von Bändern, verbunden mit Schwellung des Gelenks (Bluterguss = Hämatom), Bewegungseinschränkung und starken Schmerzen.

Luxation (Verrenkung)
Bei der Luxation bleibt der Gelenkkopf außerhalb der Gelenkpfanne, sonst treten die gleichen Symptome wie bei der Distorsion auf.

Fraktur (Knochenbruch)
Frakturen treten am häufigsten an Extremitäten (Gliedmaßen), Schlüsselbein oder Rippen auf. Unterschieden werden der offene und der geschlossene Bruch.

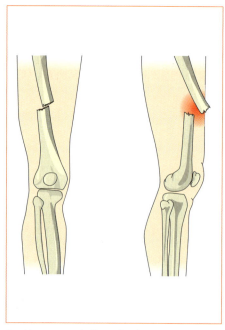

Luxation des Schultergelenks *Geschlossener und offener Bruch*

Der **offene Bruch** ist leicht an der Wunde zu erkennen.

Der **geschlossene Bruch** weist eine starke Schwellung und Schmerzen auf. Manchmal hat das Glied eine unnatürliche Lage. Nicht selten verschieben sich die beiden Bruchstücke, sodass das Glied verkürzt ist.

Im fortgeschrittenen Alter kommt es durch ein Spröderwerden des Knochens häufig zu schlecht heilenden **Splitterbrüchen**, besonders an Unterarm und Schenkelhals. Je nach Art der Krafteinwirkung können folgende Frakturen unterschieden werden:

11 Äußeres Erscheinungsbild

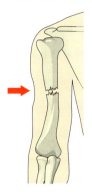 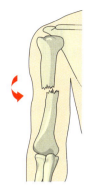 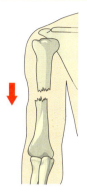

Biegungsbruch Drehbiegungsbruch Stauch- oder Kompressionsbruch
Auf den Abbildungen ist die Richtung der Krafteinwirkung durch den Pfeil demonstriert.
Frakturarten

11.6.2 Bewegungseinschränkung durch degenerative oder entzündliche Prozesse

Arthrosen (Gelenkerkrankungen)

Arthrosen sind degenerative Gelenkerkrankungen, die durch Überbelastung (z. B. Schwerarbeit, Sport oder Übergewicht) entstehen. Meistens sind Hüftgelenke (Coxarthrose) oder Kniegelenke (Gonarthrose) betroffen.

Frühsymptome sind Steifigkeit, Spannungsgefühl in den Gelenken. Später treten Schmerzen auf, sodass die Funktionsfähigkeit eingeschränkt ist und die Gefahr einer Ankylose (Gelenkversteifung) besteht.

Rheumatoide Arthritis

auch **p**rogrediente **c**hronische **P**olyarthritis (PCP) genannt, (progredient = fortschreitend; Polyarthritis = Entzündung zahlreicher Gelenke).

Die Ursache dieser Erkrankung ist bisher ungeklärt. Sie verläuft schleichend oder in Schüben, wobei Frauen zwei- bis dreimal häufiger betroffen sind als Männer.

Symptome sind Müdigkeit, Appetitlosigkeit, Gewichtsverlust, Kälte- und Schwellungsgefühl an Fingern und Händen, spindelförmige Gelenkschwellung, Gelenksteifigkeit, charakteristische Deformierung (Missbildung) der Hände im Spätstadium.

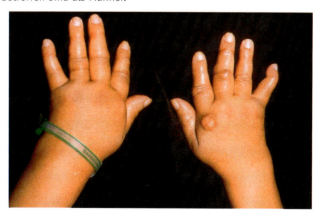

Durch rheumatoide Arthritis deformierte Hände

Gicht (Arthritis urica)

Gicht ist eine Stoffwechselstörung mit erhöhter Harnsäurekonzentration im Blut. Ablagerungen von Harnsäurekristallen in Knorpel und Bindegewebe bilden Tophi (Knoten). Befallen werden vorwiegend periphere (am Rande befindliche) Gelenke, z. B. Zehen oder Finger.

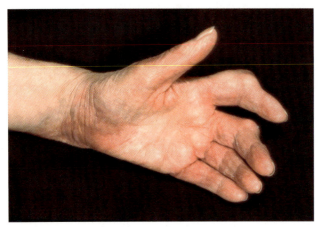

Symptome sind Schwellung, Rötung und schmerzhafte Bewegungseinschränkung (Tophi entwickeln sich erst im Spätstadium). Betroffen sind fast ausschließlich Männer über vierzig. Die chronische Gicht kann der chronischen Polyarthritis sehr ähnlich sein.

Gichtknochen an der Hand

11.6.3 Bewegungseinschränkung durch Veränderungen der Knochenstruktur

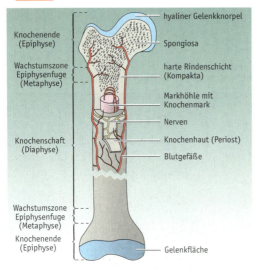

Röhrenknochen

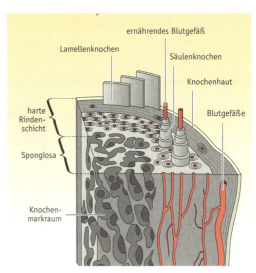

Feinbau des Röhrenknochens

Unter Ossifikation (lat. Os = Knochen) versteht man Knochenentwicklung und Knochenwachstum. Störungen der Ossifikation sind:

Osteoporose

Osteoporose (Knochenschwund) ist ein verminderter Knochenaufbau oder ein gesteigerter Knochenabbau. Gefährdet sind besonders Frauen nach dem Klimakterium (= Wechseljahre).

Symptome sind Rückenschmerzen, ausgeprägte Kyphose (Rundrücken) und erhöhte Knochenbrüchigkeit. Osteoporose ist häufig der Grund von Schenkelhalsfrakturen.

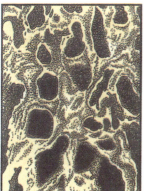 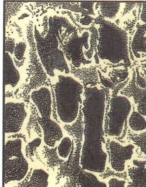 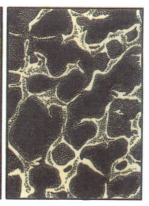

Gesunder und osteoporotischer Knochen

Osteomalazie
(griech. malakia = Weichheit)

Osteomalazie ist der mangelhafte Einbau von Mineralstoffen in den Knochen, sodass es zu Weichheit und Verbiegungstendenzen kommt. Rachitis ist ein bekanntes Beispiel dafür. Ein Mangel an Vitamin D, das für die normale Resorption (Aufnahme) von Calcium aus dem Darm notwendig ist, führt zu dieser Erkrankung mit schweren Deformierungen an Wirbelsäule, Thorax (Brustkorb, z. B. Glockenbrust), Becken und Extremitäten (X- und O-Beine).

Osteosklerose

Osteosklerose ist eine Verdichtung des spongiösen Knochens (Bälkchensubstanz) mit Verdickung der Rindenschicht. Diese führt zu einer mangelhaften Elastizität und damit zur erhöhten Brüchigkeit des Knochens.

> 1. Frau Friedrich hat einen Unfall gehabt und kann ihren rechten Oberarm nicht mehr bewegen. Worum könnte es sich handeln? Begründen Sie Ihre Aussagen.
> 2. Erklären Sie die Begriffe Luxation, Distorsion, Fraktur.
> 3. Frau Haller klagt über Steifigkeit, Spannungsgefühl und Schmerzempfinden in den Kniegelenken. Welchen Verdacht haben Sie und warum?
> 4. Erklären Sie den Unterschied zwischen rheumatoider Arthritis und Gicht. Welcher Personenkreis ist vorwiegend betroffen?
> 5. Frau Jahn, Ihre Nachbarin, ist inzwischen 70 Jahre. Sie hat eine auffallende Kyphose und erklärt Ihnen, dass sie unter starken Rückenschmerzen leidet. Welche Vermutung haben Sie? Erklären Sie Frau Jahn Ihren Verdacht.
> 6. Erklären Sie die Begriffe Osteomalazie und Osteosklerose.

11.6.4 Bewegungseinschränkung durch Schädigung von Gehirn und Nerven

Lähmungen
Unter Lähmung versteht man die Bewegungsunfähigkeit eines oder mehrerer Muskeln.

Parese ist die Einschränkung der Bewegungsfähigkeit durch motorische Schwäche.

Plegie ist die vollständige Lähmung von Gliedmaßen.

Je nach Erkrankungsursache unterscheidet man:

- Myogene Lähmung (myogen = vom Muskel ausgehend), eine durch Erkrankung der Muskulatur verursachte Lähmung, z. B. Muskelatrophie
- Motorische Lähmung, verursacht durch Blockierung oder Minderung der Nervenimpulse, z. B. Schlaganfall

Beispiele für Lähmungserscheinungen:

Hemiplegie (hemi = halb) ist eine Halbseitenlähmung.
Hemiparese ist eine leichte Lähmung einer Körperseite.
Monoplegie ist die Lähmung eines Armes oder Beines.
Paraplegie ist die Lähmung beider Arme oder Beine.
Tetraplegie ist die Lähmung aller vier Gliedmaßen.

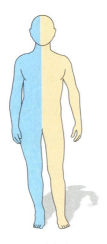

Hemiplegie

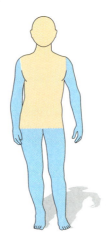

Tetraplegie

Krämpfe
Krämpfe sind unwillkürliche Muskelbewegungen mit vielfältigen Ursachen.

Klonische Krämpfe (klonisch = schüttelnd) sind kurzanhaltende Zuckungen, die rasch aufeinander folgen.

Tonische Krämpfe (Tonus = Spannungszustand des Gewebes) sind lang anhaltende Kontraktionen mit starker Intensität (z. B. bei Tetanus = Wundstarrkrampf)

11 Äußeres Erscheinungsbild

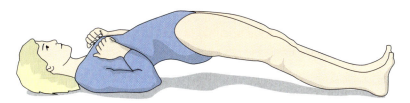

Tetanus

Eklampsie sind tonisch-klonische Krämpfe, die bei Erstgebärenden auftreten können. Vorzeichen sind z. B. Kopfschmerzen, Flimmern vor den Augen, Brechreiz, hoher Blutdruck.

Krampus-Syndrom sind schmerzhafte tonische Krämpfe, meist in Waden oder Zehen (z. B. nach langen Fußmärschen, Bandscheibenvorfall).

Tremor
Ein Tremor ist ein feines oder grobschlägiges Zittern, z. B. bei Parkinson-Syndrom (Schüttellähmung), Multipler Sklerose (Nervenkrankheit), Alkoholmissbrauch oder Quecksilbervergiftung.

Tic
Ein Tic ist eine plötzlich auftretende, rasche Muskelzuckung eines Muskels oder einer Muskelgruppe.

Parästhesien
Parästhesien sind Sensibilitätsstörungen wie Prickeln, Kribbeln oder Taubsein.

Bewegungseinschränkungen

Knochenverletzungen
- Verstauchungen
- Verrenkung
- Bruch

Degenerative und entzündliche Prozesse
- Arthrosen
- PCP
- Gicht

Änderungen der Knochenstruktur
- Osteoporose
- Osteomalazie
- Osteosklerose

Erkrankung von Hirn und Nerven
- Lähmungen
- Krämpfe
- Tremor
- Tic
- Parästhesien

1. Wie heißen die angedeuteten Lähmungen?

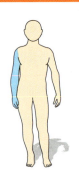 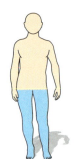 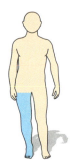 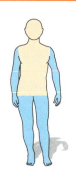

2. Erklären Sie den Unterschied zwischen tonischen Krämpfen, klonischen Krämpfen und dem Krampus-Syndrom.
3. Beschreiben Sie die Symptome von Tremor, Tic und Parästhesien.

11.7 Hände

Die menschliche Hand ist ein Präzisionsinstrument, das viele Aufgaben erfüllen kann, z. B. greifen, schreiben, tasten, fühlen, tragen. Krankhafte Veränderungen der Hand bedeuten somit eine einschneidende Lebensveränderung.

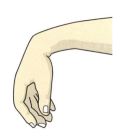

Fallhand
Eine Verletzung des Nervus radialis (radius = Speiche) führt zur Lähmung, sodass das Handgelenk nicht mehr gestreckt werden kann.

Fallhand

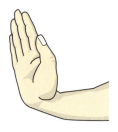

Predigerhand (Schwurhand)
Eine Verletzung des Nervus medianus (median = zur Mittellinie des Körpers) verhindert, dass die Hand gebeugt und die Finger gespreizt werden können.

Predigerhand

Klauenhand
Eine Verletzung des Ellenbogennervs führt dazu, dass die Finger gespreizt und gebeugt sind, während der kleine Finger und Mittelfinger in Richtung Handrücken gezogen werden.

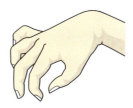
Klauenhand

Flaggenhand
Die spinale Kinderlähmung (Spinalnerven = Rückenmarksnerven) kann zum Ausfall bestimmter Muskeln führen, sodass Finger und Daumen einen rechten Winkel bilden.

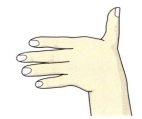
Flaggenhand

Pfötchenstellung der Hand
Vorkommen bei Tetanie (griech. tetanos = Spannung). Leichte Beugung der Fingergrundgelenke und Streckung der Fingergelenke, der Daumen ist in Gegenüberstellung (ähnlich der Schreibhaltung der Finger).

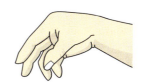
Tetanie

Dupuytren
Eine Beugekontraktur, besonders der Finger vier und fünf, die häufig bei Männern ab dem 50. Lebensjahr feststellbar ist. Die Ursache ist ungeklärt (wahrscheinlich erbliche Disposition = Veranlagung)

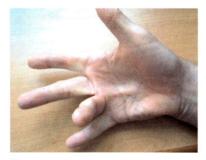
Dupuytren

Ganglion (Überbein)
Eine Geschwulst (mit gallertartigem Inhalt), die häufig an Hand-, Fußrücken oder Kniekehlen auftritt.

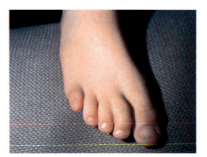

Syndaktylie an den Zehen

Syndaktylie
Eine angeborene Entwicklungsstörung, die zu Verwachsungen zwischen Zehen oder Fingern führt.

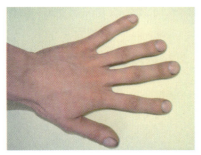

Trommelschlegelfinger mit Uhrglasnägeln

Trommelschlegelfinger (Kolbenfinger)
Die Fingerendglieder sind stark aufgetrieben, gleichzeitig ist eine Weichteilverdickung festzustellen. Symptom für Herz- und Lungenerkrankungen, z. B. Herzfehler, Bronchiektasen (Erweiterung der Bronchien).

Uhrglasnägel sind große, vorgewölbte Nägel, die häufig zusammen mit Trommelschlegelfingern vorkommen. Ursache: z. B. Bronchiektasen, Herzfehler, Lungenkrebs.

1. Nennen Sie die Ursachen von Fallhand, Predigerhand, Klauen- und Flaggenhand.
2. Auf welche Erkrankungen deuten Trommelschlegelfinger und Uhrglasnägel hin?
3. Erklären sie den Unterschied zwischen Dupuytren, Ganglion und Syndaktylie.

11.8 Füße

Obwohl die Füße uns von Kindesbeinen an bis ins hohe Alter treulich dienen, werden sie von vielen Menschen durch unphysiologische Schuhmode „gefoltert", anstatt pfleglich behandelt. Ein den Füßen angepasster Schuh ist nicht nur bequem, sondern auch für die Gesundheit zweckmäßiger.

Wenn wir das Glück haben, auf gesunden Füßen zu stehen, sollten wir dies schätzen und zu bewahren wissen.

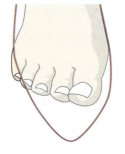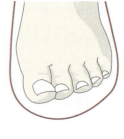

Schuhe sollten den Füßen angepasst sein

11 Äußeres Erscheinungsbild

Bei einem gesunden Fuß ruht das Körpergewicht im Stehen auf drei Punkten: Ferse und Zehenballen.

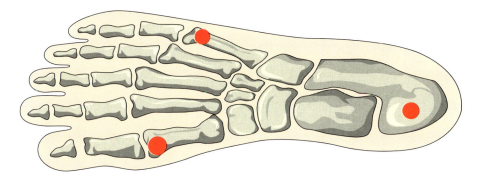

Auf diesen Punkten ruht das Körpergewicht

Längs- und Quergewölbe ermöglichen einen elastischen Gang.

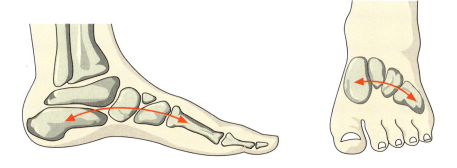

Längsgewölbe (links) und Quergewölbe

> Vergleichen Sie den gesunden Fuß (Abb. a) mit den veränderten Fußformen (Abb. b, c, d) und versuchen Sie eine Beschreibung.

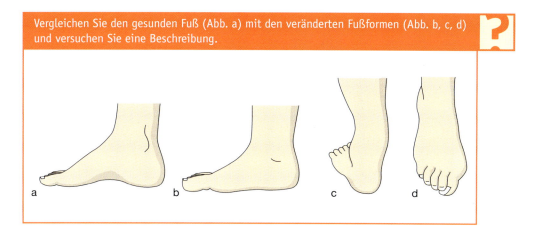

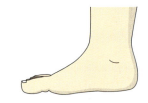

Plattfuß

Plattfuß
Beim Plattfuß ist das Längsgewölbe des Fußes völlig abgeflacht
(angeboren oder erworben, z. B. durch Bänder- und Muskelschwäche).

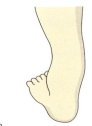

Knickfuß

Beim **Spreizfuss** tritt neben der Abflachung des Längsgewölbes noch eine Lockerung der Querverspannung auf, was zur Verbreiterung des Fußes führt.

Der **Knick-Plattfuß** ist eine Kombination von Plattfuß und Abknicken des Fußes (häufig bei Kindern festzustellen).

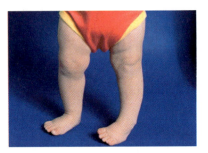

Klumpfuß

Klumpfuß
Der Klumpfuß ist angeboren und tritt bei Knaben zweimal so häufig auf wie bei Mädchen. Es kommt zu einer starken Abknickung der äußeren Fußkante mit Einwärtsknicken des Vorderfußes.

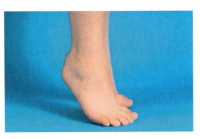

Spitzfuß

Spitzfuß
Beim Spitzfuß handelt es sich meist um einen erworbenen Fußschaden durch Lähmung oder Weichteilverkürzung der Wadenmuskulatur. Die Ferse kann den Boden nicht mehr berühren (siehe Kap. Kontrakturenprophylaxe).

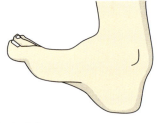

Hackenfuß

Hackenfuß
Der Hackenfuß, Gegenteil des Spitzfußes, zeigt eine abnorme Beugestellung mit Fersentiefstand. Er entsteht durch Lähmung oder Unfall.

Hacken-Hohlfuß

Beim Hacken-Hohlfuß sind Vorfuß und Ferse stark gegeneinander abgeknickt, das Längsgewölbe erhöht, der Fuß verkürzt. Ursache ist ein Funktionsausfall der Wadenmuskulatur.

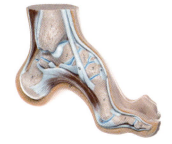

Hacken-Hohlfuß

Hallux valgus

(Hallux = Großzehe, valgus = nach innen gewölbt) kommt beim Spreizfuß vor und wird durch enge, spitze Schuhe begünstigt.
Meist entwickelt sich mit dem Hallux valgus eine Hammerzehe, die krallenförmig auf einer anderen Zehe liegt.

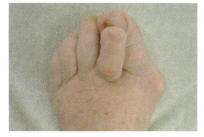

Hallux valgus mit Hammerzehe

Die Füße

Als erstes steh'n sie morgens auf
und schon beginnt der Tageslauf.
Kurze Zeit ging's ihnen gut,
da sie nachts schön ausgeruht,
barfuß in Pantoffelsohlen
können sie sich noch erholen,
doch schon bald beginnt die Pein,
denn der Schuh muss modisch sein!

Stöckelabsatz und recht spitz,
sonst hat alles keinen Witz!
Sein Besitzer leidet Qual,
tut, als sei's ihm ganz egal.
Jung macht man sich keine Sorgen,
kümmert sich noch nicht um morgen,
viele Jahre geh'n vorbei,
den Füßen war's nicht einerlei:

Die Quittung folgt jetzt auf dem Fuß,
der Spreizfuß wird ihm zum Verdruss,
Hallux valgus, Hammerzeh'
tuen ihm jetzt auch noch weh!
Doch dem Doktor fällt nur ein,
operieren muss jetzt sein!

Brücher-Bopp

Erklären Sie die Aussage des Gedichtes und beschreiben Sie die darin genannten Fußerkrankungen.

11.9 Haut, Hautanhangsgebilde und Muskulatur

11.9.1 Haut

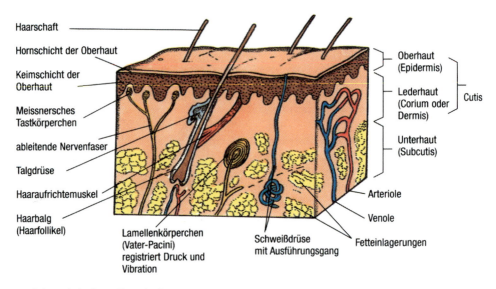

Schematische Darstellung der Haut

Das Wohlbefinden eines Menschen ist an seiner Haut (Cutis) ablesbar, da sie ein Spiegel innerer Störungen und seelischer Empfindungen ist. Wir werden rot vor Scham, blass vor Angst, die Haare stehen uns zu Berge, wir sind schweißgebadet, um nur einige psychische Reaktionen zu nennen, die durch unsere Haut sichtbar werden. Somit ist die Haut ein wichtiger Indikator für physische und psychische Prozesse.

Änderungen der Haut können vielfältig sein:

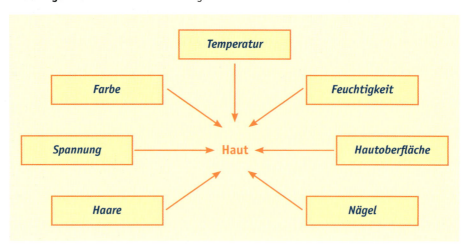

Farbveränderungen

- **Blässe**

  Abnorme Blässe von Haut und Schleimhäuten deutet auf Anämie (= Blutarmut) hin.

  Plötzlich auftretende Blässe ist bei Schock, Blutungen, Kälte, aber auch bei Angst, Schreck oder Aufregung festzustellen.

  Langsam auftretende Blässe kann ein Symptom für chronischen Blutverlust sein.

  Lokale (örtliche) Blässe ist bei Durchblutungsstörungen oder arteriellen Embolien feststellbar.

  Blässe kann auch ein Begleitsymptom vieler innerer Erkrankungen sein.

- **Rötung**

  Allgemeine Rötung tritt bei Hitze, Anstrengung, Erregung oder Fieber auf.

  Strichförmige Rötung der Haut wird hervorgerufen durch Kratzen, Entzündungen von Gefäßwänden (z. B. Venenentzündung oder Lymphangitis = Lymphgefäßentzündung).

  Flächenhafte Rötung kann auf Erregung hinweisen (besonders Hals und Gesicht), aber auch auf Verbrennungen geringen Grades oder Muttermale.

  Scharf umschriebene Rötung, stark juckend und schuppend (Intertrigo) tritt auf bei Adipositas (Fettleibigkeit), z. B. unter der Brust.

  Fleckenhafte Rötung ist bei vielen Hauterkrankungen festzustellen.

- **Pigmentierung**

  Hellbraune bis schwarze Hautbezirke (mit glatter bis rauer Oberfläche) sind angeboren oder durch Sonneneinstrahlung erworben.

  Hyperpigmentierung tritt bei der Addison-Krankheit (Erkrankung der Nebenniere) auf und führt zu einer Bronzefärbung der gesamten Haut (Bronzehautkrankheit).

  Pigmentmangel kann erworben oder angeboren sein. Erworben als Hautkrankheit (Vitiligo) mit weißen, pigmentfreien, langsam größer werdenden Flecken (teilweiser Pigmentmangel). Mögliche Ursachen sind Diabetes mellitus, Hyper- oder Hypothyreose (Über- oder Unterfunktion der Schilddrüse).

  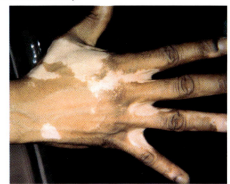
  Vitiligo

  Angeboren als Albinismus (erbliche Störung der Melaninbildung) mit sehr heller Haut, fast weißen Haaren, evtl. rötlicher Iris. Kann als totaler oder partieller (unvollkommener) Albinismus auftreten.

- **Blauverfärbung** (Zyanose)

  Blauverfärbung ist ein Symptom für Hypoxie (Sauerstoffmangel im Blut) und wird sichtbar an Nägeln und Lippen, z. B. bei Atemstörungen und Herzleiden.

- **Marmorierung**
  Bläulich-rote Marmorierung ist ein Zeichen für Unterkühlung, Arterienverschluss (Gefahr einer Gangrän) oder ein Symptom kurz vor dem Tod.

- **Gelbverfärbung** (Ikterus)
  Besonders in den Skleren (Lederhaut des Auges) ist die Gelbverfärbung (Ikterus) gut zu erkennen. Sie ist ein Hinweis auf Lebererkrankung oder Gallengangsverschluss.

- **Hämatome**
  Hämatome (Blutergüsse) sind Folgen von Weichteilverletzungen.

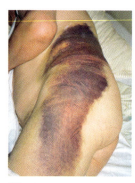

Hämatom

Temperatur und Feuchtigkeit

Kühle Haut kann ein Zeichen für Unterkühlung, Kreislaufschwäche, Blutverlust oder Herzleiden sein.

Besonders warme Haut ist feststellbar bei Fieber, Infektionen, Verbrennungen, Wunden oder Hitzschlag.

Sehr trockene Haut (wirkt schuppig) ist bei alten Menschen oder bei Patienten mit Hypothyreose (Schilddrüsenunterfunktion) zu finden.

Feuchte Haut tritt auf bei Hyperthyreose (Schilddrüsenüberfunktion) und vegetativen Störungen (gehen vom autonomen Nervensystem aus).

Starke Schweißabsonderungen (z. B. warmer Schweiß, der den ganzen Körper bedeckt) könnte ein Symptom für Krisis (zu rascher Fieberabfall) sein oder durch physikalische Maßnahmen (Heißluft oder Packungen) verursacht werden.

Kalter, klebriger Schweiß ist festzustellen bei vegetativen Störungen und Schock.

Spannungszustand (Turgor)

- **Verminderte Hautspannung**

  Um die verminderte Hautspannung festzustellen, wird eine Hautfalte hochgehoben. Bleibt die Falte für kurze Zeit stehen, ist die Hautspannung zu gering.

  Altersbedingte Austrocknung: Mit zunehmendem Alter verliert die Haut die Fähigkeit, Feuchtigkeit zu speichern, es bilden sich Falten.

  Krankhafte Austrocknung (Dehydratation) ist eine Gefahr bei großem Flüssigkeitsverlust (z. B. bei hohem Fieber, Erbrechen, Durchfall).

- **Erhöhte Hautspannung**

Um Ödeme (Wasseransammlung im Gewebe) festzustellen, wird der Daumen in das Gewebe gedrückt. Bleibt eine Delle für kurze Zeit erhalten, besteht eine Wasseransammlung im Gewebe.

Stauungsödeme, z. B. durch Herzkrankheiten, Thrombose, Tumore.

Aszites (Bauchwassersucht), z. B. durch Herz-, Lungen-, Nieren- und Lebererkrankung.

Ödeme an den Augenlidern (z. B. ein Hinweis auf Nierenerkrankung).

Entzündungsödeme, Reaktionen auf Hautverletzungen.

Elephantiasis (unförmige Schwellung der Extremitäten), bei chronischer Lymphstauung.

Hungerödeme (Eiweißmangelödeme), z. B. in den Entwicklungsländern.

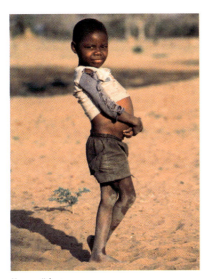
Hungerödem

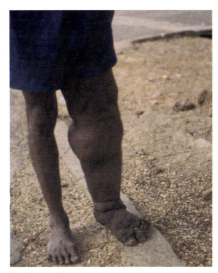
Elephantiasis

Hautoberfläche
Krankhafte Veränderungen der Haut können eine Fülle von Ursachen haben.

- **Entzündungen**
Entzündungen sind Abwehrreaktionen des Körpers und werden z. B. durch Erreger, Fremdkörper, Verbrennungen, Verätzungen, Strahlenüberdosierung hervorgerufen. *Spezifische Symptome* der Entzündung sind: *Rötung* (Hyperämie), *Schwellung* (Ödem), *Wärme* (Calor), *Schmerz* (Dolor).

- **Wunden**
Wunden sind Verletzungen des Gewebes, z. B. Stich-, Schnitt-, Biss-, Quetsch-, Schuss-, Schürfwunden.
    - *Nicht infizierte* Wunden bilden nach kurzer Zeit Schorf, der die Wunde schützt, bis die Gewebeneubildung erreicht ist.
    - *Infizierte* Wunden bilden Eiter (Pus). Eiter besteht aus Erregern, Leukozyten (weiße Blutkörperchen) und Gewebetrümmern.

Dekubitus entsteht durch Wundliegen bei Langzeitkranken.

Ulcus Cruris (Unterschenkelgeschwür), z. B. bei Krampfadern.

Gangrän (abgestorbenes Gewebe durch mangelhafte arterielle Durchblutung) z. B. bei Diabetikern.

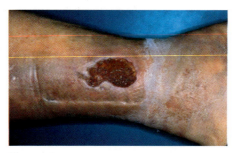 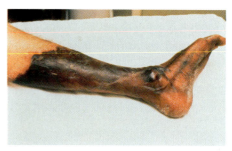

Ulcus cruris *Gangrän*

- **Hauterkrankungen**

    durch ***Parasiten***, z. B. Läuse, Flöhe, Wanzen, Zecken, Milben,

    als ***Begleiterscheinung*** innerer Erkrankungen und äußerer Einflüsse, z. B. Masern, Scharlach, Allergien.

    ### Hautkrebs
    - ***Basalzellenkrebs*** (Basaliome) entsteht vorwiegend bei älteren Menschen mit verwitterter Haut, besonders im Gesicht, im Nacken und auf den Handrücken.
    - ***Stachelzellenkrebs*** (Spinaliome) tritt häufig im Gesicht, am Hals, auf den Handrücken auf.
    - ***Melanome*** entwickeln sich aus den pigmentbildenden Zellen. Auffallend ist ihr wucherndes Wachstum und ihre raue, höckerige Oberfläche.

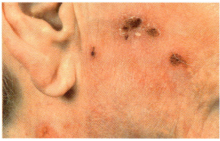 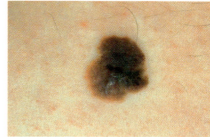

Basaliom *Melanom*

1. Beschreiben Sie die verschiedenen Farbveränderungen der Haut und nennen Sie mögliche Ursachen.
2. Nennen Sie Ursachen für Temperatur- und Feuchtigkeitsveränderungen der Haut.
3. Beschreiben Sie den Unterschied zwischen verminderter und erhöhter Hautspannung.
4. Nennen Sie Erkrankungen, bei denen es zur Änderung der Hautspannung kommen kann.
5. Nennen Sie krankhafte Veränderungen der Haut und ihre Ursachen.

11.9.2 Nägel und Haare

Nägel sind durchsichtige gewölbte Hornplatten zum Schutze unserer Finger und Zehen. Veränderungen können auf ein krankhaftes Geschehen hinweisen:

- *Uhrglasnägel* (z. B. bei Lungenerkrankung oder Herzfehler)
- *Nagelbettentzündungen,* Nagelbettvereiterungen (z. B. bei Verletzungen)
- *Aufsplitterung und Verdickung* (z. B. bei Pilzinfektionen)

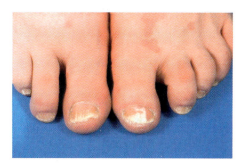
Fußpilz

Haarausfall
Davon betroffen sind vor allem Männer, oft schon in jungen Jahren. Man unterscheidet vorübergehenden und bleibenden Haarausfall.

Ursachen für vorübergehenden Haarausfall

- mechanische Schädigung
- Chemotherapeutika
- Thalliumvergiftung
- hormonelle Umstellung (z. B. Klimakterium)
- fieberhafte Erkrankungen (z. B. Thypus, Fleckfieber)
- Pilzinfektion, Ekzeme (umschriebener = flächenhafter Haarausfall)

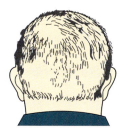
Umschriebener Haarausfall

Ursachen für bleibenden Haarausfall

- Veranlagung (genetisch bedingt)
- Verbrennungen
- Röntgenstrahlen

---

1. Frau Kunze ist besorgt, da sie morgens beim Kämmen büschelweise Haare in der Hand hält. Erklären Sie Frau Kunze mögliche Ursachen des Haarausfalls (Rollenspiel).
2. Erklären Sie, warum eine Beobachtung der Nägel wichtig sein kann.

11.9.3 Muskulatur

„Bewegung ist die Ursache allen Lebens" schrieb schon Leonardo da Vinci. In der Tat werden nicht nur Körperbewegungen, sondern auch viele lebenswichtige Körperfunktionen durch Muskulatur in unterschiedlicher Größe und Form ermöglicht. Denken wir nur an unseren Herzmuskel oder die Darmbewegungen, die für die Verdauung so wichtig sind. Daher werden in unserem Körper drei Arten von Muskeln unterschieden.

Eingeweidemuskulatur (glatte Muskulatur)
Sie besteht, mikroskopisch gesehen, aus langen spindelförmigen Einzelzellen. Glatte Muskulatur ist auf schwächere, aber langandauernde Leistung spezialisiert, kann nicht ermüden und nicht mit dem Willen beeinflusst werden.

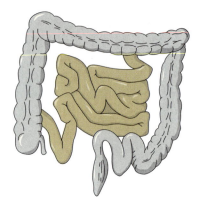

Eingeweidemuskulatur

Skelettmuskulatur (quergestreifte Muskulatur)
Sie setzt sich zusammen aus Muskelfasern, die, mikroskopisch gesehen, helle und dunkle Streifen erkennen lassen. Sie ist willkürlich beeinflussbar und kann schnell ermüden, da sie auf starke, aber nur kurzfristige Leistung spezialisiert ist.

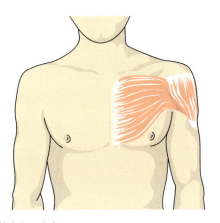

Skelettmuskulatur

Herzmuskulatur (eine Kombination von glatter und quergestreifter Muskulatur)
Dieser netzartige Muskelverband ist willkürlich nicht beeinflussbar. Die Herzmuskulatur ist spezialisiert auf eine starke Dauerleistung und ermüdet nicht.

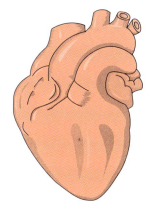
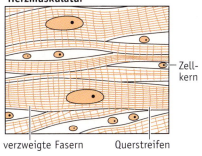

Herzmuskulatur

Die Skelettmuskulatur eines Menschen kann sehr unterschiedlich ausgebildet sein.

Muskelhypertrophie (Vergrößerung des Muskels) wird durch Bodybuilding erreicht (es kommt zu keiner Vermehrung der Muskelzellen).

Muskelatrophie (Muskelschwund) tritt bei Menschen auf, deren Muskulatur lange Zeit ruhig gestellt wurde, z. B. durch Verbände oder Krankheit. Schon nach sieben Tagen strenger Bettruhe kommt es zu 5 % Muskelverlust. Das bedeutet, unser Körper ist auf Muskelbewegung angewiesen oder der Muskel verkümmert.
Deshalb sollte auch der Bettlägerige, je nach Krankheitsbild, gymnastische Übungen im Krankenbett durchführen.

Muskeldystrophie ist eine chronische, degenerative Erkrankung der Muskulatur.

Myositis ist eine schmerzhafte Muskelentzündung bestimmter Muskelgruppen, meist ein familiäres Leiden.

---

1. Welche Muskelarten unterscheidet man?
2. Erklären Sie die Bedeutung krankengymnastischer Übungen bei Bettlägerigen.
3. Erklären Sie die Begriffe Muskelhypertrophie, Muskelatrophie und Muskeldystrophie.

12 Seelisches Befinden

Das seelische Befinden eines Kranken spiegelt sich in seinem Gesicht wider. Es kann Freude, Trauer, Leiden, Schmerz ausdrücken, ohne dass ein Wort gesprochen wurde. Gerade im pflegerischen Bereich muss dieser nonverbalen Kommunikation große Aufmerksamkeit gewidmet werden, um mehr über die seelische Verfassung des Kranken zu erfahren.

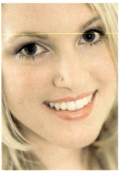
glücklich

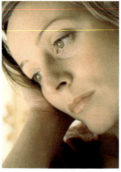
traurig

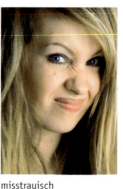
misstrauisch

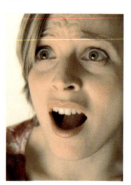
erstaunt

Der Gesichtsausdruck spiegelt die seelische Verfassung wider

12.1 Mimik und Gestik

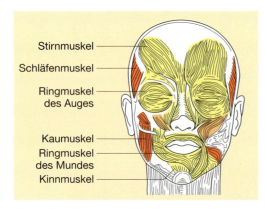

- Stirnmuskel
- Schläfenmuskel
- Ringmuskel des Auges
- Kaumuskel
- Ringmuskel des Mundes
- Kinnmuskel

Die mimische Gesichtmuskulatur

Warum unser Gesicht in der Lage ist, so differenziert physisches und psychisches Befinden durch die **Mimik** (Gesichtsausdruck) auszudrücken, wird verständlich, wenn man sich die Gesichtsmuskulatur ansieht.

Die Gesichtsmuskulatur unterscheidet sich von der übrigen Muskulatur dadurch, dass sie nicht die Aufgabe hat, Gelenke zu bewegen, sondern im Unterhautgewebe liegt und die Haut bewegt. Die Muskeln verlaufen radiär (strahlenförmig) und zirkulär (kreisförmig) um die Körperöffnungen. Für die Mimik hat die Muskulatur um Mund und Augenbereich besondere Bedeutung.

Der Gesichtsausdruck kann, neben dem psychischen Befinden, auch einen Hinweis auf bestimmte **Erkrankungen** geben:

- Das *sardonische Lächeln* ist ein verzerrtes Lächeln, das durch Krämpfe (Tetanusinfektion) der Gesichtsmuskulatur verursacht wird.
- Das *Maskengesicht* ist ein starrer Gesichtsausdruck, z. B. bei Morbus Parkinson (Schüttellähmung) und Sklerodermie (Bindegewebserkrankung).
- Das *Mondgesicht* ist eine Veränderung der Gesichtsform, z. B. bei Cushing-Krankheit.

12 Seelisches Befinden

- Die *Fazialislähmung* (Fazialis = Gesichtsnerv, der alle mimischen Muskeln versorgt) führt zu einer ausdruckslosen oder fehlenden Mimik.

- Das *Totengesicht* zeigt sich in einem verfallenen Aussehen, tiefliegenden Augen, spitzer Nase und kaltem Schweiß (kurz vor dem Tod).

Gestik ist die Gesamtheit der Bewegungen als Ausdruck seelischen Befindens. Gestik kann dynamisch, verhalten oder gehemmt wirken. In aller Regel spielen Gestik und Mimik zusammen, jedoch kann die Erkrankung einen entscheidenden Einfluss auf beides nehmen, z. B. bei Halbseitenlähmung, Morbus (Krankheit) Alzheimer oder Morbus Parkinson.

1. Was drücken für Sie die abgebildeten Gesichter aus?
   Versuchen Sie, die folgenden Begriffe den Gesichtern zuzuordnen:
   Freundlich, akzeptierend, zornig, skeptisch, missmutig, erstaunt

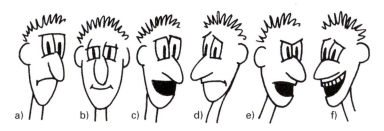

2. Analysieren Sie das Bildnis nach den Gesichtpunkten Alter, Größe, Geschlecht, Körpergewicht, Körperhaltung, Körperbewegung, Gesichtsausdruck, Gestik.

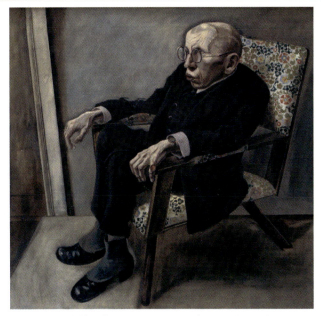

Portrait des Schriftstellers Max Herrmann-Neisse von George Grosz

12.2 Sprache

Die Sprache ist ein differenziertes Mittel menschlicher Kommunikation, die von der unterschiedlichen Stimmlage bis zur ausgefeilten Wortwahl reicht.
Eine Stimme kann ruhig, nervös, laut, leise, grell, sanft, weinerlich oder verärgert wirken, sodass der geschulte Beobachter Auskunft über die emotionale Verfassung einer Person erhält.

Daneben können Stimme und Sprache krankheitsbedingt verändert sein, denken wir z. B. an Heiserkeit oder Erkrankung des Kehlkopfes. Auf keinen Fall dürfen wir bei Sprachstörungen Rückschlüsse auf die Intelligenz eines Menschen ziehen.

Sprachstörungen

Sprachstörungen (Lalopathie) können unterteilt werden in artikulatorische Sprachstörungen (durch Organerkrankungen) und psychogene Sprachstörungen (durch seelische Probleme).

Bei Störungen im Gehirn wie Schlaganfall und Gehirnverletzungen kann es zur Aphasie (ohne Sprache) kommen, eine Sprachstörung bei erhaltener Funktion der zum Sprechen benötigten Muskulatur.

Artikulatorische Sprachstörungen
Ursachen für artikulatorische Sprachstörungen:

- Veränderungen oder Fehlbildungen der Artikulationsorgane (z. B. Lippen-Kiefer-Gaumen-Spalte)
- Schwerhörig- oder Gehörlosigkeit (es fehlt die Eigenkontrolle beim Spracherwerb)
- Zentral-nervalbedingte Störungen der Koordination der Sprache durch Schädigungen im Gehirn (z. B. bei Lähmungen)
- Verzögerte Sprachentwicklung
- Kehlkopfentfernung führt zur Ösophagussprache (= Speiseröhrensprache) oder Pharynxsprache = (Rachensprache)

Psychogene Sprachstörungen

- *Aphonie* (Stimmlosigkeit) kann durch psychische Traumata, Entzündungen oder Lähmungen hervorgerufen werden.
- *Mutismus* (Schweigen trotz erworbener Sprachbeherrschung) wird durch psychische Überbeanspruchung verursacht.
- *Stottern* kann organisch oder neurotisch bedingt sein (z. B. Angst, Konflikte, Erziehungsfehler). Klonisches Stottern: Wiederholen von Lauten. Tonisches Stottern: Verlängerung von Anlauten.
- *Poltern* ist eine Koordinationsstörung der Rede durch erhöhtes Sprechtempo.
- *Lispeln* (= Sigmatismus) ist eine Artikulationsstörung von S-Lauten.
- *Stammeln* ist eine Fehlartikulation eines oder mehrerer Laute, z. B. wird aus Spielen pielen, aus Milch mil.

12.3 Bewusstsein

In der Medizin verwendet man den Ausdruck Bewusstsein im Zusammenhang mit den vielen Formen der Bewusstseinsstörungen. Diese Störungen reichen von der Bewusstlosigkeit bis zur Bewusstseinserweiterung (z. B. durch Einnahmen von Drogen).

Bewusstseinsstörungen

Bewusstseinsstörungen quantitativer Art (leicht ansprechbar bis nicht mehr ansprechbar)

- *Benommenheit* (ein leichter Grad der Bewusstseinsstörung) führt zum verlangsamten Denken, Handeln und erschwerter Orientierung.
- *Somnolenz* (Schläfrigkeit), der Patient ist in seiner Handlung nicht aktiv, leidet an krankhafter Schläfrigkeit (kann sich aber bewegen und sprechen).
- *Sopor* (Bewusstseinsstörung stärkeren Grades), der Patient ist aus diesem Stadium nur schwer zu erwecken (z. B. durch starkes Anstoßen, Anschreien, aber nur für kurze Zeit).
- *Koma* (Bewusstlosigkeit) ist eine Bewusstseinsstörung, die sich durch äußere Reize nicht mehr unterbrechen lässt. Pupillenreflexe, selbst der Cornealreflex (Reaktion bei Berührung der Hornhaut des Auges) sind nicht mehr vorhanden.

Bewusstseinsstörungen qualitativer Art (desorientiert bis völlig verwirrt)

- *Desorientierung,* der Patient erkennt Personen und Ort nicht mehr, außerdem fehlt ihm der Zeitbegriff.
- *Verwirrungen* sind Störungen im Gedankenablauf, die zu panikartigen Zuständen führen können.
- *Dämmerzustand,* der Patient erkennt nur wenig um sich herum, er scheint in einer anderen Welt zu leben, evtl. können Halluzinationen (Sinnestäuschung) auftreten.
- *Delirium* (Verwirrtheit) zeigt sich in körperlicher Unruhe, Zittern, Halluzinationen (z. B. durch Alkoholentzug).

Weitere Bewusstseinsstörungen

- *Amnesie* (Erinnerungslücken), z. B. nach Unfällen mit Gehirnerschütterung.
- *Absencen* sind kurze Bewusstseinstrübungen mit nachträglicher Erinnerungslücke, z. B. bei kleinen epileptischen Anfällen (Epilepsie = Fallsucht durch plötzliche Funktionsstörung des Gehirns).
- *Apathie* ist eine vorübergehende oder dauerhafte Teilnahmslosigkeit und Unempfindlichkeit für äußere Eindrücke.
- *Ohnmacht* ist ein kurzandauernder Bewusstseinsverlust von Sekunden bis Minuten durch eine Kreislaufschwäche, von der sich der Patient schnell wieder erholt (z. B. Kreislaufstörungen, Herz- oder Hirnerkrankung).
- *Schock* (Kollaps) ist eine Bewusstseinsstörung, die von Somnolenz bis zur Bewusstlosigkeit reichen kann. Es kommt zu einer kapillaren Mangeldurchblutung (Kapillare = Haargefäße), bei der Zellgewebe abstirbt. Wenn der Schock länger als zehn Minuten anhält, kommt es zu irreversiblen Schäden (nicht mehr rückgängig zu machen) an Hirn, Herz, Nieren oder Leber. Daher bedeutet jeder Schock höchste Lebensgefahr!

Je nach Ursache werden folgende **Schockarten** unterschieden:
- kardiogener Schock (durch Herzversagen)
- hypovolämischer Schock (durch Flüssigkeitsverlust)
- septischer Schock (Sepsis = Blutvergiftung)
- anaphylaktischer Schock (Überempfindlichkeit gegenüber Insektengift oder Medikamenten)
- hypoglykämischer Schock (durch verminderte Blutzuckerkonzentration)
- traumatischer Schock (durch schweren Unfall oder Schreckerlebnis)
- hämorrhagischer Schock (durch schwere innere Blutungen)

Trotz der verschiedenen Ursachen gibt es **Symptome**, die immer auftreten:
- blasse, kalte, feuchte Haut
- Tachycardie (beschleunigte Herztätigkeit)
- schlaffe Muskeln

Da Frischoperierte durch eventuelle innere Blutungen schockgefährdet sind, müssen sie aufmerksam beobachtet werden. Regelmäßig Puls und Blutdruck messen. Das Gleiche gilt für Patienen, die Bluttransfusionen oder Medikamente erhalten, um Anzeichen eines anaphylaktischen Schocks rechtzeitig zu erkennen.

12.4 Stimmung

Die Stimmung eines Menschen ist der Ausdruck seiner psychischen Verfassung. Sie reicht von übermäßigem Glücksgefühl bis zum Todtraurigsein. Sie kann in manchen Fällen aber auch ein Symptom geistiger Erkrankung sein.

- *Euphorie* bei Gesunden: lustvoll gesteigerte Gedanken und Empfindungen.
- *Euphorie* bei Patienten: motivlose, übertriebene heitere Stimmungen, z. B. bei senilen Patienten oder Patienten mit multipler Sklerose (Nervenkrankheit).
- *Exaltation* tritt meist in Kombination mit Euphorie auf. Es ist eine psychische Störung mit maßloser Steigerung der Ansprüche und des Selbstbewusstseins.
- *Manisches Syndrom* ist eine Stimmungslage, die von Reizbarkeit bis zur Hochstimmung reicht. Sie ist mit vermindertem Schlafbedürfnis und Überaktivität verbunden.
- *Depression* ist ein vielseitiges Erscheinungsbild. Sie reicht von Antriebsarmut über Interesselosigkeit bis hin zur Gefühllosigkeit oder zum Gefühl der Leere.

1. Erklären Sie den Unterschied zwischen artikulatorischer und psychogener Sprachstörung. Geben sie jeweils drei Beispiele.
2. Erklären Sie den Begriff Bewusstseinsstörung und nennen Sie vier Beispiele.
3. Erklären Sie den Begriff Schock und nennen Sie mögliche Ursachen für einen Schock.
4. Herr Jakob wurde frisch operiert. Er liegt im Bett und hat blasse, kalte, feuchte Haut, sein Puls ist beschleunigt. Was könnte die Ursache sein?

12.5 Ermüdung und Schlaf

Ermüdung

Körperliche Ermüdung ist sichtbar durch allgemeine Schwäche bei körperlicher Anstrengung, fehlende Energiereserven und mangelnde Kondition. Sie kann als Schwäche bestimmter Muskelgruppen auftreten oder ein Begleitsymptom anderer Erkrankungen sein.

Geistige Ermüdung ist häufig verbunden mit Angst, Spannungszuständen und der Unzufriedenheit mit der eigenen Situation. Sie kann auch ein Symptom einer beginnenden Depression sein.

Schlaf

Der Schlaf ist der Ausgleich zum Wachsein und wird von unserem Gehirn gesteuert. Während des Schlafs kann sich der Körper erholen und Kräfte für den nächsten Tag sammeln. Ein guter Schlaf ist ein Kennzeichen für körperliche und seelische Ausgeglichenheit. Das **Schlafbedürfnis** ist verschieden:

Alter	Schlafzeit
Babys	etwa 20 Stunden
Kleinkinder	12–14 Stunden
Erwachsene	7–8 Stunden
Ältere Menschen	5–6 Stunden häufig mit Mittagsschlaf

Um ruhig schlafen zu können, bremst das Schlafzentrum alle Funktionen (Energieumsatz, Körpertemperatur, Atmung und Herzschlag), die Organe arbeiten auf „Sparflamme". Bei einem Lebensalter von 75 Jahren hat der Mensch ca. 25 Jahre geschlafen. Die Schlafqualität lässt sich mit elektronischen Geräten messen:

EEG = **E**lektro**e**ncephalo**g**raph (misst Hirnstromwellen)
EOG = **E**lektro**o**kulo**g**raph (misst Augenbewegungen)
EMG = **E**lektro**m**yo**g**raph (misst Muskelaktionspotenziale)

Beim Schlaf werden zwei **Schlafarten** unterschieden.
der traumlose Schlaf (NON-REM-Schlaf)
der Traumschlaf (REM-Schlaf = **r**apid **e**ye **m**ovements = schnelle Augenbewegungen)

Im Traumschlaf zeigt der Schläfer rasche Augenbewegung, eine erhöhte Atem- und Herzfrequenz und ist in dieser Zeit nur schwer zu erwecken.

Je nach **Schlaftiefe** unterscheidet man vier Phasen:

1. Phase: Einschlafphase
2. Phase: leichter Schlaf
3. Phase: mittlerer Schlaf
4. Phase: Tiefschlaf

Vor Mitternacht dauern die Tiefschlafphasen 40 bis 60 Minuten und verkürzen sich gegen Morgen bis auf wenige Minuten (deshalb sagt der Volksmund, der Schlaf vor Mitternacht ist am gesündesten).

Schlafstörungen

Viele Menschen leiden an Schlafstörungen, entweder an Einschlaf- oder Durchschlafstörungen. Diese Schlafstörungen können verschiedene Ursachen haben:

Äußere Ursachen	Organische Ursachen	Psychische Ursachen
z. B. Hitze Kälte Medikamente ungewohntes Bett Kaffee, Tee	z. B. Schmerzen Fieber Erkältung nächtliches Wasserlassen Atemnot Cystitis	z. B. Ängste Depressionen Probleme Aufregung

Sonderformen des Schlafes

- *Narkolepsie* ist eine Schlafstörung, die sich in tagsüber auftretenden zwanghaften Schlafanfällen von wenigen Minuten bis Stunden äußert. Der Betroffene fühlt sich danach sehr erfrischt, aber der Nachtschlaf ist gestört; kann nach entzündlichen Hirnprozessen auftreten.

- *Hypersomnie* (Schlafsucht) tritt auf bei Erkrankungen wie Encephalitis (Gehirnentzündung), Hirntumor oder Intoxikation (Vergiftung).

- *Somnambulismus* (Lunatismus = mondsüchtig) ist ein schlafähnlicher Zustand. Der Schlafende handelt wie im Wachzustand, wobei die Erinnerung daran am nächsten Tag fehlt.

- *Narkose* ist ein künstlich herbeigeführter Tiefschlaf.

Besonderheiten während des Schlafes

- Schlafapnoe ist ein kurzzeitiger Atemstillstand (häufig betroffen sind Schnarcher). Schlafapnoe kann Ursache für ungeklärte Hypertonie und Herzmuskelschwäche sein. Bei Verdacht auf Schlafapnoe können Untersuchungen im Schlaflabor Gewissheit schaffen.

- Myoklonie sind nächtliche, krampfartige Beinbewegungen.

- Bruxismus ist das Zähneknirschen während des Schlafes.

1. *Erklären Sie anhand der Abbildung die unterschiedlichen Phasen des Schlafes.

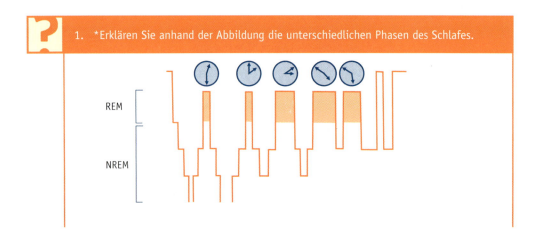

2. Was bedeuten die Abkürzungen EEG, EOG, EMG, und was wird damit gemessen?
3. Suchen Sie weitere Beispiele, wie der Schlaf gestört werden kann.
4. *Frau Phob hat morgen eine Operation vor sich, daher möchte sie ein Schlafmittel haben. Notieren Sie, ob es andere Möglichkeiten gegen Schlafstörungen gibt.

12.6 Schmerzen

Etwa 30 Millionen Bürger in der Bundesrepublik kaufen pro Jahr rund 300 Millionen Packungen mit Schmerzmitteln, da sie häufig, regelmäßig oder selten an Schmerzen leiden. Diese Zahlen verdeutlichen dass Schmerzen ein großes Problem in unserer Gesellschaft sind.

Schmerzen sind immer ein Alarmsignal von Körper oder Seele und weisen auf einen Missstand hin. Schmerzen können verbal geäußert oder nonverbal durch Mimik, Gestik und Zwangslage übermittelt werden.

Zur Schmerzdiagnose sind wichtig:
- Ort des Schmerzes
- Schmerzempfinden
- Schmerzzeitpunkt
- Schmerzursache
- Schmerzart
- Schmerzauslöser

Ort des Schmerzes
Im Prinzip kann jeder Teil unseres Körpers vom Schmerz betroffen sein.

Ort des Schmerzes	mögliche Ursachen
Kopf	Neuralgien, Migräne
Hals	Halsentzündung
Nacken	Meningitis
Brust	Angina pectoris, Pneumonie
Rücken	Bandscheibenvorfall
Bauch	Magengeschwür, Gallenkolik
Urogenitalbereich	Cystitis, Nierenkolik
Gelenke	Rheumatismus
Beine	Thrombose

Schmerzursachen
Schmerzursachen können von außen auf den Organismus einwirken oder im Körper selbst entstehen.

Äußere Ursachen		Innere Ursachen	
Verletzungen	Äußere Reize	Erkrankungen	Psychogene Ursachen
Verbrennungen	Wetter	Appendizitis	Probleme
Wunden	Lärm	Lungentumor	Angst
Insektenstiche	Licht	Cystitis	Stress

Schmerzempfinden
Das Schmerzempfinden ist sehr unterschiedlich.

Schmerz kann
- kurzzeitig oder lang anhaltend sein,
- gleich bleibend oder periodisch auftreten,
- krampfartig (kolikartig), brennend, stechend, klopfend, ziehend oder dumpf sein.

Schmerzarten

Der **Oberflächenschmerz** (betrifft die äußere Hautschicht) ist hell, stechend, gut lokalisierbar.

Der **Tiefenschmerz** (Eingeweideschmerz, geht meist von Knochen, Muskeln, inneren Organen aus) ist dumpf und schlecht zu lokalisieren (auch Migräne und Kopfschmerzen zählen dazu).

Der **Übertragungsschmerz** ist ein Schmerz, der in andere Regionen ausstrahlt, z. B. Herzinfarkt verursacht u. a. Schmerzen im linken Arm.

Der **Phantomschmerz** ist ein Schmerzempfinden in einem nicht mehr vorhandenen Körperteil, z. B. in einem amputierten Bein.

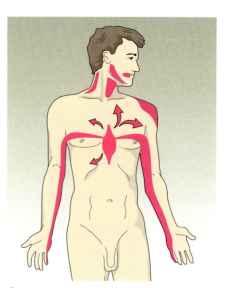

Übertragungsschmerz bei Angina pectoris

Schmerzzeitpunkt und Schmerzauslöser
Sie geben Auskunft, in welchen Situationen Schmerzen auftreten, z. B.

- Schmerzen bei bestimmten Bewegungen
- Schmerzen bei Nahrungsaufnahme oder nüchtern
- Schmerzen bei der Regelblutung (häufig krampfartig)
- Schmerzen während der Nacht (z. B. in den Zehengrundgelenken bei Gicht)

Schmerztherapie
Bei der Schmerztherapie gibt es drei sich ergänzende Behandlungsmethoden.

- *Psychologische Betreuung:* Gespräche, autogenes Training
- *Physikalische Maßnahmen:* Wärme oder Kälte-Wickel, Akupunktur
- *Chemische Therapie:*
  - lokale Anwendung mit Salben, Gel, Spray, Injektionen
  - orale Anwendung mit Tabletten, Kapseln
  - rektale Anwendung mit Suppositorien (Zäpfchen)

Schmerzgedächtnis

Akute Schmerzen können sich zu chronischen Schmerzen entwickeln, wenn sie nicht ausreichend gelindert werden. Es bildet sich ein Schmerzgedächtnis, da die sensiblen Nervenzellen lernfähig sind wie unser Großhirn. Sind die Nervenzellen immer wieder Schmerzimpulsen ausgesetzt, verändert sich ihre Aktivität, d.h. es genügt ein kleiner sensibler Reiz, um als Schmerzimpuls registriert und empfunden zu werden, so dass aus dem akuten Schmerz ein chronischer Schmerz geworden ist. Obwohl der eigentliche Schmerzauslöser fehlt, ist der Schmerz dennoch vorhanden. Die Konsequenz ist, das Schmerzgedächtnis gar nicht erst entstehen zu lassen. Eine rechtzeitige Schmerztherapie kann dies verhindern.

1. Nennen Sie weitere Beispiele für innere und äußere Schmerzursachen.
2. Nennen Sie weitere Beispiele für Orte des Schmerzes.
3. Frau Fischer klagt über Schmerzen im linken Arm.
   a) Um welche Schmerzart könnte es sich handeln?
   b) Welche weiteren Schmerzarten kennen Sie und wie äußern Sie sich?
4. Wie können Patienten Schmerzen empfinden?
5. Was versteht man unter Schmerzzeitpunkt und Schmerzauslöser?
6. Herr Schulze leidet seit einiger Zeit an erheblichen Kopfschmerzen, ohne dass eine organische Ursache festgestellt wurde. Welche therapeutischen Vorschläge würden Sie Herrn Schulze machen?

13 Körperlicher Zustand

Zunächst einige Informationen über **die Leistungsfähigkeit unseres Herzens.** Das Herz ist ein Hohlmuskel in der Größe einer Faust.

- Das Herz eines Erwachsenen schlägt ca. 60–80mal/Min. (100 000-mal am Tag),
- um die 5–6 Liter Blut durch den Körper zu pumpen,
- in einem Blutgefäßnetz von ca. 2500 km Länge (bei einem Erwachsenen).
- In einer Minute durchfließt das Blut den gesamten Organismus.

Die Aufgabe von Herz und Blut-Kreislauf besteht darin, sämtliche Zellen mit Sauerstoff, Nährstoffen und Wirkstoffen zu versorgen und Abbaustoffe und Kohlendioxid abzutransportieren. Das Blut besteht zu 45 % aus Zellen und 55 % aus Plasma, um seine Aufgaben erfüllen zu können, muss das Blut eine konstante Zusammensetzung haben.

13.1 Puls

*Erklären Sie das Reizleitungssystem des Herzens.

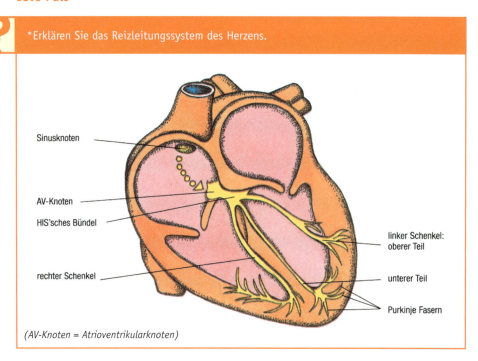

(AV-Knoten = Atrioventrikularknoten)

Der Puls hat im Rahmen der Krankenbeobachtung eine große Bedeutung, da Veränderungen des Kreislaufs fast immer mit einer Änderung des Pulses einhergehen. Zur Beurteilung des Pulses ist auf Pulsfrequenz, Pulsrhythmus und Pulsqualität zu achten.

Der Puls ist die Druckwelle, die durch die Herzkontraktion (Kammerkontraktion) entsteht. Der Puls lässt sich an allen oberflächlich gelegenen Arterien fühlen, besonders geeignet für die Kontrolle sind Hals-, Schläfen- und Speichenschlagader.

13 Körperlicher Zustand

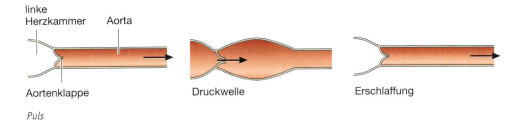

Puls

13.1.1 Technik des Pulsfühlens

In der Regel wird der Puls an der Speichenschlagader (Radialarterie) gefühlt. Dazu liegt der Arm locker, leicht angewinkelt auf der Bettdecke. Die Pflegeperson legt Zeige-, Mittel- und Ringfinger an die Innenseite des Handgelenks unterhalb des Daumenballens. In der anderen Hand hält sie die Uhr mit Sekundenzeiger. Gewöhnlich genügt es, die Pulsschläge nur eine viertel Minute zu zählen und dann den gewonnenen Wert mit vier zu multiplizieren. Dieser Wert ist sofort zu notieren.

Bei Patienten mit Herzerkrankungen muss der Puls eine ganze Minute gezählt werden, da sonst das Ergebnis zu ungenau ist.

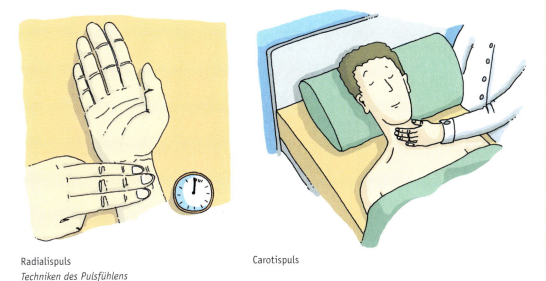

Radialispuls   Carotispuls
Techniken des Pulsfühlens

13.1.2 Pulsfrequenz

Die Pulsfrequenz (Anzahl der Pulsschläge pro Minute) gibt Auskunft über die Anzahl der Kammerkontraktionen des Herzens.

Die Pulsfrequenz ist abhängig von Alter, körperlicher Betätigung, Schlagkraft des Herzens, Körpertemperatur, vegetativem Nervensystem und Krankheitsbild.

Pulsfrequenz bei körperlicher Ruhe

Alter	Pulsfrequenz (Schläge pro Minute)
Neugeborene	140
Kinder (10 Jahre)	90
Erwachsene	60–80
Senioren	60

Abweichungen von der normalen Pulsfrequenz werden als Tachycardie oder Bradycardie bezeichnet.

Tachycardie
Tachycardie ist die beschleunigte Herztätigkeit mit mehr als 100 Pulsschlägen pro Minute. Mögliche Ursachen sind nervöse, physikalische oder chemische Reize, Angst, Fieber, Schock, Blutung, Schilddrüsenüberfunktion oder Herzkrankheiten.

Paroxysmale Tachycardie ist das anfallsweise Auftreten eines schnellen Pulses von ca. 160 bis 200 Pulsschlägen pro Minute. Ein Anfall kann mehrere Minuten, Stunden sogar einige Tage dauern und bedeutet eine erhebliche Belastung des Herzens.
Symptome sind Schwindelanfälle, Dyspnoe (Atemstörungen) und Angina pectoris (Schmerzen im Brustbereich). Mögliche Ursachen sind Myocarditis (Herzmuskelentzündung) oder Herzinsuffizienz (Herzmuskelschwäche).

Bradycardie
Bradycardie ist die verlangsamte Herztätigkeit mit weniger als 60 Pulsschlägen pro Minute. Sie kommt vor z. B. bei gesteigertem Hirndruck und der Einnahme von Herzmedikamenten, aber auch bei Sportlern.

Sinkt der Pulsschlag sogar auf 40 und niedriger besteht Lebensgefahr!

Es besteht Verdacht auf eine Überleitungsstörung im Herzen (= Block).

Ein **unvollständiger** (intermittierender oder partieller) **AV-Block** (AV = atrioventrikulär, Atrium = Vorhof, Ventrikel = Kammer) liegt vor, wenn nur jede zweite oder dritte Erregung vom Vorhof zur Kammer geleitet wird.

Ein **kompletter** (totaler) **AV-Block** liegt vor bei einer Pulsfrequenz von ca. 30 Schlägen. Dabei pumpen die Herzkammern unabhängig von den Vorhöfen (man bezeichnet dies als Ventrikelflucht). Der Eigenrhythmus der Kammern (Kammerautomatismus) ist wesentlich langsamer als der normale Herzrhythmus.

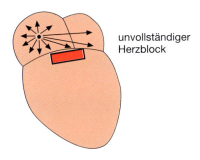

unvollständiger Herzblock

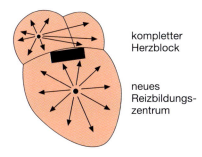

kompletter Herzblock

neues Reizbildungszentrum

Unvollständiger AV-Block:
nur jede 2.–3. Erregung wird weitergeleitet.
Überleitungsstörungen im Herzen

Kompletter AV-Block:
es entsteht ein neues Reizbildungszentrum

Eine **relative Bradycardie** liegt vor, wenn die Pulsfrequenz in Relation zur Körpertemperatur zu niedrig ist (z. B. bei Grippe oder Typhus).

Beim **Adams-Stokes-Syndrom** kommt es zu einem vorübergehenden Herzstillstand (Asystolie) oder zu abnorm langsamen Herzschlägen (Pulsfrequenz 8 bis 20 Schläge pro Minute).

Symptome sind Blässe, Krämpfe, Schwindelgefühl oder Bewusstlosigkeit durch eine zerebrale Hypoämie (Mangeldurchblutung des Gehirns). Sobald die Herztätigkeit wieder einsetzt, kehrt das Bewusstsein zurück, und die Gesichtshaut rötet sich.

Therapie: Herzschrittmacher

Pulsfrequenz beim Erwachsenen

Herztätigkeit	Bezeichnung	Pulsfrequenz (Schläge pro Minute)
normal		ca. 60–80
beschleunigt	Tachycardie	> 100
anfallweise beschleunigt	paroxysmale Tachycardie	ca. 160–200
verlangsamt	Bradycardie	< 60
Teilübertragung der Vorhofreize	unvollständiger AV-Block	ca. 40
Eigenrhythmus der Herzkammern	kompletter AV-Block	ca. 30
abnorm verlangsamt oder vorübergehender Ausfall	Adams-Stokes-Syndrom	ca. 8–20

13.1.3 Pulsrhythmus

Normaler Puls

Der **normale Puls** hat neben einer bestimmten Frequenz auch einen regelmäßigen Pulsrhythmus, d. h. die Pulsschläge erfolgen in gleichen Zeitabständen. Auftretende Unregelmäßigkeiten werden als Arrhythmie bezeichnet.

Respiratorische Arrhythmie

Respiratorische Arrhythmie ist ein Pulsrhythmus, der mit der Inspiration (Einatmung) beschleunigt und mit der Exspiration (Ausatmung) verlangsamt ist (z. B. bei Jugendlichen und vegetativ labilen Menschen). Sie ist aber ungefährlich.

Vereinzelte Extra-Systole

Arrhythmie durch Extra-Systolen (Systole = Kontraktion) sind Unregelmäßigkeiten durch Herzschläge, die außerhalb des normalen Grundrhythmus auftreten. Sie können vorzeitig oder verspätet sein.

Bigeminie

Extra-Systolen können vereinzelt oder als regelmäßige Extra-Systolen auftreten.
- *Bigeminie* (regelmäßiger Doppelschlag, lat. geminus = doppelt) Jeder Systole folgen unmittelbar eine Extra-Systole und eine Pause.
  Ursache: Herzmuskelschädigung

Trigeminie

- *Trigeminie* (Dreierschlag, lat. trigeminus = Drilling) Auf jede Systole folgen zwei Extra-Systolen.
  Ursache: Herzrhythmusstörungen

Absolute Arrhythmie

Absolute Arrhythmie ist eine unregelmäßige Schlagfolge der Herzkammern.
Ursache: Vorhofflimmern.

Pulsdefizit ist eine Differenz zwischen der Zahl der Herzschläge und der Zahl der Pulsschläge, weil nicht alle Herzschläge als Pulswelle am Handgelenk fühlbar werden. Vorkommen bei absoluter Arrhythmie und Extrasystolie.

13.1.4 Pulsqualität

Pulsqualität setzt sich zusammen aus Härte, Füllungszustand und Füllungsgeschwindigkeit.

Härte des Pulses
Die Härte wird beeinflusst vom Aufbau der Arterienwand.

Ein **harter Puls** (Pulsus durus) lässt sich beim Ertasten schwer unterdrücken. Man findet ihn bei allen Formen der Hypertonie (Bluthochdruck).

Ein **weicher Puls** (Pulsus mollis) lässt sich beim Ertasten leicht unterdrücken. Man findet ihn bei allen Formen der Hypotonie (niedriger Blutdruck), bei Schwächezuständen oder Kollaps.

Füllungszustand des Pulses

Der Füllungszustand wird beeinflusst von der Leistungsfähigkeit des Herzmuskels. Wird eine größere Blutmenge in die Arterien getrieben, erhält man einen großen Puls, bei einer kleineren Blutmenge erhält man den kleinen Puls.

Ein **kleiner Puls** (Pulsus parvus) ist weich und schnell und deutet auf Blutverlust oder Kreislaufversagen (= fadenförmiger Puls) hin.

Ein **großer Puls** (Pulsus magnus) ist sehr gut fühlbar. Er kommt z. B. bei Hirndrucksteigerung vor.

Am **alternierenden Puls** (alternierend = wechselnd) erkennt man eine wechselnde Füllung. Ursache ist eine Störung der Kontraktilität (Fähigkeit des Zusammenziehens) einzelner Herzschläge.

Füllungsgeschwindigkeit des Pulses

Die Füllungsgeschwindigkeit wird beeinflusst von der Blutmenge, die vom Herzen befördert wird.

Schnelles Ansteigen (Pulsus celer) der einzelnen Pulswelle (schnellender Puls) kommt z. B. vor bei Schlussunfähigkeit der Aortenklappen.

Verzögertes Ansteigen (Pulsus tardus) der Pulswelle tritt z. B. auf bei Verwachsung der Aortenklappen oder Aortenstenose (Verengung der Aorta).

Drahtpuls ist ein sehr harter Puls bei gleichzeitigen hohen systolischen und diastolischen Blutdruckwerten, z. B. Eklampsie (tonische und klonische Krämpfe).

Druckpuls ist ein ungewöhnlich langsamer Puls (bis zu 20 Schlägen pro Minute), aber hart und groß; ein Warnzeichen für Schädelverletzung, Schlaganfall (Apoplexie).

Herz-Kreislauf-Stillstand

Symptome: Pulslosigkeit; Bewusstlosigkeit; Atemstillstand; weite reaktionslose Pupillen; blasse, graue Hautfarbe.

Maßnahmen: Herzmassage, Beatmung – Arzt rufen!

1. Erklären Sie folgende Aussagen: Ein Puls ist
   a) regelmäßig und gleichmäßig
   b) schnell oder langsam
   c) groß oder klein
   d) hart oder weich
   e) schnell oder verzögert
2. Erklären Sie den Unterschied zwischen Tachycardie und Bradycardie.
3. Erklären Sie die Begriffe Pulsfrequenz, Pulsrhythmus, Pulsqualität.
4. Tragen Sie in ein Kurvenblatt folgende Werte ein: 64, 72, 80, 74, 92, 100, 84, 60.

13.2 Blutdruck

In der Bundesrepublik leben acht Millionen Menschen mit zu hohem Blutdruck. Jeder fünfte Erwachsene über 40 Jahre ist davon betroffen, aber auch bei Kindern ist ein hoher Blutdruck keine Seltenheit.

Was versteht man unter Blutdruck? Unser Herz ist eine Pumpe und versorgt über den Kreislauf sämtliche Organe des Körpers mit Nährstoffen und Sauerstoff. Dazu schlägt es täglich ca. 100 000 mal und pumpt dabei 8000 bis 10 000 Liter Blut durch den Körper. Damit alle Teile des Körpers erreicht werden, ist ein ausreichender Druck erforderlich, der Blutdruck.

Die Höhe des Blutdrucks ist abhängig
- von der Kraft des Herzens,
- von der Menge des Blutes, die befördert wird,
- vom Querschnitt der Arterien, durch die das Blut gepumpt wird.

Die Herzarbeit vollzieht sich in zwei Phasen:
1. Kontraktion (Zusammenziehung) des Herzens – **systolischer Blutdruck**
2. Erschlaffung des Herzens – **diastolischer Blutdruck**

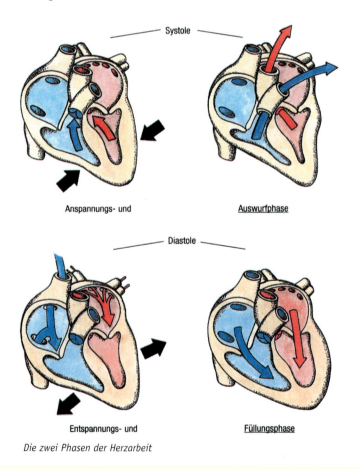

Die zwei Phasen der Herzarbeit

13 Körperlicher Zustand

Gemessen wird der Blutdruck in mm Quecksilbersäule (mm Hg), man verwendet auch den Begriff Torr. Die Maßeinheit Kilopascal (1 mm Hg = 0,1333 kPa) hat sich nicht durchgesetzt.

1. Berechnen Sie die Leistung des Herzens für ein Jahr.
2. Nennen Sie die Einflüsse, die die Höhe des Blutdrucks bestimmen.
3. Erklären Sie den Unterschied zwischen systolischem und diastolischem Blutdruck.

13.2.1 Technik des Blutdruckmessens

Der italienische Arzt **R**iva-**R**occi (1863–1937) führte zur Blutdruckmessung die Manschettenmethode ein. Daher wird beim Notieren des Blutdrucks die Abkürzung RR verwendet, z. B. RR: 120/60.

Beim Messen des Blutdruckes soll der Patient bequem und entspannt sitzen. Die Manschette wird an den entblößten Oberarm gelegt, und zwar so, dass der untere Rand der Manschette ca. 3 cm oberhalb der Ellenbeuge sitzt. Die Manschette soll so eng am Arm anliegen, dass gerade noch ein Finger dazwischen passt. Danach wird die Manschette mit dem Gummiball aufgepumpt, bis der Blutstrom am Unterarm unterbunden und der Puls nicht mehr fühlbar ist.

Das Stethoskop wird angesetzt und ganz langsam das Ventil der Manschette geöffnet. Sobald der Druck in der Arterie gerade groß genug ist, um den Luftdruck der Manschette zu überwinden, hört man ein pulsierendes Geräusch (Korotkow-Geräusch). Der bei Beginn dieses Geräusches abgelesene Wert ist der **systolische Wert** (Systole = Zusammenziehung). Wird der Druck in der Manschette weiter verringert, bis das letzte Geräusch zu hören ist, erhält man den **diastolischen Wert** (Diastole = Ausdehnung). Dieser Wert gibt Auskunft über den Zustand der Arterie.

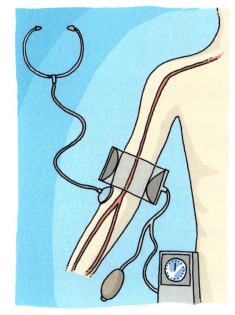

Blutdruckmessung

Systolischer und diastolischer Wert

Die *Blutdruckamplitude* ist die Differenz zwischen systolischem und diastolischem Blutdruck. Sie liegt beim gesunden Erwachsenen zwischen 40 und 60 mm Hg (Torr).

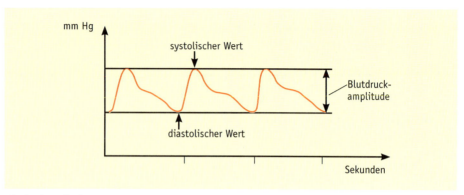

Blutdruckamplitude

Zur Messung des Blutdrucks gibt es
- Quecksilber- oder Manometerdruckmessgeräte und
- elektronische Geräte mit Digitalanzeige für Blutdruck und Pulsfrequenz.

Aus hygienischen Gründen sollten Blutdruckmessgeräte in Krankenhaus und Praxis mit desinfizierbaren Manschetten verwendet werden, da die Manschetten ein großes Keimreservoir darstellen.

Um Messfehler zu vermeiden, sind die **Manschettenbreiten** nach Alter des Patienten zu wählen:
- Erwachsene: 14 cm
- Kinder bis zu 8 Jahren: 8 cm
- Kleinkinder: 5 cm
- Säuglinge: 2,5 cm

Fehlerquellen beim Blutdruckmessen
- Messung zu kurz nach körperlicher Anstrengung
- Manschette falsch angelegt
- zu niedrig aufgepumpt
- zu schnelle Druckverminderung
- defekte Geräte (regelmäßige Eichung)
- falsche Manschettengröße
- Schläuche verdreht
- Bewegung des Patienten
- beengte Kleidung

Wann sind Blutdruckkontrollen vorzunehmen?
- grundsätzlich nur am sitzenden oder liegenden Patienten
- bei Aufnahme des Patienten
- bei Blutdruckerkrankungen als Verlaufsprotokoll
- bei Herz- und Kreislauferkrankungen zur Diagnose
- bei plötzlichen Blutdruckveränderungen

- bei Schock, Bewusstlosigkeit und Schwerkranken
- nach Operationen
- bei Medikamenten, die den Blutdruck beeinflussen
- vor pflegerischen Tätigkeiten oder Mobilisation

13.2.2 Normale Blutdruckwerte

Blutdruckwerte des gesunden Menschen in Ruhe

Alter	Blutdruckwerte (RR in mm Hg/Torr)
Neugeborene	60/40
Säuglinge	80/50
Kinder bis 10 Jahre	90/60
Jugendliche	110/75
Erwachsene	bis 140/90

Da der Blutdruck kurzfristigen Schwankungen unterworfen ist, erhält man durch eine einmalige Messung kein eindeutiges Bild. Ein **Blutdruckprofil** erstellt man durch regelmäßige Messungen morgens und abends. Zu einer vorübergehenden Blutdruckerhöhung kommt es durch körperliche Anstrengung, plötzliches Erschrecken, Aufregung und Nervosität. Dabei kann der Blutdruck um 20 bis 30 mm Hg (Torr) schwanken.

13.2.3 Hypertonie

Viele Menschen mit Hypertonie (Bluthochdruck) wissen nichts von ihrer Krankheit. Sie fühlen sich fit und energiegeladen. Dennoch birgt diese Erkrankung viele Gefahren.

Blutdruckwerte bei Hypertonie

	Normaler Blutdruck (mm Hg/Torr)	Grenzwert-Blutdruck (mm Hg/Torr)	Hoher Blutdruck (mm Hg/Torr)
systolisch	bis 140	140 bis 160	> 160
diastolisch	bis 90	90 bis 95	> 95

Man unterteilt die Hypertonie in primäre und sekundäre Hypertonie.

Bei der **primären Hypertonie** (essenzielle Hypertonie) ist keine organische Ursache festzustellen. Es spielen aber Faktoren wie Übergewicht, Stress, Rauchen, Bewegungsmangel und eine gewisse Veranlagung eine Rolle.

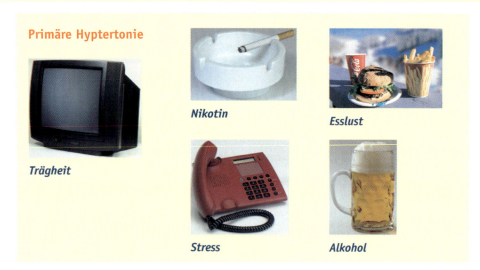

Primäre Hypertonie

Trägheit
Nikotin
Esslust
Stress
Alkohol

Die **sekundäre Hypertonie** (symptomatische Hypertonie) wird nach ihren Ursachen eingeteilt.
- *Renale Hypertonie* (= durch Erkrankung der Niere), z. B. bei Missbildung der Niere, Niereninfarkt oder Harnabflussstörungen.
- *Endokrinbedingte Hypertonie* (= durch Erkrankungen der Hormondrüsen), z. B. Cushing-Syndrom.
- *Cardiovaskuläre Hypertonie* (= durch Erkrankungen von Herz und Gefäßen).
- *Schwangerschaftshochdruck*
- *Hypertonie durch Medikamente*

Hoher Blutdruck bei Kindern ist meist eine sekundäre Hypertonie.

Folgen der Hypertonie
Bleibt eine Hypertonie über längere Zeit unbehandelt, besteht die Gefahr einer *Arteriosklerose* (Verengung und Verhärtung der Arterien).

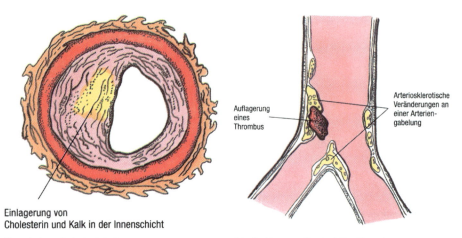

sklerotisch veränderte Arterie

Arteriosklerose mit arterieller Thrombose

Durch Arteriosklerose kann eine **Minderdurchblutung folgender Organe** eintreten:

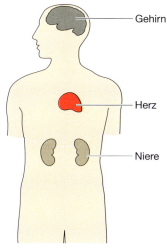

Organe, die besonders von einer Minderdurchblutung durch Arteriosklerose betroffen sind

Ferner führt die ständige Überbelastung des Herzens zu Herzschwäche und Herzversagen. Die allgemeine Lebenserwartung von Hypertoniepatienten ist daher wesentlich verringert.

> Versuchen Sie folgende Krankheitsbilder den verschiedenen Hypertonieformen zuzuordnen.
> a) Niereninsuffizienz (eingeschränkte Fähigkeit der Niere, harnpflichtige Stoffe auszuscheiden).
> b) Arterielle Verschlusskrankheit (Bezeichnung für alle organischen Veränderungen des Gefäßvolumens der Arterie).
> c) Herzinsuffizienz (Herzmuskelschwäche).
> d) Herzinfarkt (Schädigung des Herzmuskels durch Gefäßverschluss).
> e) Apoplexie (Schlaganfall/Gehirnschlag).

13.2.4 Hypotonie

Bei Erwachsenen spricht man von einer Hypotonie (erniedrigter Blutdruck) bei folgenden Werten:

	Systole (mm Hg/Torr)	Diastole (mm Hg/Torr)
weiblich	unter 100	unter 60
männlich	unter 110	unter 60

Die Hypotonie wird eingeteilt in

- **Konstitutionelle Hypotonie** (= essenzielle oder primäre Hypotonie). Menschen mit konstitutioneller Hypotonie haben ständig einen zu niedrigen Blutdruck, aber keine Beschwerden.

- **Symptomatische Hypotonie** (= sekundäre Hypotonie) wird durch Krankheiten hervorgerufen, z. B. bestimmte Hirnkrankheiten, Magenleiden. Aber auch bei paroxysmaler Tachycardie (anfallsweise hohe Pulsfrequenz), Blutverlust und Rekonvalszenz (Genesung) kann eine symptomatische Hypotonie auftreten.

- *Orthostatische Hypotonie* (ortho = gerade, statos = stehend). Menschen mit orthostatischer Hypotonie haben im Liegen einen normalen Blutdruck. Nur im Stehen ist der Blutdruck zu niedrig. Dies führt zu Schwindelanfällen, Schwarzwerden vor den Augen und Kollapsgefahr.

1. Nennen Sie verschiedene Formen und Ursachen der Hypertonie.
2. Übersetzen Sie die Begriffe: Apoplexie, Niereninsuffizienz, Herzinsuffizienz.
3. Nennen Sie die Werte für Bluthochdruck, Grenzbereich des Blutdrucks und für den Normalbereich.
4. Ruth, eine Schülerin von 14 Jahren, klagt über Schwindelanfälle und Schwarzwerden vor den Augen, wenn sie plötzlich aufsteht. Worum könnte es sich bei ihr handeln?
5. Erklären Sie die anderen Arten der Hypotonie.

13.3 Atmung

Bei einem gesunden Menschen ist die Atmung (Respiration) regelmäßig, ruhig und geräuschlos. Der Atemvorgang besteht aus
- Inspiration (Einatmung)
- Exspiration (Ausatmung)
- Atempause

13.3.1 Atmungsformen und Atemfrequenz

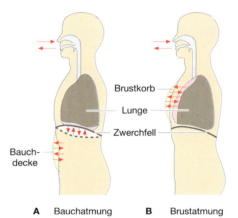

A Bauchatmung   B Brustatmung

Atemfrequenz

Atemfrequenz in Ruhe

Alter	Atemfrequenz (Atemzüge pro Minute)
Säugling	40–44
Kleinkind	25–30
Erwachsener	14–16

Atemvolumen eines gesunden Erwachsenen in Ruhe: 400–600 ml Luft pro Atemzug.

Veränderungen der Atmungsformen

Nasenflügelatmung ist eine Atmung mit heftiger Bewegung der Nasenflügel. Sie tritt bei Atemnot auf und weist auf eine bakterielle Lungenentzündung hin.

Mundatmung kann ein Zeichen für Luftmangel sein, z. B. bei Nasenerkrankungen.

Schonatmung ist eine beschleunigte, flache Atmung, z. B. bei Rippenfell- oder Bauchfellentzündung.

13.3.2 Atemstörungen

Atemfrequenz und Atemvolumen (Atemtiefe) stehen in enger Beziehung: Ist das Atemvolumen verringert, wird oft die Atemfrequenz erhöht.

Bradypnoe ist eine verlangsamte Atmung (griech. pnoe = Atmung). Die Atemfrequenz beträgt 4–8 Atemzüge pro Minute. Ursachen sind Schlafmittelvergiftungen oder Gehirnerschütterungen.

Tachypnoe ist eine beschleunigte Atmung. Die Atemfrequenz kann in schweren Fällen 60–80 Atemzüge pro Minute betragen. Ursachen sind Herz- und Lungenerkrankungen, Blutverlust und Fieber.

Dyspnoe ist jede Form der Atemstörung. Der Kranke leidet unter Kurzatmigkeit, Lufthunger, Atemnot. Je nach der Phase, in der die Dyspnoe verstärkt sichtbar ist, unterscheidet man inspiratorische Dyspnoe und exspiratorische Dyspnoe. Symptom der *Inspiratorischen Dyspnoe* ist eine mühsame und lang gezogene Einatmung, meist von einem Geräusch (= Stridor) begleitet. Die gesamte Atemmuskulatur wird angespannt. Der Kranke sitzt, die Arme aufgestützt, und ringt nach Luft, z. B. bei Herzerkrankungen und Veränderung der Atemwege. Bei der *Exspiratorischen Dyspnoe* ist die Ausatmung erschwert und die Ausatmungszeit verlängert, z. B. bei Erkrankungen wie Lungenemphysem (Überdehnung des Lungengewebes) oder Bronchialasthma. Lungen- und Kreislauferkrankungen führen häufig zu einer In- und Exspiratorischen Dyspnoe, die von einem inspiratorischen und exspiratorischen Stridor begleitet sein kann.

Orthopnoe ist eine Atemnot, die zum Aufrechtsitzen zwingt, z. B. bei Laryngitis (Kehlkopfentzündung) oder Veränderung der oberen Atemwege durch Geschwülste.

Apnoe ist ein Atemstillstand (Sofortmaßnahme: künstliche Beatmung).

Asphyxie ist ein Erstickungsanfall, z. B. bei Kleinkindern durch Bronchialspasmus, Fremdkörper oder Atemwegsveränderungen. Der Patient ist ängstlich, zyanotisch, wird pulslos und bewusstlos (Sofortmaßnahme: künstliche Beatmung).

Hyperventilation ist eine vermehrte Belüftung der Lunge durch eine übermäßig gesteigerte Einatmung. Dies führt zu einer Alkalose (Basenüberschuss) im Blut. Ursachen sind Enzephalitis (Gehirnentzündung), Überfunktion der Schilddrüse, septischer Schock oder psychische Störungen.

Hypoventilation ist eine Minderbelüftung der Lunge mit Sauerstoff. Dies führt zu einer Azidose (Übersäuerung) im Blut. Ursachen sind Schädigung des Atemzentrums, Verlegung der Atemwege oder Lungenerkrankungen.

Symptome verschiedener Atemstörungen

Atemstörungen	Erkennungsmerkmale
Inspiratorische Dyspnoe	erschwerte Einatmung
Exspiratorische Dyspnoe	erschwerte Ausatmung
Stridor	Atemgeräusch
Orthopnoe	Atemnot
Apnoe	Atemstillstand
Asphyxie	Erstickungsanfall
Hyperventilation	gesteigerte Einatmung
Hypoventilation	verminderte Einatmung

13.3.3 Veränderungen des Atemrhythmus

Erkrankungen, die mit einer Dyspnoe (Atemstörung) verbunden sind, bewirken auch einen anderen Atemrhythmus.

Die **normale Atmung** ist regelmäßig, gleichmäßig und von mittlerer Tiefe.

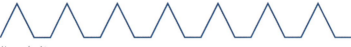

Normale Atmung

Biot-Atmung ist eine periodische Atmung mit regelmäßigen, tiefen Atemzügen, dann folgt eine Atempause.

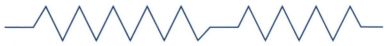

Biot-Atmung

Cheyne-Stokes-Atmung ist eine periodische Atmung mit an- und abschwellenden Atemzügen und Atempausen.

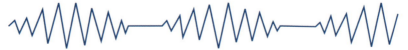

Cheyne-Stokes-Atmung

Ursachen: Schwere Gehirnerkrankungen, Apoplexie (Schlaganfall), Vergiftungen

Kussmaul-Atmung ist gekennzeichnet durch regelmäßige aber vertiefte Atemzüge.

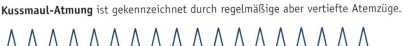
Kussmaul-Atmung

Ursachen: Bewusstlosigkeit durch Stoffwechselvergiftungen, z. B. Coma urämicum (Bewusstlosigkeit durch Nierenversagen).

Schnapp-Atmung ist gekennzeichnet durch kurze Atemzüge und lange Atempausen (kurz vor dem Tod).

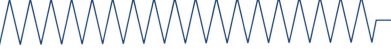
Schnapp-Atmung

13.3.4 Sonderformen der veränderten Atmung

Husten

Husten (Tussis) kann nach Klangfarbe und Lautstärke eingeteilt werden in:

- Leiser Husten (Hüsteln)
- Bellender, heftiger Husten
- Keuchhusten (schnell aufeinander folgende Hustenstöße, gefolgt von tiefen Einatmungszügen)
- Trockener Husten (ohne Auswurf)
- Feuchter Husten (mit Auswurf)
- Bluthusten (Hämoptysis)

Ursachen von Husten sind Reizstoffe, z. B. Rauch, Gas, Staub oder Infektionen der Luftwege. Husten kann auch ein Symptom einer ernsten Lungenerkrankung sein.

Niesen

Niesanfälle können aufgrund allergischer Reaktionen auftreten. Ein Nieskrampf ist ein krampfhaftes wiederholtes Niesen.

Schluckauf (Singultus)

Durch krampfartige Kontraktionen (Zusammenziehung) des Zwerchfells kommt es zu schneller, rhythmischer Einatmung. Krankhafte Ursachen sind Bauchfellentzündung, Erkrankung des Atemzentrums oder Intoxikation (Vergiftung).

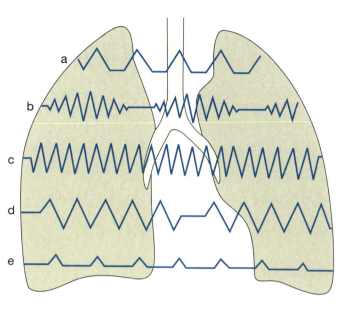

Atemtypen

1. Erklären Sie die fünf abgebildeten Atemtypen.
2. Erklären Sie den Unterschied zwischen abdominaler und costaler Atmung.
3. Sie erhalten die Aufgabe, die Atmung eines Patienten zu beobachten. Worauf müssen Sie achten?
4. Erklären Sie die Sonderformen der Atmung.
5. Erklären Sie die Begriffe Tachypnoe, Bradypnoe, Orthopnoe, Apnoe.

13.4 Körpertemperatur

13.4.1 Einflüsse auf die Körpertemperatur

Vielfältige äußere und innere Faktoren beeinflussen unsere Körpertemperatur.

Äußere Faktoren

- *Sozioökonomische Einflüsse,* z. B. räumliche Ausstattung
- *Klimatische Einflüsse,* z. B. Temperatur, Jahreszeit
- *Zeitfaktor,* z. B. Tag-Nacht-Rhythmus (von 2 bis 6 Uhr morgens ist die Körpertemperatur am niedrigsten, von 17 bis 20 Uhr am höchsten)

Innere Faktoren

- *Entwicklungsstufe,* z. B. benötigen Säuglinge und Senioren vermehrt Wärme.

- *Körperliche Einflüsse,* z. B. Bewegung, Ernährung, Blutdruck, hormonelle Erkrankung (Hyperthyreose – höhere Temperatur, Hypothyreose – niedrigere Temperatur), Emotionen (Aufregung – Stoffwechselsteigerung, Depression – Stoffwechsel vermindert).

Trotz dieser Finflüsse besteht im Innern des Körpers beim gesunden Menschen eine konstante Kerntemperatur von ca. 37 °C. In der Peripherie (Bereich von Armen und Beinen) sind die Temperaturen niedriger. Diese Gebiete wirken wie ein Puffer für die Kerntemperatur.

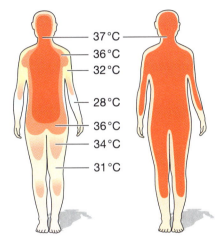

Temperaturzonen des Körpers.
Außentemperatur 20 °C (links), 35 °C (rechts)

Regulierung der Körperwärme

Unsere Wärmezentren (Zwischenhirn und Stammganglien) haben die Aufgabe, die temperaturregulierenden Vorgänge von Wärmebildung und Wärmeabgabe zu koordinieren.

Wärmebildung: Wärme wird durch Stoffwechselvorgänge, also durch chemische Prozesse, erzeugt. Die Wärmebildung ist abhängig von Quantität und Qualität der Nahrung.

Wärmeabgabe wird durch physikalische Prozesse wie Abstrahlung, Ableitung, Verdunstung geregelt.

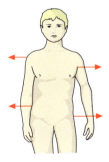

Abstrahlung
Wärmeabgabe

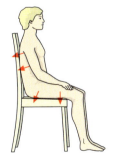

Ableitung

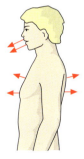

Verdunstung

13.4.2 Temperaturmessung

Temperatur ist der Wärmezustand eines Körpers, den wir mithilfe eines Thermometers messen.

Messarten

Messart	normaler Temperaturbereich	Genauigkeit
sublingual (unter der Zunge)	36,5–37,3 °C	genau
axillar (in den Achselhöhlen)	36,2–36,9 °C	ungenau
rectal (im Darm)	36,6–37,4 °C	sehr genau
Ohr-Messung (im Ohr)	36,6–37,4 °C	sehr genau
Stirn-Messung	36,6–37,4 °C	genau

Fiebermessgeräte

Quecksilberthermometer sollten nicht mehr eingesetzt werden, da beim Zerbrechen schädliche Quecksilberdämpfe entstehen. Außerdem dauert die Messung im Vergleich zu anderen Thermometern sehr lange.

Elektronische Fieberthermometer können genauso handlich sein wie die Quecksilberthermometer. Es wird nur sublingual oder rektal gemessen.

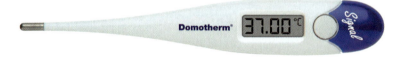

Elektronisches Fieberthermometer

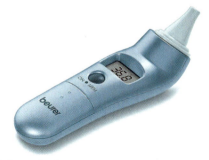

Das ***Infrarot-Thermometer*** ist die neueste Form des Fiebermessens. Das Infrarto-Ohr-Thermometer misst die von der Trommelfelloberfläche und dem umgebenden Gewebe ausgesendete Infrarot-Strahlung.
Die Messung des Infrarot-Stirn-Thermometers erfolgt durch die Wärmestrahlung aus der Temporalarterie (Schläfenarterie). Sie dauert nur wenige Sekunden und stellt daher keine Belastung für den Patienten dar.

Infrarot-Ohr-Thermometer

Technik des Messens

Bei der **sublingualen Messung** liegt das Thermometer unter der Zunge, etwa in Höhe der Backenzähne, da hier die günstigste Messstelle ist. Der Patient hält die Lippen geschlossen.

Bei der **axillaren Messung** wird das Thermometer in die Mitte der trockenen Achselhöhle gelegt. Der Oberarm wird eng an den Körper gedrückt.

Bei der **rektalen Messung** wird der Patient auf die Seite gelegt, die Beine sind leicht angewinkelt und die Pflegeperson führt die Spitze des Thermometers unter drehenden Bewegungen vorsichtig in den After.

Bei der **Infrarot-Ohr-Messung** wird das Thermometer so in den Ohrkanal gehalten, als würde die Messspitze auf das gegenüberliegende Auge „zielen". Der Ohrkanal ist von außen abgeschlossen. Zur Messung startet man den Temperaturschalter, nach drei Sekunden wird die Temperatur angezeigt.

Bei der **Infrarot-Stirn-Messung** wird das Thermometer lediglich einige Sekunden auf die Stirn gerichtet.

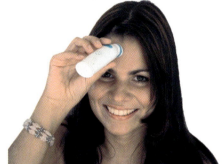

Messtechnik mit dem Infrarot-Stirn-Thermometer

Die Körpertemperatur sollte immer zur gleichen Tageszeit gemessen werden, um Veränderungen festzustellen. Morgens ist die Temperatur relativ konstant. Nur Früh- und Neugeborene weisen größere Temperaturschwankungen auf, da sie noch nicht in der Lage sind, höhere Wärmeverluste durch Wärmeerzeugung auszugleichen.

Temperaturbereiche

Normale Temperatur	ca. 36,2–37,4 °C
Subfebrile Temperatur	37,5–38,0 °C
Mäßiges Fieber	38,1–38,9 °C
Hohes Fieber	39,0–40,5 °C
Sehr hohes Fieber	über 40,5 °C

13.4.3 Fieber

Dem Fieber (Febris) liegt eine veränderte Erregbarkeit des Wärmezentrums zugrunde. Es wurde auf ein höheres Niveau eingestellt. Fieber ist an sich keine Krankheit, sondern der Ausdruck einer Stoffwechselsteigerung zur Abwehr schädigender Einflüsse, besonders von Krankheitserregern.

Fieberart und Fieberursache

Ursache	Fieberart
Aseptische Operationen oder Verletzung (nicht mit Keimen verunreinigt)	aseptisches Fieber
Bakterien, Bakteriengifte, Stoffwechselprodukte der Bakterien	bakterielles Fieber
Flüssigkeitsmangel bei Säuglingen	Durstfieber
Infektion des Harns durch eingeschleppte Erreger	Katheterfieber (Harnfieber)
Körperfremdes oder artfremdes Eiweiß (Transplantation, Transfusion)	Transplantationsfieber
Schädigung des Wärmezentrums (z. B. Hirntumor, Hirnverletzung)	zentrales Fieber
Infektion der Geburtswunde (meist Fremdinfektion durch Untersuchung oder Instrumente)	Wochenbettfieber (Puerperalfieber = Kinderbettfieber)

Symptome des Fiebers

Abgeschlagenheit, Kopf- und Gliederschmerzen, Appetitlosigkeit, starkes Durstgefühl, trockene und belegte Zunge. Starke Rötung, vor allem des Gesichts, Schweißbildung, glänzende Augen. Puls und Atmung sind beschleunigt, Verringerung der Urinmenge. Sehr hohes Fieber führt zur Unruhe oder Benommenheit, die sich bis zur Verwirrtheit (Fieberdelirium) und Bewusstlosigkeit steigern kann. Die Patienten dürfen deshalb nicht ohne Kontrolle sein.

Fieberkurve

Die Fieberkurve ist der **Fieberverlauf** über mehrere Tage. Er wird unterteilt in Fieberanstieg, Fieberhöhe, Fieberabfall. Durch Medikation sind charakteristische Fieberverläufe selten geworden.

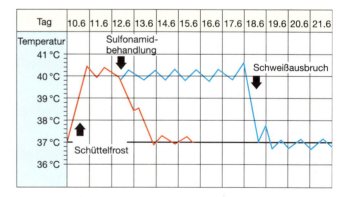

Fieberverläufe

Die Abbildung zeigt den Unterschied zwischen einem natürlichen Fieberverlauf und dem durch Medikamente veränderten Verlauf. Der natürliche Fieberverlauf in dieser Abbildung ist ein Beispiel für

- **kontinuierliches Fieber** (Febris continua) mit einer täglichen Temperaturdifferenz von nicht mehr als 1 °C (z. B. Pneumonie = Lungenentzündung).

- **Intermittierendes Fieber** (Febris intermittens) ist ein Fieberverlauf mit stundenweisen Fieberanfällen und fieberfreien Intervallen (z. B. Malaria).

Beim **Fieberanstieg** ist das Wärmezentrum auf einen höheren Sollwert eingestellt. Die Temperatur steigt, bis Sollwert und Istwert identisch sind, die Fieberhöhe (Temperaturgipfel) ist erreicht. Dazu wird der Stoffwechsel gesteigert, die Gefäße werden verengt, man fängt an zu frieren.

Tag	16.1	17.1	18.1	19.1	20.1	21.1

Klettertyp

- **Klettertyp** ist der allmähliche Fieberanstieg. Er wird vom Patienten gut vertragen, da der Körper sich der langsamen Temperaturerhöhung anpassen kann.

- **Kritischer Temperaturanstieg** ist der plötzliche Fieberanstieg mit Schüttelfrost. Der Patient friert. Durch vermehrte Muskeltätigkeit (Zittern) versucht der Körper, die erforderliche Wärme zu erzeugen. Ist die Temperaturhöhe erreicht, besteht die Gefahr einer Krisis (plötzlicher Fieberabfall mit Kreislaufversagen).

Der **Fieberabfall** beginnt, wenn sich das Wärmezentrum auf einen neuen geringeren Sollwert eingestellt hat. Das Fieber wird so lange gesenkt, bis die Kerntemperatur von ca. 37 °C wieder erreicht ist. Dazu weiten sich die Gefäße, es kommt zu Hitzegefühl und Schweißausbruch.

- **Lysis** ist der allmähliche Fieberabfall, der den Patienten nicht belastet, da der Körper die Möglichkeit hat sich anzupassen.

- **Krisis** ist der plötzliche Fieberabfall, der für den Patienten Lebensgefahr durch Kreislaufversagen bedeuten kann.

Pflege bei Schüttelfrost

Bestimmte Erkrankungen, z. B. Lungenentzündung, Sepsis oder Nierenbeckenentzündung gehen mit Schüttelfrost einher.

Erste Phase

Symptome: Der Patient ist blass, schlottert (schüttelt sich vor Frost), klappert mit den Zähnen. Sein Puls ist tachycard (eine Temperaturerhöhung um 1 °C erhöht den Puls um etwa 12 Schläge).

Pflege: Der Patient benötigt dringend Wärmezufuhr (z. B. Wärmflasche, Decken, warme Getränke mit Strohhalm reichen).

Zweite Phase

Symptome: Der Patient schwitzt, ist unruhig, die Temperaturhöhe ist erreicht.

Pflege: Heizkissen, Decken entfernen.

Dritte Phase

Symptome: Der Patient schwitzt, Puls und Temperatur sinken. Es besteht die Gefahr von Kreislaufversagen (Krisis). Genaue Beobachtung des Patienten auf Blässe, evtl. Zyanose, starken Schweißausbruch.

Pflege: Kreislaufüberwachung und Temperaturkontrolle, kühle Getränke reichen, evtl. den Patienten kühl abwaschen.

Vierte Phase
Der Patient ist erschöpft und schläft.
Krankenzimmer gut durchlüften (keine Zugluft).

Fiebersenkende Maßnahmen (nicht bei Schüttelfrost anwenden)

- Wadenwickel, bis die Temperatur um ca. 1 bis 1,5 °C gesunken ist. Vorsichtig bei Patienten mit Gefäßveränderungen, da es zu Kreislaufproblemen kommen kann.
- Fiebersenkende Tees (z. B. Lindenblüte).
- Bei sehr hohem Fieber Eis (im Bezug) in die Leistengegend legen.
- Antipyretika (fiebersenkende Mittel) führen zur Weitstellung der Gefäße (Wärmeabgabe), daher kann es zum Kreislaufkollaps kommen.

1. Erklären Sie den Unterschied zwischen rectaler, axillarer, sublingualer, Infrarot-Ohr- und Infrarot-Stirn-Temperaturmessung.
2. Nennen Sie die Temperaturbereiche für normale Temperatur, subfebrile Temperatur, mäßiges, hohes und sehr hohes Fieber.
3. Erklären Sie stichpunktartig die Ursachen des Fiebers.
4. Nennen Sie die Symptome des Fiebers.
5. Erklären Sie den Unterschied zwischen Lysis und Krisis. Geben Sie an, welche Gefahren damit verbunden sind.
6. Frau Richter hatte gestern eine Gallenoperation. Heute stellt die Pflegeperson fest, dass die Patientin, rektal gemessen, 39,7 °C Temperatur hat.
   a) Um welche Art des Fiebers handelt es sich?
   b) Welche Pflegemaßnahmen sollte die Pflegeperson durchführen? Begründen Sie dies.
7. Herr Schäfer hat plötzlich Schüttelfrost. Sie rufen sofort den Arzt. Welche Maßnahmen wird der Arzt anordnen?
8. Analysieren Sie die Fieberkurve auf der nächsten Seite.

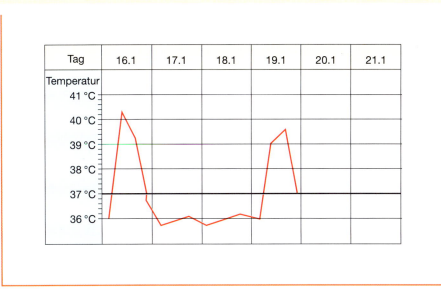

13.5 Auge

Unsere Augen sind ein Spiegel der Seele, sie drücken Gemütszustände aus (z. B. Freude, Trauer, Angst), sie können einen Diagnosehinweis auf Erkrankungen geben (z. B. Gelbsucht, Schilddrüsenüberfunktion) und sie können selbst krankhaft verändert sein.

13.5.1 Erkrankungen des Auges

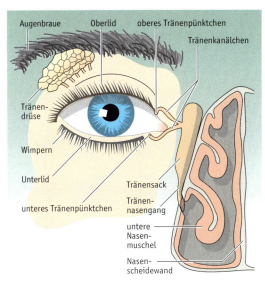

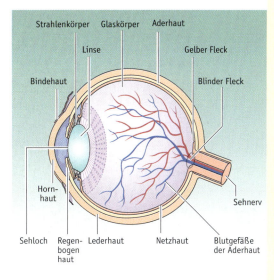

Schutzeinrichtungen des Auges   *Aufbau des Auges*

Augenlider

Erkrankung	Symptome	mögliche Ursachen
Entropium	Einwärtskehrung des Augenlides	Narbenbildung nach Verbrennung
Ektropium	Auswärtsstülpung des Lides	(Fazialis = Gesichtsnerv)
Ptosis	Herabhängen des Oberlides	lokale Lähmung oder Muskelkrankheit
Blepharitis	Lidrandentzündung meist mit Bindehautentzündung	Staub, Kälte, Wind
Xanthelasma	Lidgeschwülste (gelbe Ablagerungen im Augenlidbereich)	Fettstoffwechselstörung
Gerstenkorn **Hagelkorn**	Abszess der Liddrüse (Entzündung von Talgdrüsen im Augenlid)	Staphylokokken Sekretstauung
Ödeme der Augenlider	Schwellung	Intoxikation (Vergiftung)
Brillenhämatom	Bluterguss im Ober- und Unterlid	Schädelbasisfraktur

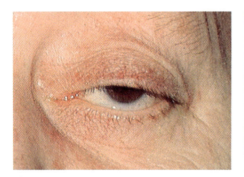

Oberlidptosis

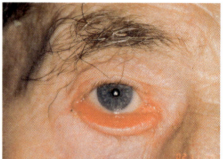

Unterlid Ektropium

Bindehaut

Konjunktivitis (Bindehautentzündung) sichtbar durch Rötung, Schwellung, Brennen, starken Tränenfluss, häufig in Verbindung mit allergischen Reaktionen (z. B. Heuschnupfen).

Hyposphagma (Blutung unter der Bindehaut) kann harmlos sein oder ein Hinweis für Hypertonie (Bluthochdruck), Diabetes mellitus, generalisierte Gefäßerkrankungen.

Lederhaut

Gelbverfärbte Lederhaut (Skleren) sind ein Hinweis auf Gelbsucht (Ikterus), Symptom für Lebererkrankung.

Hornhaut

Hornhautentzündung (Keratitis), meist durch Viren verursacht, führt zu starken Schmerzen. Die Entzündung reicht von punktartigen Flecken über bäumchenartige Figuren bis hin zur scheibenartigen Hornhautentzündung.

Regenbogenhaut

Regenbogenhautentzündung (Iritis) tritt häufig auf bei rheumatischen Erkrankungen in Verbindung mit Keratitis oder als allergische Reaktion auf Bakterien und Viren.

Symptome sind getrübte Iris, verengte Pupille und Rötung der Hornhaut mit Schmerzen und Lichtempfindlichkeit.

Linse

Grauer Star (Katarakt). Diese Erkrankung ist angeboren oder kann durch eine Rötelerkrankung der Mutter während der Schwangerschaft erworben werden. Der graue Star kann auch Folge einer Stoffwechselstörung oder einer Augenverletzung sein. Symptome sind Trübung der Linse und eingeschränkte Sehfähigkeit.

Grüner Star (Glaukom) ist eine Erhöhung des Augeninnendruckes.

Erkrankungen der Pupille

Erkrankung	Symptome	mögliche Ursachen
Pupillenstarre	Lichtstarre, keine Reaktion auf Lichtreize	Trauma oder Tumore
Miosis	verkleinerte Pupillen	Verletzungen, Tumore, Medikamente
Mydriasis	Pupillenerweiterung	starke Erregungszustände (Schmerz, Angst), subdurale Blutungen (unter der harten Hirnhaut), Hypothyreose (Schilddrüsenunterfunktion)
Anisokorie	ungleiche Pupillenerweiterung; Unterschied > 1 mm	Veränderungen der Irismuskulatur einseitige Mydriasis oder Miosis

Stellung und Bewegung des Auges

Nystagmus (Augenzittern) unwillkürliche, schnelle Zuckungen des Augapfels, z. B. bei Multipler Sklerose, Kleinhirntumor, Erkrankungen des Labyrinths (Innenohr).

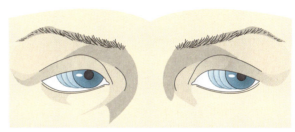

Nystagmus

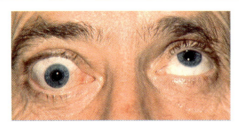

Exophthalmus (Glotzauge) hervorstehende Augen mit eingeschränkter Bewegung, z. B. bei Hyperthyreose (Überfunktion der Schilddrüse, auch Basedow-Krankheit genannt).

Exophthalmus

Enophthalmus (eingefallenes Auge), z. B. bei Schwund des Fettgewebes im Alter oder bei stark abgemagerten Patienten.

13.5.2 Sehstörungen

Brechungsfehler (Refraktionsfehler)

Weitsichtigkeit (Hypermetropie = Hyperopie)
Der Augapfel ist zu kurz. Der Brennpunkt liegt hinter der Netzhaut. Die Folge ist unscharfes „Nah-Sehen". Brille: Sammellinse.

Alterssichtigkeit (Presbyopie)
Durch den Elastizitätsverlust der Linse (Sklerosierung) im Alter geht die Akkomodationsfähigkeit (Anpassungsfähigkeit) des Auges verloren. Die Folge sind Probleme beim „Nah-Sehen".

Kurzsichtigkeit (Myopie)
Der Augapfel ist zu groß, sodass der Brennpunkt vor der Netzhaut liegt. Folge: un scharfes „Fern-Sehen". Brille: Zerstreuungslinse.

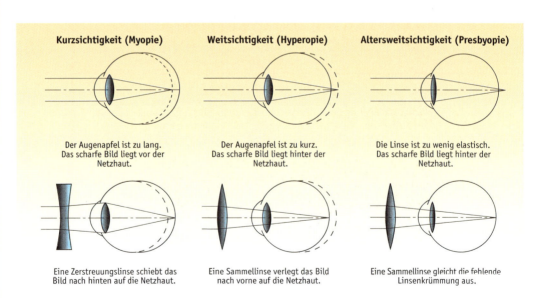

Arten der Fehlsichtigkeit und Korrekturmöglichkeiten

13 Körperlicher Zustand

Stabsichtigkeit (Astigmatismus)
Die Hornhaut hat eine übermäßige Krümmung, es kommt zu einem Brechungsfehler mit unscharfem Bild. Brille: Zylindergläser

Farbenblindheit
Farbenblindheit oder Störungen des Farbensehens können u. a. auf einer Schädigung der Netzhaut oder der Hirnrinde beruhen. Männer sind davon wesentlich häufiger betroffen als Frauen.

Blindheit
Es wird zwischen angeborener oder erworbener Blindheit unterschieden (z. B. durch Krankheit oder Unfall).

Erklären Sie die verschiedenen Abbildungen. Welche Ursachen könnten eine Rolle spielen?

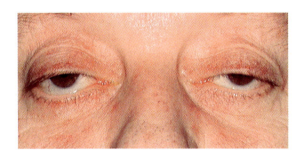

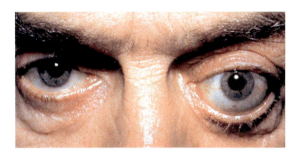

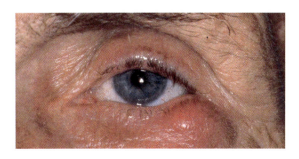

13.6 Ohr

Das Ohr besteht aus drei Abschnitten. Äußeres Ohr und Mittelohr dienen der Schallübertragung und Schallverstärkung, während das Innenohr die Aufgabe der Schallverarbeitung hat, d. h. die Schallschwingungen werden in Nervenerregungen umgewandelt und über den Hörnerv zum Gehirn geleitet, wo sie im Hörzentrum zum Bewusstsein kommen.

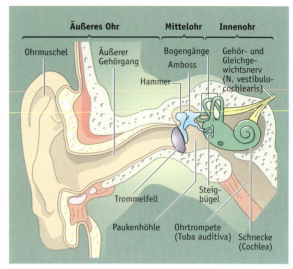

Querschnitt durch das Ohr

13.6.1 Wirkung von Lärm

Etwa sieben Millionen Menschen in Deutschland haben Gehörprobleme. Sie leiden an ständigen Ohrgeräuschen, unter Schwerhörigkeit oder leichten Gehörstörungen. Besonders die Zahl der jugendlichen Patienten nimmt zu. Welche negativen Auswirkungen Lärm auf den gesamten Organismus haben kann, zeigt die folgende Tabelle.

Lärmpegel in dB (A)	Beispiele	Folgen
30–60	ruhig fahrendes Auto	psychische Störungen (Konzentrationsstörungen, Nervosität)
60–90	Bürolärm, Straßenverkehr	Stoffwechselstörungen, Kopfschmerzen, Herz- und Kreislaufstörungen
90–120	Sägewerk, Diskothek	Schädigung des Gehörs, chronische Erkrankung
120 130 145	Martinshorn Schmerzgrenze Jet	Schädigung des Körpers (Zerstörung von Nervenzellen mit Gefahr von Lähmungen und Tod)

13.6.2 Veränderungen des Ohres

Ohrmuschel
Fehlbildungen der Ohrmuschel, in Form von vergrößerten, verkrüppelten oder stark abstehenden Ohren, machen meist einen chirurgischen Eingriff notwendig.

Verletzungen des Ohres wie Einrisse oder Abrisse sind sofort ärztlich zu behandeln. Verletzungen durch stumpfe Gewalteinwirkung (z. B. beim Boxen) führen zu Othämatomen (Bluterguss am Ohr). Dabei kommt es zu einer starken Schwellung, die meist eine Punktion nötig macht.

Äußerer Gehörgang

Otitis externa (Entzündung des äußeren Gehörgangs) kann verschiedene Ursachen haben.

Symptome: Jucken, Nässen und starke Schwellung des Ohres.

Ohrfurunkel (eitrige Entzündung von Haarbalg und Talgdrüse im Gehörgang).

Symptome: bohrende Schmerzen, die in die Augenregion bis zu den Zähnen ausstrahlen, sodass das Kauen stark beeinträchtigt sein kann.

Blutungen aus dem Ohr nach einem Schädel-Hirn-Trauma deuten auf eine Schädelbasisfraktur hin.

Mittelohr

Trommelfellverletzungen entstehen z. B. durch Unfälle, Überdruck (Detonationen) oder Durchstoßung.

Symptome: plötzlich heftige Schmerzen, Ohrensausen, Schwerhörigkeit.

Otitis media (Mittelohrentzündung) tritt häufig nach Erkältungen auf.

Symptome: Schmerzen in Intervallen (z. B. 10 Minuten Schmerzen, 10 Minuten schmerzfrei), verminderte Hörfähigkeit und Fieber.

Zur Druckentlastung wird das Trommelfell durchstoßen, sodass das eitrige Sekret abfließen kann.

Eine Komplikation der Mittelohrentzündung ist eine **Mastoiditis** (Entzündung des Warzenfortsatzes).

Symptome: Schwellung, Druckschmerz hinter dem Ohr, Fieber, Eitersekretion und Nackensteifigkeit. Es besteht die Gefahr einer Meningitis (Hirnhautentzündung).

13.6.3 Schwerhörigkeit

Schallleitungsschwerhörigkeit

Der Weg der Schallleitung ist gestört. Ursachen sind angeborene oder erworbene Störungen am Gehörgang, Mittelohr oder ovalen Fenster, z. B. durch

- Ohrenschmalz oder Fremdkörper
- Verletzungen des Trommelfells (Stichverletzung, Explosion)
- Mittelohrentzündung
- Otosklerose (knöcherne Umwandlung der Umgebung des ovalen Fensters)

Schallempfindungsschwerhörigkeit

Hierbei handelt es sich um Störungen am Innenohr oder im Nervenbereich. Ursachen sind angeborene oder erworbene Störungen am Innenohr, Hörnerv oder im zentralen Nervensystem.

- Die Störungen werden hervorgerufen durch
- Ménièrsche Krankheit (anfallsweiser Drehschwindel)
- Hörsturz (mangelnde Innenohrdurchblutung)
- Ototoxikose (Gifte, die das Gehörsystem schädigen)
- Infektionskrankheiten
- psychischer Stress
- Alkohol, Medikamente, Nikotin
- Tumore
- Ganglienschwund, dies führt zur Altersschwerhörigkeit, wobei z. B. hohe Töne nicht mehr wahrgenommen werden
- Lärmschädigung führt zur Berufsschwerhörigkeit

Hörgeräte werden unterschieden in Luftleitungsempfänger (im äußeren Gehörgang) und Knochenleitungsempfänger (hinter dem Ohr, unmittelbar auf dem Knochen).

13.6.4 Gleichgewichtssinn

Damit der Gleichgewichtssinn seine Aufgabe erfüllen kann, muss das Zusammenspiel von Gleichgewichtsorgan (Teil des Innenohres) mit Augen, Hirn und Tiefensensibilität der Haut ungestört funktionieren.

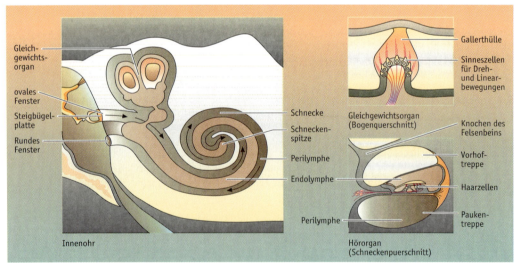

Innenohr, Hör- und Gleichgewichtsorgan

Störungen des Gleichgewichts werden eingeteilt in Schwindelempfindungen (Gefühl des Patienten) und Schwindelart (Diagnosehinweis).

Schwindelempfindungen

Drehschwindel: Der Patient hat das Gefühl, dass sich die Umgebung dreht.
Schwankschwindel: Der Patient hat das Gefühl, der Boden würde unter ihm schwanken.
Liftschwindel: Der Patient hat das Gefühl, ins Bodenlose zu fallen.

Schwindelarten

Anfallschwindel (Ménièr-Krankheit)

Symptome: anfallsweiser Drehschwindel, subjektive Ohrgeräusche, Übelkeit und Erbrechen, schwankende Innenohrschwerhörigkeit.

Dauerschwindel (Hinweis auf Labyrinthausfall)

Symptome: Schwankschwindel, Unsicherheit, Nystagmus (Augenzittern).

Reisekrankheiten (Kinetosen)

Es kommt zu einer Überreizung des Gleichgewichtsorgans. Diese Reize werden weiter auf die Zentren des vegetativen Nervensystems geleitet.

Symptome: Brechreiz, Schwindel, Kopfschmerzen und Apathie.

> 1. Nennen Sie mögliche krankhafte Veränderungen von Ohrmuschel, äußerem Gehörgang und Trommelfell.
> 2. Herr Klein leidet an einer Mittelohrentzündung. Nennen Sie Gefahren und evtl. Komplikationen.
> 3. Erklären Sie den Unterschied zwischen Schallleitungs- und Schallempfindungsschwerhörigkeit.
> 4. Nennen Sie Beispiele für Schwindelempfinden und Schwindelart.

13.7 Nase

Obwohl mit den Riechzellen nur ein kleines Areal in der Nähe des Nasendaches geruchsempfindlich ist und die Geruchsempfindungen sehr großen Schwankungen unterliegen, verbindet der Mensch mit seiner Nase in erster Linie den Geruchssinn. Doch das Vermögen zu Riechen ist nicht das einzige, was wir unserer Nase verdanken.

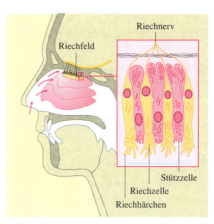

Aufbau des Geruchssinnes

13.7.1 Aufgaben der Nase

Die Bedeutung der Nase zeigt sich durch eine Fülle von Redensarten

„Da stinkt einem etwas ganz heftig."
„Einer hat den Braten schon lange gerochen."
„Der hat einen Riecher für etwas Neues."

Diese Redewendungen werden der Aufgabe der Nase bei weitem nicht gerecht, da nur der Geruchssinn angesprochen wird.

In Wirklichkeit kann die Nase als Klimaanlage des Körpers angesehen werden. Sie hat die Aufgaben, die Luft anzuwärmen, anzufeuchten, von Staubteilchen, möglichst auch von Erregern, zu reinigen und ihre chemische Beschaffenheit zu überprüfen.

* Erklären Sie, wie die verschiedenen Aufgaben der Nase erfüllt werden.

13.7.2 Nasenerkrankungen

Nasenbluten

Durch plötzlich erhöhten Blutdruck verursacht. Oberflächliche Venen platzen und bluten.

Nasenbluten im Alter wird durch starre Gefäßwände (Arteriosklerose) ausgelöst. Kommen noch Zuckerkrankheit (Diabetes mellitus) und Bluthochdruck hinzu, ist die Blutstillung schwieriger. Bedrohlich kann die Blutung werden, wenn zusätzlich eine Gerinnungsstörung des Blutes vorliegt.

Nasenfurunkel

Symptome: Entzündliche Schwellung mit heftigen Schmerzen, evtl. mit Fieber verbunden. Rötung und Schwellung können sich auf Nasenspitze und Nasenrücken ausdehnen.

Nasenverletzung

Meist Folge von Unfällen, die zu Prellungen oder Nasenbeinbrüchen (Frakturen) führen. Bei Nichtbehandlung besteht Gefahr, dass später die Nasenatmung behindert ist.

Stinknase (Ozaena)

Ein chronisches, ererbtes Leiden. **Symptome:** fehlendes Geruchsvermögen, Kopfschmerzen, starke Borkenbildung in der Nase, Trockenheit im Rachen. Durch Fäulnisbakterien wird der schlechte Geruch verursacht.

Rhinophym und Rosacea

Rhinophym ist eine Knollennase (Hyperplasie = krankhafte Zellvermehrung) meist gleichzeitig mit Rosacea (Hautkrankheit) verbunden. Beginn ab dem 50. Lebensjahr. **Symptome** sind: Rötung von Nase, Stirn, Wangen und Kinn.

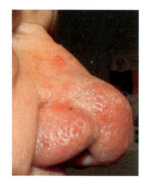

Rhinophym

Schnupfen (Rhinitis acuta)

Durch Infektionen (meist mit harmlosen Viren) hervorgerufen. **Symptome:** Kitzeln, brennendes Gefühl im Rachen, entzündliche Schwellung. Zunächst Verstopfung der Nase, später dünnflüssiges Sekret. Geschmacks- und Geruchsempfinden ist herabgesetzt, verbunden mit Kopfschmerzen und Benommenheit.

Chronischer Nasenkatarrh

Entsteht durch ständige Reizzustände der Nasenschleimhäute durch Einatmen staubiger Luft (Berufsschädigung oder auch chronische Nebenhöhlenvereiterung). **Symptome:** Schleimigeitriges Sekret oder Trockenheit der Schleimhäute (Stockschnupfen).

Heuschnupfen (Rhinitis allergica)

Eine Allergie (Überempfindlichkeit) gegenüber Pollen, Gräsern usw. (daher vorwiegend im Frühjahr und Sommer). **Symptome:** Plötzlich auftretende Schnupfattacken, verbunden mit starkem Niesreiz und wässrigem Sekret sowie tränenden und geröteten Augen (Konjunktivitis).

Nasenpolypen

Eine chronische Schleimhautreizung führt zu Schwellungen oder Fibromen (gutartige Bindegewebsgeschwulst).

Nasennebenhöhlenentzündungen (Sinusitis)

Nasennebenhöhlen: Kieferhöhle, Stirnhöhle, Keilbeinhöhle und Siebbeinzellen). **Symptome:** Fieber, Druckgefühl, Schmerzen im Stirn- und Wangenbereich. Bei Vereiterung fließt gelb-grüner Eiter aus der Nase (häufig nach Infektionskrankheiten).

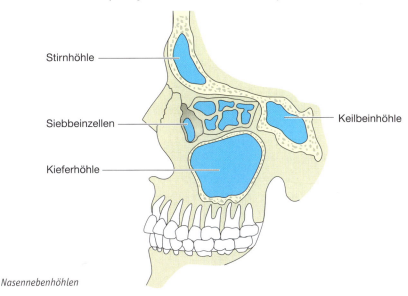

Nasennebenhöhlen

1. Erklären Sie den Unterschied zwischen Schnupfen, Heuschnupfen und chronischem Nasenkatarrh.
2. Herr Sebold hat plötzlich Nasenbluten. Welche Gefahren können sich daraus ergeben?
3. Was versteht man unter Rhinophym, Nasenfurunkel und Nasenpolypen?

13.8 Mund und Rachen

13.8.1 Lippen

Farbveränderungen
An den Lippen (Labia) lassen sich leicht Farbveränderungen feststellen, die als Kreislaufindikator zu werten sind.

- *Blässe* kann ein Hinweis auf Schock oder Anämie sein.

- *Zyanose* (Blauverfärbung) ist ein Zeichen für Sauerstoffmangel.

Cheilitis (Lippenentzündung)
ist eine entzündliche Schwellung der Lippe mit Bläschen, Krusten und Schuppenbildung. Mögliche Ursachen: hohe Temperaturen, Trockenheit und Sonne.

Herpesbläschen
Eine durch einen Virus verursachte Hautstörung mit Bläschen und Krustenbildung am Lippenrand. Häufiges Auftreten deutet auf eine Abwehrschwäche hin.

Lippenfurunkel (eitrige Entzündung)
Kann an Ober- und Unterlippe auftreten. Die Infektion muss sehr ernst genommen werden, da über das feine System der Gesichtsnerven Verbindungen mit dem Gehirn bestehen. Dadurch ist die Gefahr einer Meningitis (Hirnhautentzündung) sehr groß.

Lippentumor (Geschwulst)
Veränderungen wie Muttermale, Pigmentveränderungen oder Warzen rechtzeitig untersuchen, um die Gefahr von Lippentumoren auszuschließen.

Lippenspalte
In der embryonalen Phase entwickelt sich der Mund-Gaumen-Bereich aus zwei Hälften. Bei der Lippenspalte hat sich dieser Bereich in der Mitte nicht geschlossen.

Unterschieden werden:

- *Einkerbung der Oberlippe,*

- *Spaltung der Oberlippe bis zur Nase,*

- *Spaltung der Oberlippe und des Gaumens*
  Operation und Sprachtherapie sind notwendig.

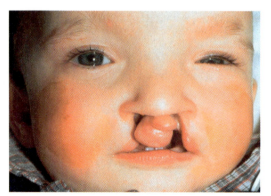

Lippenspalte

13.8.2 Zunge

Nicht umsonst muss man bei einem Arztbesuch zur Diagnosefeststellung die Zunge (Lingua) zeigen, da Allgemeinerkrankungen häufig durch charakteristische Beläge der Zunge zu erkennen sind.

Trockene Zunge und trockener Rachen
Möglicher Hinweis auf Polypen im Nasenbereich. Die Nasenatmung ist behindert.

Abgeflachte Zungenpapillen (atrophische Zunge)
Kann ein Hinweis auf Erkrankungen im Magenbereich sein.

Erdbeerzunge (hypertrophische Zunge)
Eine stark gerötete Zunge ist ein Zeichen für Influenza (Grippe).

Himbeerzunge (rote Zunge)
ist ein Hinweis auf Scharlach, Lebererkrankung oder Colitis (Dickdarmentzündung).

Schwarze Zunge (Haarzunge)
Haarartige Verlängerungen der Papillen. Diese verfärben sich durch Nahrungsaufnahme dunkelgrün bis schwarz. Ursache: Veränderung der Mundflora, z. B. durch orale (durch den Mund) Penicillingaben.

Weißlicher Belag (fest, klar begrenzt) deutet auf Leukoplakie (Weißschwielenkrankheit – Vorstufe des Zungencarzinoms) hin. Zungenkrebs tritt meist an der Zungenspitze und am Zungenrand auf. Pfeifenraucher sind besonders gefährdet.

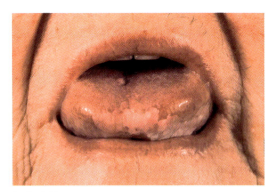

Leukoplakie

13.8.3 Zähne und Zahnfleisch

Gesunde Zähne sind eine Augenweide, man zeigt sie beim Sprechen, Essen und Lachen. Dennoch klagen Zahnmediziner, dass die Bundesbürger bezüglich der Zahnhygiene ein unterentwickeltes Bewusstsein haben, denn 90 % der Bevölkerung leiden an Erkrankungen der Zähne und des Zahnbettes.

Karies (Zahnfäule) ist ein Zerfall der Zähne und zählt zu den häufigsten Zahnerkrankungen. Im Zahnschmelz bilden sich zunächst Risse, Furchen, Nischen. Im Zahnbein schreitet der Fäulnisprozess häufig unbemerkt schnell voran. Ursachen für Karies sind mangelnde Hygiene, falsche Ernährung, gestörte Abwehrkraft (z. B. Diabetes mellitus).

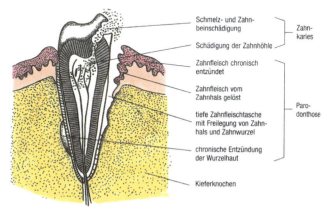

Karies und Parodontose

Zahngranulom (Granulom = Wucherung von Gewebe)
Die Gefahr von Granulombildung ist besonders groß bei toten Zähnen, da hier keine Schmerzen mehr empfunden werden. Der Eiterherd an der Wurzelspitze kann zu einem erheblichen gesundheitlichen Risiko führen, da von ihm aus Herz-, Nieren-, Nerven- und Muskelerkrankungen sowie Gelenkrheumatismus ausgehen können.

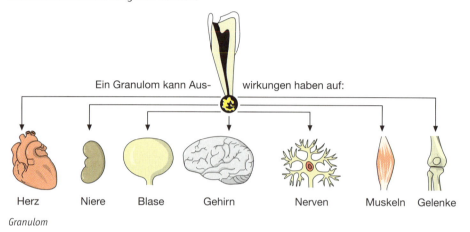

Granulom

Parodontose (Schwund des Zahnhalteapparates). Die Ursache ist noch nicht geklärt.

Parodontitis (Entzündung des Zahnhalteapparates). Symptome sind Entzündungserscheinungen, Bildung von Zahnfleischtaschen.

Gingivitis (Zahnfleischentzündung). Sie beginnt in den Zahnzwischenräumen und den Zahntaschen. Gingivitis kann in verschiedenen Graden verlaufen, z. B. mit Rötung, Schwellung und Blutungsneigung bis hin zu geschwürigem Zerfall der Zahnfleischränder (Gingivitis ulcerosa).

13.8.4 Mundschleimhaut

Stomatitis (Mundschleimhautentzündung). Entzündung und Aufquellung der Schleimhäute mit starker Blutungsneigung. Es kann bis zum geschwürigen Gewebszerfall kommen (Stomatitis ulcerosa = Mundfäule).

Soor ist ein übermäßiger grauweißer Pilzbelag der Mundschleimhaut, der auf eine Abwehrschwäche hinweist.

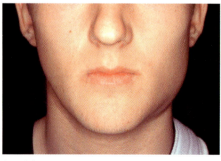

Parotitis (Entzündung der Ohrspeicheldrüse). Nicht selten weiten sich Entzündungen der Mundschleimhaut auch auf die Ohrspeicheldrüse aus. Symptome sind eine stark schmerzende Schwellung der Drüse und abstehendes Ohrläppchen.

Parotitis

Aphthen (Defekte Mundschleimhaut). Kleine, runde Wunden mit rotem Rand und gelblichem Belag. Aphthen treten häufig einzeln oder in geringer Zahl auf. Diese Stellen sind sehr schmerzhaft und häufig ein Begleitsymptom von Verdauungsstörungen.

13.8.5 Mundgeruch

Hinter einem schlechten Mundgeruch (Foetor) können sich verschiedene Krankheiten verbergen.

Foetor ex ore (übler Mundgeruch)
Kann durch kariöse Zähne, chronische Angina oder Stomatitis (Mundschleimhautentzündung) verursacht sein.

Foetor hepaticus (leberartiger Geruch)
Charakteristischer Geruch nach frischer Leber. Ein Zeichen für Leberathrophie (Leberzerfall).

Foetor urämicus (urinartiger Geruch)
Hinweis auf das Endstadium einer Niereninsuffizienz (Nierenversagen), also einer Harnvergiftung (Urämie).

Foetor diabeticus
Obstartiger Geruch bei diabetischem Koma (Bewusstlosigkeit).

13.8.6 Rachen

Pharyngitis (Entzündung des Rachens). *Symptome:* Geröteter Rachenraum, geschwollene Schleimhäute, evtl. Knötchen mit weißem Belag. Ursache: Infektion der oberen Luftwege durch Bakterien oder Viren.

Hypertrophie (Vergrößerung) **der Rachenmandeln**. Führt häufig zur Behinderung der Nasenatmung. Die ständige Mundatmung verursacht die Austrocknung der Schleimhäute und begünstigt Entzündungen der Luftwege (z. B. Angina = Halsentzündung und Bronchitis = Entzündung der Bronchien). Ursachen: erbliche Veranlagung oder Infektionskrankheiten (Masern, Scharlach, Diphtherie).

Tonsillitis (Mandelentzündung). *Symptome:* Halsschmerzen, Schluckbeschwerden, die in den Ohrenbereich ausstrahlen, kleine gelbliche Knoten auf den Mandeln, kloßige Sprache, Fieber, Schwellung der Lymphknoten im Unterkieferbereich. Ursache: Bakterieninfektion.

Peritonsillarabszess (griech. peri = herum, lat. tonsilla = Mandel). Abszess in der Umgebung der Mandel. Das Gewebe schwillt an und bereitet starke Schluckbeschwerden. Das Öffnen des Mundes ist erschwert.

Pfeiffersches Drüsenfieber (= Infektiöse Mononukleose). Die Mandeln sind mit eitrigen Pusteln und gelblichem Schleim bedeckt. *Symptome:* Fieber, Gliederschmerzen, Anschwellen der Lymphknoten in Leistengegend und Achselhöhle. Ursache: Virusinfektion.

13.8.7 Kehlkopferkrankungen

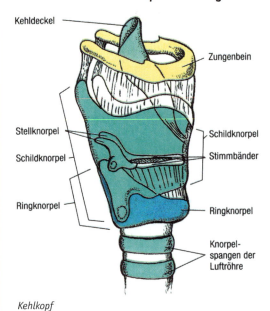

Kehlkopf

Heiserkeit kann von unterschiedlicher Dauer und Intensität sein. Meist handelt es sich um eine einfache Erkältung. Dauert sie länger als zwei bis drei Wochen, ist eine gründlichere Untersuchung nötig, um andere Erkrankungen (z. B. Stimmlippenlähmung, -polypen oder -krebs auszuschalten). Chronische Heiserkeit kann die Folge von Rauchen, Überbelastung der Stimme oder Alkoholmissbrauch sein.

Akute Laryngitis (Kehlkopfentzündung). *Symptome:* Heiserkeit bis Stimmlosigkeit und starker Hustenreiz. Im Kindesalter tritt häufig noch eine Schwellung der Schleimhäute auf, die zu Atemnot und Erstickungsanfällen führen kann (Pseudo-Krupp). Ursachen: Erkältungskrankheiten, Reizungen durch schädliche Gase oder staubige Luft.

Epiglottitis (Entzündung des Kehldeckels = Krupp-Syndrom). Diese Erkrankung tritt nur im Kindesalter auf. Sie führt zu hochgradiger Atemnot und entzündlicher Schwellung, sodass eine Tracheotomie (Luftröhrenschnitt) notwendig werden kann.

Laryngektomie (Entfernung des Kehlkopfes). Diese Operation wird nötig, wenn der Patient an Kehlkopfkrebs erkrankt ist. Da der Patient einen totalen Verlust der Sprache erleidet, muss die Oesophagussprache (Sprechen durch die Speiseröhre) erlernt oder ein Tongenerator eingesetzt werden.

1. Erklären Sie den Unterschied zwischen Cheilitis, Herpesbläschen, Lippenfurunkel und Lippentumor.
2. Welchen Diagnosehinweis geben blasse oder zyanotische Lippen?
3. Nennen Sie die Unterschiede von Stomatitis, Soor, Parotitis und Aphthen.
4. Nennen Sie die Krankheiten, die sich hinter Foetor ex ore, Foetor hepaticus, Foetor urämicus und Foetor diabeticus verbergen.
5. Herr Schiller hat Fieber und Gliederschmerzen, seine Lymphknoten sind in Achselhöhle und Leistengegend angeschwollen, seine Mandeln sind mit eitrigen Pusteln belegt. Um welche Krankheit könnte es sich handeln?
6. Erklären Sie die Begriffe Epiglottitis, Laryngitis und Laryngektomie.
7. Begründen Sie, warum Heiserkeit über einen längeren Zeitraum genauer untersucht werden muss.
8. Erklären Sie die Abbildungen a–d auf der nächsten Seite.

13 Körperlicher Zustand

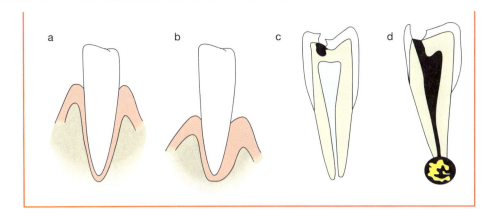

13.9 Hals und Nacken

Verdickungen am Hals. Mögliche Ursachen: Schilddrüsenvergrößerung (Struma), Lymphknotenschwellung oder Tumor. Eine beidseitige Schwellung deutet auf eine Parotitis (Entzündung der Ohrspeicheldrüse) hin.
Das Kaposi-Sarkom ist eine Lymphknotenschwellung im fortgeschrittenen Aids-Stadium.

Schiefhals (Torticollis). Mögliche Ursachen: angeborene oder erworbene Muskelverkürzung, Veränderung der Halswirbelsäule oder Nervenlähmung.
Tritt der Schiefhals krampfartig auf, könnte eine Enzephalitis (Gehirnentzündung) die Ursache sein.

Nackenbeschwerden. Mögliche Ursachen: Bandscheibenschäden, Fehlhaltungen des Kopfes oder rheumatische Erkrankungen.

Nackensteifigkeit (Genickstarre). Mögliche Ursachen: Meningitis (Hirnhautentzündung), Tetanus und Kleinhirntumore.

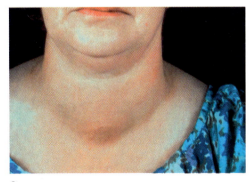

Struma

Nennen Sie krankhafte Veränderungen am Halsbereich mit ihren möglichen Ursachen.

13.10 Brustkorb (Thorax)

13.10.1 Thoraxveränderungen (Deformierung)

Es handelt sich um eine **Asymmetrie** der Brustkorbbewegung.
Mögliche Ursachen: Pneumonie (Lungenentzündung) oder Pleuraerguss (Flüssigkeitsansammlung in der Pleura = Brustfell)

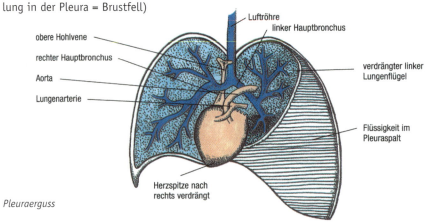

Pleuraerguss

Trichterbrust (trichterförmige Eindellung des Brustbeins)
Mögliche Ursachen: genetisch bedingt oder erworben, z. B. durch Atemwegserkrankungen oder Rachitis (engl. Krankheit)

Fassförmiger Thorax (starre Erweiterung des Brustkorbs) durch Veränderung der Rippenknorpel, z. B. bei Lungenemphysem (Lungenerweiterung)

Hühnerbrust (= Kielbrust)
Das Brustbein tritt kielartig hervor mit muldenförmiger Eindellung der Thoraxseiten. Man findet die Hühnerbrust häufig in Kombination mit angeborenen Herzmissbildungen.

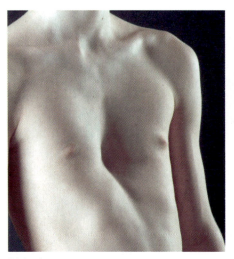

Trichterbrust

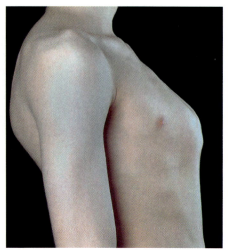

Hühnerbrust

13.10.2 Weibliche Brust

Mastitis (Brustdrüsenentzündung)

Häufig während der Stillzeit; Krankheitserreger (meist Staphylokokken) dringen durch die Brustwarzen ein.

Symptome: Fieber, geschwollene und gerötete schmerzhafte Brüste

Mastopathie (Brustveränderung in der Geschlechtsreife durch Hormonstörungen)

Symptome: Schmerzen und Gewebeveränderungen, in schweren Fällen Vermehrung des Drüsengewebes und Zystenbildung.

Mammakarzinom (Brustkrebs)

Häufigste Krebserkrankung der Frau.

Symptome: Einseitige Knoten in der Brust zum Teil mit Einziehungen und Unverschieblichkeit der Haut über der verhärteten Stelle.

Am häufigsten tritt ein Karzinom im oberen, äußeren Quadranten auf.

Regelmäßige Untersuchungen durch den Arzt und Selbstuntersuchungen durch Abtasten der Brust und der Achselhöhle bieten die Chance der Früherkennung und damit der Heilung.

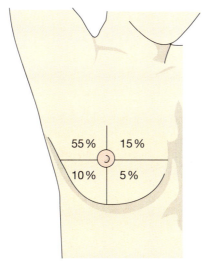

Häufigkeit des Auftretens vom Mammakarzinomen

1. Erklären Sie den Unterschied zwischen Trichterbrust, fassförmigem Thorax und Hühnerbrust.
2. Nennen Sie die Symptome, die auf Brustkrebs hindeuten. Welcher Teil der Brust ist am häufigsten betroffen?
3. Erklären Sie den Unterschied zwischen Mastopathie und Mastitis.

13.11 Bauch (Abdomen)

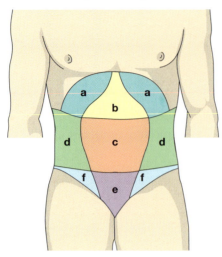

Der Bauchbereich kann in verschiedene Bauchregionen eingeteilt werden:

a) Bereich direkt unter dem rechten und linken Rippenbogen
b) Bereich des Magens
c) Bereich des Nabels
d) Seitenbereich rechts und links
e) Schambereich
f) Bereich der Leistengegend

Bauchregionen

Erkrankungen der Bauchorgane führen häufig zu den Symptomen Erbrechen, Verstopfung, Durchfall, Fieber, Schmerzen.

Aszites (Bauchwassersucht). Mögliche Ursachen: Erkrankungen an Herz, Lunge, Leber oder Niere.

Meteorismus (Blähsucht). Eine Ansammlung von Gas im Darm- oder Bauchhöhlenbereich. *Symptome:* harter gespannter Bauch. Mögliche Ursachen: Darmverschluss (Ileus), Verdauungsstörungen oder Typhus.

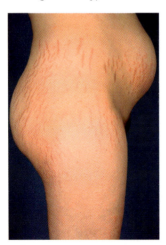

Striae (Dehnungsstreifen) sind irreparable Risse im Unterhautgewebe mit blaurötlicher oder gelbweißlicher Färbung, die durch eine Überdehnung des Bindegewebes (z. B. bei Schwangerschaft oder Adipositas) entstehen. Sie können aber auch auf einen erhöhten Glukokortikoidspiegel (Hormon der Nebennierenrinde) hinweisen, z. B. beim Cushing-Syndrom.

Striae

Suprapubische Kollaterale (Venenzeichnungen im Schambereich) sind Umgehungskreisläufe, die nach einer Beckenvenenthrombose auftreten.

Hernien (Brüche) können als Narbenbruch, Nabelbruch, Schenkelbruch oder Leistenbruch auftreten.

Narben können aufgrund ihrer Lage und Schnittführung ein Hinweis auf bereits durchgeführte Bauchoperationen sein (z. B. Narben nach Magen- oder Gallenoperation). Neuere Operationstechniken mit Endoskopen erlauben diese eindeutigen Rückschlüsse nicht mehr.

Stoma (operative Öffnung)
Colostoma: Unterer Dickdarmanteil und Enddarm entfernt.
Ileostoma: Entfernung des gesamten Dickdarms.

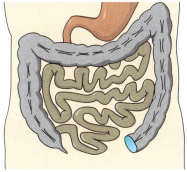 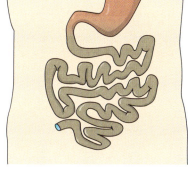

Colostoma *Ileostoma*

Bauchschmerzen: Je nach Art des Auftretens ein wichtiges Krankheitssymptom, z. B. Schmerzen bei Appendicitis (Blinddarmentzündung = Entzündung des Wurmfortsatzes).

Nennen Sie Symptome, die bei Erkrankungen der Bauchorgane auftreten können.

14 Ausscheidungen

14.1 Sputum

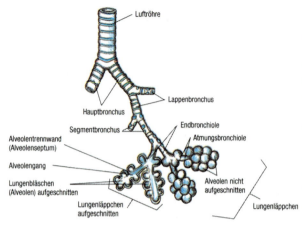

Aufspaltung der Bronchien bis zu den Alveolen

Sputum kann auch als Auswurf oder Expektoration bezeichnet werden. Es handelt sich um eine Sekretion (Ausscheidung) aus dem Atemtrakt, die durch Husten über die Luftwege herausbefördert wird.

Patienten mit Auswurf werden zum Abhusten angehalten, eventuell ist dabei Hilfe zu leisten. Die Quincke-Lagerung (Oberkörpertieflagerung durch Erhöhung des Fußendes) soll das Abhusten erleichtern. Für diagnostische Zwecke ist morgens Sputum (kein Speichel) vom nüchternen Patienten (vor dem Zähneputzen) zu sammeln. Eine mikroskopische Untersuchung gibt Aufschluss über Zellarten, Bakterien und Zusammensetzung des Sputums.

Die Menge des Sputums ist sehr unterschiedlich, je nach Erkrankung geringe bis große Mengen (z. B. „maulvolle Expektoration" bei Bronchialerkrankungen). Der Geruch ist unauffällig bis übel riechend, je nach den Zerfallsvorgängen.

Beschaffenheit und Farbe geben Hinweise auf Erkrankungen:

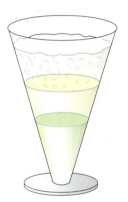

- schleimig und zähglasig bei Katarrh (Virusinfektion),
- zäher Schleim bei Bronchitis, Pneumonie und Asthma,
- gelb-grün, eitrig bei Lungenabszess,
- schaumig, grob- oder feinblasig, evtl. mit Blutspuren bei Lungenödem (Flüssigkeitsansammlung in den Lungenbläschen = Alveolen),
- blutig gefärbt oder rein blutig bei Lungenblutung,
- himbeergeleeartig (Eiter mit Blut gemischt) bei Karzinom oder eitriger Entzündung der Bronchiolen (feinere Verzweigung der Bronchien),
- rostbraune Verfärbung bei Lappenpneumonie,

Dreischichtiges Sputum im Spitzglas

- dreischichtiges Sputum (unten: eitrig-gelbgrün, Mitte: dünnflüssig, oben: schaumig) ist ein Hinweis auf Bronchiektasen (Erweiterung der Bronchialäste) und fötider (stinkender) Bronchitis. Zur Messung und Dreischichten-Prüfung des Sputums wird ein Spitzglas verwendet.

1. Erklären Sie die Begriffe Expektoration und „maulvolle Expektoration".
2. Beschreiben Sie die verschiedenen Farbveränderungen des Sputums mit ihrem Diagnosehinweis.

14.2 Erbrochenes

Beim Erbrechen (Vomitus, Emesis) wird der Mageninhalt reflexartig durch die Speiseröhre befördert. Vor dem Erbrechen ist meist ein Gefühl der Übelkeit vorhanden. Erbrechen ist ein wichtiger Schutzreflex und wird durch das Brechzentrum (im verlängerten Mark) hervorgerufen.

Hilfestellung beim Erbrechen

Es ist eine Selbstverständlichkeit, dass dem Patienten während des Erbrechens geholfen und kein Gefühl des Ekels gezeigt wird.

- Rückenteil des Bettes evtl. hochstellen,
- eine Nierenschale und Material zum Abdecken und Abputzen bereitstellen,
- Bauchwunden werden durch Gegendruck mit der flachen Hand geschützt,
- bei Bewusstlosen besteht Aspirationsgefahr, daher wird der Patient in die stabile Seitenlage (mit Kopftieflage) gebracht,
- nach dem Erbrechen Gesichts- und Mundpflege durchführen,
- eventuell ist ein Wäschewechsel nötig, Zimmer lüften,
- Bluterbrechen sofort dem Arzt melden.

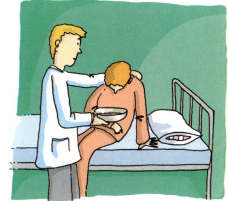

Hilfestellung beim Erbrechen

Erbrechen kann ein Hinweis auf die Art der Krankheit sein, deshalb muss das Pflegepersonal auf Verschiedenes achten:

Häufigkeit und Zeitpunkt des Erbrechens

- einmalig oder mehrmalig
- nur bei nüchternem Magen
- nur bei bestimmten Speisen
- vor oder nach den Mahlzeiten
- bei Schmerzen oder psychischem Stress

Geruch

Das Erbrochene kann nach Alkohol, säuerlich oder kotartig (Verdacht auf Darmverschluss) riechen.

Beschaffenheit

- **Bluterbrechen** (Hämatemesis)
  - *hellrot*, z. B. bei Ösophagusvarizen (Erweiterung der Speiseröhrenvenen)
  - *kaffeesatzartig* (wenn Magensäure auf das Blut eingewirkt hat), z. B. bei Magengeschwür (Ulcus ventriculi)
- Erbrechen von **Schleim**, z. B. bei Magenschleimhautentzündung (Gastritis), bei Alkoholikern oder während der Schwangerschaft
- **Miserere** (Koterbrechen) Spätzeichen eines Darmverschlusses (Ileus)

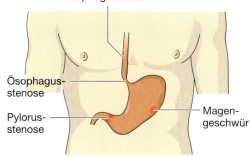

Erkrankungen des Magens, die zum Erbrechen führen können

Form des Erbrechens

- Erbrechen in **heftigen Stößen,** z. B. bei Pylorusstenose (Einengung des Magenausgangs)
- plötzliches Erbrechen ohne **vorherige Anzeichen,** z. B. bei erhöhtem Hirndruck
- einfaches **Ausspucken** von Nahrungsmitteln (Regurgitation = Zurückströmen von Speisen in die Mundhöhle), z. B. bei Ösophagusstenose (Speiseröhreneinengung)
- **voluminöses Erbrechen.** Erbrechen großer Mengen, z. B. bei Hindernissen am Magenausgang

Arten des Erbrechens

Art	Vorkommen
Schwangerschaftserbrechen Gestose	1. bis 4. Schwangerschaftsmonat Übermäßiges Erbrechen während der Schwangerschaft (5- bis 10-mal am Tag). Dieser kritische Zustand wird begleitet von Schmerzen in der Magengegend, übel riechendem Atem, trockener Zunge, Verschlechterung des Allgemeinbefindens, Gelbsucht, Benommenheit, Delirium.
Postnarkotisches Erbrechen	nach Intubationsnarkosen
Hysterisches Erbrechen	unmittelbar nach dem Essen oder regelmäßig in bestimmten Situationen, z. B. bei Angst oder Geräuschen
Spastisch-atonisches Erbrechen	bei Säuglingen, mögliche Ursache: falsche Stilltechnik oder Neuropathien (Nervenleiden)
Azetonämisches Erbrechen (periodisches Auftreten)	bei neuropathischen Kindern zwischen dem zweiten und zehnten Lebensjahr. Das Kind reagiert abnorm auf Kohlenhydratmangel, sodass Hunger oder auch Aufregung zu Brechattacken führen
Morgendliches Erbrechen von Schleim	bei Schwangerschaft (s. o.), bei chronischem Magenkatarrh, z. B. bei Alkoholikern
Erbrechen bei Reisen (Kinetose)	Ursache: Reizung des Labyrinths
Erbrechen durch Hirnerkrankungen	Erbrechen ohne vorherige Übelkeit, z. B. bei Schädel-Hirn-Trauma, Tumor
Erbrechen durch Erkrankungen des Verdauungstraktes	mögliche Ursachen: Gastritis (Magenschleimhautentzündung), Ulcus ventriculi (Magengeschwür), Ulcus duodeni (Zwölffingerdarmgeschwür)
Erbrechen durch Erkrankungen der Bauchhöhle	mögliche Ursachen: Peritonitis (Bauchfellentzündung), Koliken durch Nieren- oder Gallensteine
Erbrechen durch Vergiftung	mögliche Ursachen: verdorbene Lebensmittel, Alkohol- oder Medikamentenmissbrauch

1. Frau Kohl hat heute erbrochen. Worauf muss Schwester Regine achten?
2. Erklären Sie stichpunktartig, wie Schwester Regine eine Patientin beim Erbrechen unterstützen kann.
3. Frau Fischer hat auf dem Nachttisch eine Nierenschale stehen, in der sich kaffeesatzartig Erbrochenes befindet. Was vermuten Sie?
4. Nennen Sie Arten von Erbrechen und deren Vorkommen.

14.3 Schweiß (Sudor)

Schweißabsonderung (Diaphorese) dient der Regulierung des Wärmehaushalts und wird durch das vegetative Nervensystem gesteuert. Der Mensch hat ca. zwei Millionen Schweißdrüsen. Besonders viele Schweißdrüsen befinden sich an Händen, Füßen und in den Achselhöhlen. Schweiß besteht zu 99 % aus Wasser sowie aus Kochsalz, Harnstoff, Fettsäuren und Cholesterin.

Hyperhidrosis (griech. hidros = Schweiß, hyper = über): vermehrte Absonderung von großperligem, warmem Schweiß. Mögliche Ursachen: plötzlicher Fieberabfall (Krisis), Schwäche oder Fehlregulation des zentralen Nervensystems. Frauen im Klimakterium (Wechseljahre) leiden häufig an Schweißausbrüchen. Auch Angst (Angstschweiß), Stress und Anstrengung können zu einer vermehrten Schweißbildung führen.

Hypohidrosis (griech. hypo = unter): verminderte Schweißsekretion. Bei Personen mit verminderter Schweißsekretion kann dies an schwülen Tagen zu Wärmestau und somit zu Hitzschlag führen. Auch Erkrankungen mit hohem Wasserverlust (z. B. Thyphus, Diabetes insipidus = Wasserharnruhr) führen zu einer verminderten Schweißsekretion.

Anhidrosis (griech. an = ohne): Fehlen der Schweißsekretion. Mögliche Ursachen: angeboren oder erworben (z. B. bei Sympathicusschäden ist das Fehlen nur auf eine Körperregion beschränkt).

Nachtschweiß: vermehrtes nächtliches Schwitzen. Bei geschwächten Patienten oder nach einem schlechten Traum.

Kalter, klebriger Schweiß deutet auf Kreislaufkollaps hin. Kalter, klebriger Schweiß mit Zittern kann ein Symptom für Hypoglykämie (Unterzuckerung) sein.

Haut mit Schweißdrüse, Haarfollikel und Talgdrüse

1. Erklären Sie den Unterschied zwischen Hypohidrosis, Hyperhidrosis und Anhidrosis.
2. Frau Berger leidet an vermehrtem nächtlichem Schwitzen. Nennen Sie mögliche Ursachen.
3. Herr Jokisch liegt im Bett. Sein Körper ist mit kaltem, klebrigem Schweiß bedeckt. Auf welche Gefahren deutet dies hin?

14.4 Stuhl

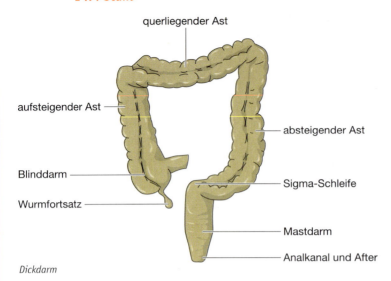

Dickdarm

Im Dickdarm ist der Verdauungsvorgang im Wesentlichen abgeschlossen. Seine Funktion besteht darin, dem entstandenen Brei (Stuhl) das überschüssige Wasser zu entziehen und den auf diese Weise eingedickten Kot dann bis zur Entleerung zu speichern.

Stuhl (Kot, Fäzes) ist das Ausscheidungsprodukt des Darmes.
Über Konsistenz, Farbe, Geruch, Zahl der Entleerungen und Beimengungen können Erkrankungen festgestellt werden.

Einige Fachbegriffe:
- Defäkation (Darmentleerung)
- Obstipation (Verstopfung)
- Diarrhoe (Durchfall)
- Meteorismus (Gasansammlung im Darm)
- Flatus (Blähungen = Winde)

Zusammensetzung des Stuhls beim gesunden Menschen: Wasser (ca. 70–80 %), Gärungs- und Fäulnisprodukte, Verdauungssekrete, Ballaststoffe, Darmepithelien, Schleim, Mineralstoffe, Bakterien, Gallenfarbstoffe (verursachen die gelb-braune Farbe).

Stuhlmenge
Richtet sich nach Menge und Art der Ernährung. Sie schwankt zwischen 100 bis 500 g pro Tag.

Konsistenz
Geformt, dickbreiig und abhängig von der Ernährungsweise.

Veränderungen der Konsistenz
- dünnflüssig, breiig bei Diarrhoe
- schafskotähnlich bei Stenosen (Verengung) im unteren Darmbereich
- reiswasserähnlich bei Cholera
- bleistiftartig bei Tumoren im Mastdarmbereich
- hart bei Obstipation

Farbveränderungen

Die Farbe des Stuhls kann durch *Ernährung und Medikation* verändert sein:

- sehr dunkel durch Verzehr von Spinat und Heidelbeeren
- rötlich-braun durch Verzehr roter Rüben
- gelblich-weiß bei Milchdiät (Babystuhl)
- schwarz durch Einnahme von Kohle- oder Eisentabletten
- weißlich durch Einnahme von Bariumbrei

Pathologische (krankhafte) Farbveränderungen:

- schwarz, glänzend, teerartig, z. B. bei Blutungen im Magen oder im oberen Darmbereich
- rotes Blut als Auflage auf dem Stuhl, z. B. bei Hämorrhoiden, Rektumkrebs oder Colitis (Dickdarmentzündung)
- lehmfarbig (grau bis weiß), z. B. bei Erkrankungen der Leber oder der Gallenwege (durch Fehlen von Gallenfarbstoff)

Geruch

Gesunder Stuhl ist nicht besonders übel riechend. Erst übermäßige Fäulnis- und Gärungsprozesse führen zu einem übel riechenden Stuhl.

Stuhlentleerung

Tenesmus ani: Schmerzhafter Stuhldrang mit geringer oder fehlender Darmentleerung. Es kommt zu einem Krampf des Schließmuskels bei entzündlicher Reizung. Mögliche Ursachen: Ruhr oder Mastdarmentzündung (Proktitis).

Inkontinenz: Verschlussunfähigkeit des Darmschließmuskels. Es kommt zu unfreiwilligem Stuhlabgang. Mögliche Ursachen: Rückenmarks-, Gehirn- oder Darmerkrankungen.

Diarrhoe: Durchfall (schmerzhafte Defäkationen bis zu 30-mal pro Tag). Durch hohen Wasser- und Salzverlust kann es zu lebensbedrohlichen Situationen (Exsikkose = Austrocknung) kommen, denen man durch reichliche Flüssigkeitszufuhr entgegenwirken muss (besonders gefährdet sind Säuglinge und ältere Menschen).

Mögliche Ursachen:

- Infektionen (z. B. Sommerdiarrhoe)
- Erkrankungen (z. B. Thyphus, Parathyphus, Cholera und Ruhr)
- allergische Reaktionen (z. B. bestimmte Nahrungsmittel)
- Vergiftungen (z. B. verdorbene Lebensmittel)
- Medikamente (z. B. Antibiotika)
- Tumore oder Erkrankungen innerer Organe (z. B. Leber, Galle oder Bauchspeicheldrüse)
- Angst und Nervosität (nervöse Diarrhoe)

Beimengungen

- unverdaute Speisen

- Schleim (bei Colitis ulcerosa = Dickdarmentzündung mit Geschwürsbildung)

- Eiter (bei schweren Darmentzündungen und Abszessen)

- Blut: *makroskopische Blutbeimengung* (mit bloßem Auge sichtbar) kann ein Kennzeichen für Rektumkrebs oder Hämorrhoiden sein. Zur Feststellung von *occultem Blut* (nicht mit dem Auge feststellbar) verwendet man Haemoccult-Tests. Sie haben eine große diagnostische Bedeutung bei beginnenden Karzinomen im Magen-Darm-Kanal.

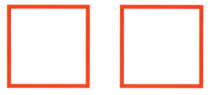

1. Mit einem Spatel eine kleine Probe des Stuhls entnehmen.

2. Mit der Probe das linke Testfeld durch Verstreichen ausfüllen.
3. Mit einem neuen Spatel von einer **anderen Stelle** des Stuhls wiederum eine Probe entnehmen und im rechten Testfeld verstreichen.
4. Briefchen schließen.
5. Das Briefchen dem Arzt zurückgeben.

Haemoccult®, Test auf occultes Blut im Stuhl

- Parasiten: Fadenwürmer wie Spulwurm und Madenwurm, Bandwürmer, Amöben

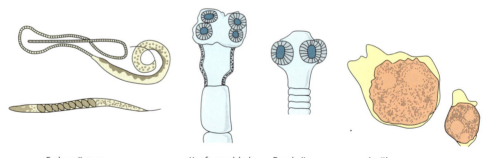

Fadenwürmer   Kopf verschiedener Bandwürmer   Amöbe
Parasiten

1. Notieren Sie Zusammensetzung, Stuhlmenge und Konsistenz des gesunden Stuhles.
2. Nennen Sie mögliche Veränderungen der Stuhlkonsistenz und Krankheitshinweise.
3. Nennen Sie pathologische Farbveränderungen mit ihren Diagnosehinweisen.
4. Beschreiben Sie die verschiedenen krankhaften Beimengungen im Stuhl.
5. Frau Eberhardt leidet an Diarrhoe. Welche Ursachen könnten eine Rolle spielen?

14.5 Urin

Gesunde Menschen scheiden im Laufe des Tages ein bis zwei Liter Urin (Harn) aus, je nachdem wie viel Flüssigkeit sie getrunken haben. Danach richtet sich auch Farbe und spezifisches Gewicht des Urins.

Gesunder Urin

- Aussehen: klar, bernsteingelb
- Spezifisches Gewicht: 1015–1025 g pro Liter
- pH-Wert: 5,5–6,0 (schwach sauer)
- Geruch: aromatisch, evtl. leicht ammoniakhaltig
- Zusammensetzung: Wasser, Harnstoff, Kochsalz, Harnsäure, Sulfate, Ammoniumverbindungen u. a.

Abweichungen sind wichtige Diagnosehilfsmittel:

Farbe

- dunkelgelb, z. B. bei Durchfall und Schwitzen (aber auch nach langem stehen lassen des Urins)
- bierbraun mit Schaumbildung, z. B. bei Lebererkrankung oder Abflussbehinderung der Gallengänge
- rotbrauner Urin, z. B. bei Blutung im Harnsystem (Hämaturie)
- Farbveränderungen sind auch durch Medikamente möglich

Geruch

- Azetongeruch (obstartig) bei coma diabeticum (Zuckerkoma)
- Übler Geruch bei Eiweißzersetzung

Spezifisches Gewicht

Zur Bestimmung des spezifischen Gewichts verwendet man das Urometer. Dazu wird der Urin in einen Messzylinder gegeben und das Urometer vorsichtig hineingetaucht. An der Skala kann man das spezifische Gewicht ablesen. Das spezifische Gewicht des Harns ist abhängig von der Menge der gelösten Stoffe. Ein konzentrierter Urin hat ein höheres spezifisches Gewicht (1020–1035 g/l) als ein stark verdünnter (1003–1010 g/l).

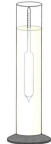

Urometer

pH-Wert (Maß für Wasserstoffionen-Konzentration). Ein stark sauer reagierender Urin weist auf einen starken Eiweißzerfall hin, z. B. bei Fieber, bösartigen Tumoren, schweren Durchfällen. Neutral bis alkalisch reagiert der Urin bei Phosphaturie.

0	1	2	3	4	5	6	7	8	9	10	11	12	13	14
stark		mittel		schwach				schwach		mittel		stark		
		sauer			**neutral**					**alkalisch**				

pH-Wert-Skala

Krankhafte Zusammensetzungen von Urin

Erkrankung	Bedeutung	Mögliche Ursache
Proteinurie	Eiweiß im Urin	Nephritis (Nierenentzündung) fieberhafte Erkrankungen, übermäßige sportliche Leistung
Glukosurie	Zucker im Urin	Diabetes mellitus
Chylurie	milchige Trübung durch Fettbeimengung	Lymphknotenmetastasen
Hämaturie	Blut im Urin	Erkrankungen der Niere Blasenentzündung Blasensteine Tumore
Oxalurie	Vermehrte Ausscheidung von Oxalsäure	Leberstörung Diabetes Urämie (Harnvergiftung)
Phosphaturie	Ausfall von Calcium- oder Magnesiumphosphat milchig trüber, alkalisch bis neutraler Urin	Rachitis Osteomalazie (Weichheit der Knochen) Multiple Sklerose (Nervenkrankheit)
Bakteriurie	Bakterien im Harn	Harnwegsinfektion

Diuresestörungen

(Diurese = Harnausscheidung; synonym: Miktionsstörung, Miktion = Blasenentleerung)

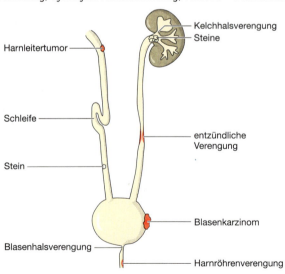

Abflussbehinderungen

Störungen der Harnausscheidung

Erkrankung	Bedeutung	mögliche Ursache
Anurie	unter 100 ml Harn pro Tag	Abflussbehinderung
Dysurie	erschwertes Harnlassen	Blasenhalsverengung Urethrastriktur (Harnröhrenverengung) nach Operationen
Oligurie	unter 500 ml pro Tag	verstärkte Schweißabsonderung Fieber Schock starkes Erbrechen
Ischurie	Harnsperre, Harnverhalten (Störung der Blasenentleerung)	Tumore Harnröhrenverschluss
Pollakisurie	häufige Blasenentleerung	Cystitis (Blasenentzündung) Reizblase Schrumpfblase
Polyurie	über 3 Liter pro Tag	Diabetes insipidus (Wasserharnruhr) Ausschwemmung durch Diuretika (Medikamente, die die Harnausscheidung fördern)
Strangurie	Harnzwang (Schmerzen und Brennen beim Wasserlassen)	Blasenentzündung Harnröhrenentzündung
Nykturie	vermehrtes nächtliches Wasserlassen	verminderte Herz- und Nierenleistung führt am Tag zu Ödemen (Wasser im Gewebe), die nachts ausgeschwemmt werden
Inkontinenz	unfreiwilliger Harnabgang	Lähmungen Rückenmarkserkrankungen Multiple Sklerose senile Demenz Komplikationen nach urologischen Operationen mit Verletzung des Blasenschließmuskels

1. Notieren Sie die Zusammensetzung des gesunden Urins.
2. Nennen Sie die Gründe für Farbveränderungen des Urins.
3. Welche krankhaften Zusammensetzungen des Urins kennen Sie und auf welche Erkrankungen könnten Sie hinweisen?
4. Erklären Sie den Unterschied zwischen Dysurie, Pollakisurie, Strangurie und Ischurie.
5. Welche Krankheiten verursachen veränderte Mengenausscheidungen?

4 l pro Tag   500 ml pro Tag   100 ml pro Tag

14.6 Vaginale Ausscheidungen

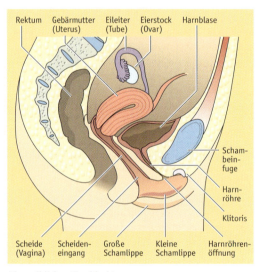

Die weiblichen Geschlechtsorgane

Bei der gesunden Frau ist das Scheidensekret sauer und dadurch keimabtötend. Vermehrte Scheidenflüssigkeit wird als Ausfluss oder Fluor vaginalis bezeichnet.

Ursachen für entzündlichen Fluor: verschiedene Erreger, z. B. Staphylokokken, Streptokokken, Colibakterien, Hefepilze (candida albicans) oder Trichomonaden.

  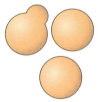

Staphylokokken   Streptokokken   Hefepilze   Kolibakterien   Trichomonaden

Erreger des entzündlichen Fluors

Aussehen von Fluor Vaginalis

- Schleimig, fadenziehend bei Kolpitis (Scheidenentzündung) oder Cervixkatarrh (cervix uteri = Gebärmutterhals).
- Gelblich-weiß bis grünlich-weiß bei Entzündungen von Vagina und Cervix.
- Schaumig, dünnflüssig und übel riechend bei Befall der Vagina mit Trichomonaden.
- Eitrig-blutig, bräunliches Sekret, Verdacht auf Krebs.

Menstruationsstörungen

Die normale monatliche Blutung tritt etwa alle 28 Tage auf. Dauer und Stärke der Blutung sind individuell verschieden. Störungen der Menstruationsblutung müssen durch einen Arzt abgeklärt werden.

Dysmenorrhoe (griech. men = Monat, rhoe = Fluss): Blutung mit starken Schmerzen. Mögliche Ursachen: Entzündungen, Tumore, Vernarbungen, hormonelle Störungen oder durch Fehlsteuerung des vegetativen Nervensystems (vegetative Dystonie). Sind keine Ursachen erkennbar, spricht man von essenzieller Dysmenorrhoe.

Prämenstruelle Blutung: Blutung vor der Menstruation

Postmenstruelle Blutung: Blutung nach der Menstruation

Metrorrhagie: lange Blutung außerhalb der Menstruation

Menorrhagie: verlängerte Regelblutung

Amenorrhoe: Ausbleiben der Regelblutung.
Mögliche Ursachen: Schwangerschaft und Stillzeit.
Krankhafte Ursachen: Tumore, Entzündungen oder Folge einer Magersucht, Hormonregulationsstörungen

Hypomenorrhoe: sehr geringe Regelblutung

Hypermenorrhoe: zu starke Regelblutung

Oligomenorrhoe: Regelblutung, die nur alle fünf bis sechs Wochen eintritt.

Polymenorrhoe: Regelblutung, die häufiger als zwölfmal einsetzt.
Mögliche Ursache: Verkürzte Follikelreifungsphase.
Wenn Frauen dadurch zu viel Blut verlieren, ist eine Behandlung nötig.

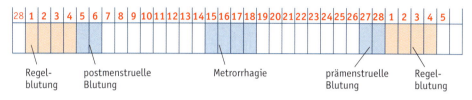

Menstruationsstörungen

Lochien (Wochenfluss)

Es handelt sich um ein Sekret, das bis ca. sechs Wochen nach der Entbindung durch die entstandenen Wunden gebildet wird. Dabei ändert sich Menge und Zusammensetzung.

1. bis 4. Tag: blutiges, reichliches Sekret

4. bis 12. Tag: rosa bis bräunliches Sekret

2. bis 6. Woche: schmutziggelbes Sekret

nach der 6. Woche: weiß-graues Sekret

Treten in dieser Zeit Infektionen auf, verändert sich das Lochialsekret. Es wird übel riechend und verändert die Farbe. Die Sekretion ist dann häufig mit Schmerzen und Temperaturerhöhung verbunden (große Gefahr aufsteigender Infektionen in Gebärmutter, Eileiter und Eierstöcke).

1. Nennen Sie mögliche Farbveränderungen von Fluor vaginalis.
2. Welche Erreger können Entzündungen der Vagina hervorrufen?
3. Erklären Sie die verschiedenen Menstruationsstörungen.
4. Frau Baum hat heute einen prächtigen Jungen geboren. Erklären Sie Frau Baum, wie sich die Farbe des Lochialsekrets im Laufe der Zeit verändert.

Lösungen der gekennzeichneten Aufgaben

Seite 43 Aufgabe 1

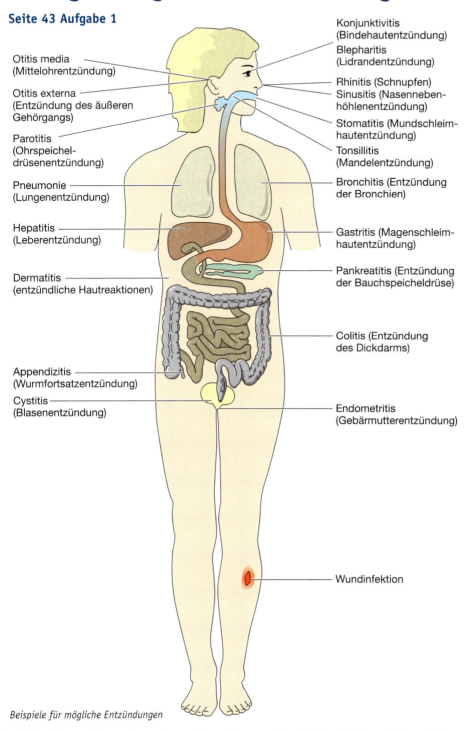

Beispiele für mögliche Entzündungen

Seite 101 Aufgabe 4
a: Parotitisprophylaxe
b: Soorprophylaxe
c: Pneumonieprophylaxe
d: Obstipationsprophylaxe
e: Cystitisprophylaxe
f: Dekubitusprophylaxe
g: Kontrakturenprophylaxe
h: Thromboseprophylaxe

Seite 104 Aufgabe 1
Seitenlage: Ohren, Jochbein, Schulter, Beckenknochen, Hüftgelenk, Kniegelenk, Fußknöchel.
Bauchlage: Stirn, Wangen, Rippenbögen, Ellenbogengelenk, vorderer Beckenkamm, Kniescheibe, Zehen.

Seite 152
b) Verstärkte Kyphose durch „schlechte" Körperhaltung. Zum Ausgleich wird der Bauch stärker vorgewölbt.
c) Ausgeprägter Hohlrundrücken (Kyphose und Lendenlordose sind verstärkt)
d) Flachrücken (Lendenlordose und Kyphose kaum vorhanden)
e) Altersrücken
f) Starke Brustkyphose. Wird durch die Bechterew-Erkrankung verursacht. Diese Krankheit führt zu einer Versteifung der Wirbelsäule (Bambusstabwirbelsäule)
g) Buckel (= Gibbus). Wird durch den Zusammenbruch von Wirbelkörpern verursacht (z. B. Knochentumor, Unfall).

Seite 154 Aufgabe 1
Kugelgelenk: Freie Bewegung nach allen Richtungen (z. B. Schulter)
Sattelgelenk: sattelförmig gekrümmte Gelenkfläche, Bewegung in zwei Ebenen (z. B. Daumengrundgelenk)
Scharniergelenk: Bewegung in einer Ebene (z. B. Ellenbogen)
Drehgelenk: Zapfen und Ring ermöglichen eine Innen- und Außenrotation (1. und 2. Halswirbel)

Seite 182 Aufgabe 1
Der Schlaf ist ein Wechsel zwischen NON-REM-Phasen und REM-Phasen. Dabei ist festzustellen, dass die Traumphasen sich in den Morgenstunden verlängern. Der Erwachsene träumt drei- bis sechsmal pro Nacht, sodass die REM-Phasen ca. 25 % des Gesamtschlafes ausmachen.

Seite 183 Aufgabe 4
Autogenes Training, warmes Bad, beruhigendes Gespräch, pflanzliche Tees wie Hopfen, Melisse, Johanniskraut.

Seite 186
Der Herzmuskel (Myocard) enthält ein besonderes Gewebe, in dem Reize entstehen und weitergeleitet werden. Die elektrischen Erregungen, die den eigentlichen Pumpvorgang auslösen, entstehen also im Herzen selbst.
Der Sinusknoten an der Einmündung der oberen Hohlvene übernimmt die Schrittmacherfunktion, denn im Sinusknoten wird die Erregung gebildet.
Die Erregungsleitungsbahnen leiten den Reiz über beide Vorhöfe zum AV-Knoten (**A**trio**v**entrikularknoten = Aschoff-Tawara-Knoten).
Der AV-Knoten liegt nahe der Scheidewand zwischen Vorhof und rechter Kammer. Von hier aus gehen die Reize weiter zum His-Bündel, das im Bereich der Kammerscheidewand liegt. In der oberen Scheidewand spaltet sich das Reizleitungssystem in drei Schenkel. Die Ausläufer werden Purkinje-Fasern genannt. Sie leiten die Erregung in die Muskulatur der Herzkammern hinein.
Beeinflusst wird das Reizleitungssystem durch das vegetative Nervensystem. So lässt z. B. der Parasympathicus das Herz langsamer schlagen, während der Sympathicus die Schlagfrequenz des Herzens erhöht.

Seite 218
Zur *Erwärmung* der Luft sind die Nasenmuscheln da. Sie wirken wie die Rippen eines Heizkörpers, wobei das „kalte Wasser" in Form des Blutes die Erwärmung vornimmt.
Die Auskleidung durch Schleimhaut bewirkt ein ständiges *Feuchthalten* der Luft.
Flimmerhärchen sorgen für die Reinigung von Staubpartikeln und lymphatisches Gewebe ist für die *Erregerabwehr* zuständig.
Geruchszellen übernehmen die chemische Prüfung.

Literaturverzeichnis

Behrendt, Joachim-Ernst: Ich höre also bin ich, Goldmann Verlag, München, 1993.
Bischoff, Claudia: Frauen in der Krankenpflege. Zur Entwicklung von Frauenrolle und Frauenberufstätigkeit im 19. und 20. Jahrhundert, Campus Verlag GmbH, Frankfurt am Main, 1994.
Cohen, David: Körpersprache in Beziehungen, Rowohlt Taschenbuch Verlag, Reinbek bei Hamburg, 1995.
Deutsche Krebshilfe e.V.: Gesunden Appetit! – Ernährung, Präventionsratgeber 2, Bonn, 11/2007
GEKID – Gesellschaft der epidemiologischen Krebsregister in Deutschland e. V. und RKI – Robert-Koch-Institut (Hrsg.): Krebs in Deutschland, 5. überarbeitete, aktualisierte Ausgabe, Saarbrücken, 2006
Grießhammer, Rainer: Der Öko-Knigge, Rowohlt, Reinbek, 1987.
Hessische Arbeitsgemeinschaft für Gesundheitserziehung (Hrsg.): Schriftenreihe der Hessischen Arbeitsgemeinschaft für Gesundheitserziehung, Heft 2. Gesundheit für Herz und Kreislauf, Marburg, 1966
Kleinsorge, Hellmuth: Selbstentspannung, Gustav Fischer Verlag, Stuttgart, 1972.
Kneipp-Bund e. V. Bundesverband für Gesundheitsförderung (Hrsg.): Kneipp-Anwendungen. Technik – Wirkung – Anwendung, 3. Auflage, Kneipp-Verlag, Bad Wörishofen, 1988.
König, René (Hrsg.): Soziologie, Fischer Taschenbuch Verlag, Frankfurt am Main, 1971.
Kopmeyer, M. R.: Persönlichkeitsbildung, Knaur, München, 1972.
Kübler-Ross, Elisabeth: Verstehen, was Sterbende sagen wollen. Einführung in die symbolische Sprache, 4. Auflage, übersetzt von Susanne Schaup, Gütersloher Verlagshaus, Gütersloh, 1995.
Langen, Dietrich (Hrsg.): Der Weg des autogenen Trainings, Wissenschaftliche Buchgesellschaft, Darmstadt, 1968.
Lippert, Herbert: Anatomie. Text und Atlas, 4. Auflage, Urban & Schwarzenberg, Stuttgart, 1983.
Löffler, Helmut: Naturheilkunde von A–Z, Moewig Sachbuch, Molden Verlag, München, 1981.
Lucas, Heinrich: Das neue große Gesundheitsbuch, neu hrsg. v. Burkhard Schneeweiß und W. P. Brunke, Bechtermünz, Augsburg, 1999.
Murken, Axel Hinrich: Vom Armenhospital zum Großklinikum. Die Geschichte des Krankenhauses vom 18. Jahrhundert bis zur Gegenwart, 2. Auflage, DuMont, Köln, 1991.
Reichardt, Hans/Ihme, Anne-Lies: Berühmte Ärzte, Tessloff Verlag, Nürnberg, 1980.
Rüther, Bernhard: Die Krankenschwester, Lambertus Verlag, Freiburg, 1955.
Schmidt-Meinecke, Sigrid: Der Ruf der Stunde. Schwestern unter dem roten Kreuz, Kohlhammer Verlag, Stuttgart, 1963.
Sticker, Anna: Die Entstehung der neuzeitlichen Krankenpflege, Kohlhammer Verlag, Stuttgart, 1960.
Stiftung Warentest (Hrsg.): Handbuch der Selbstmedikation. Rezeptfreie Arzneien und Hausmittel im Vergleich, Stiftung Warentest, Berlin, 1995.
Stiftung Warentest (Hrsg.): Die andere Medizin. Nutzen und Risiken sanfter Heilmethoden, 4. Auflage, Stiftung Warentest, Berlin, 1996.
Watzlawick, Paul/Beavin, Janet H./Jackson, Don D.: Menschliche Kommunikation. Formen, Störungen, Paradoxien, 4. Auflage, Bern, Huber, 1974.
Woodham-Smith, Cecil/Wild, Irmgard: Florence Nightingale, Kösel Verlag, München, 1952.

Bildquellenverzeichnis

Print

© Bildungsverlag EINS, Troisdorf/Angelika Brauner, Hohenpeißenberg: S. 10, 30 (oben), 35 (oben), 37 (unten), 39 (alle), 40 (oben), 43, 44 (2x), 45 (oben), 62, 67 (alle), 68 (alle), 72 (2x), 73 (alle), 76 (oben links), 77 (unten), 81, 82 (alle), 83 (unten), 86 (alle), 87, 88 (2x), 91, 92 (oben), 94 (alle), 99 (alle), 101, 103, 104 (2x), 107 (oben), 107 (unten), 108 (alle), 110 (oben), 114 (alle), 115 (alle), 117 (alle), 119 (2x), 120 (alle), 121 (oben), 122 (alle), 123 (alle), 124, 128 (2x), 130, 131 (oben), 145, 146, 152 (alle), 156 (rechts), 157 (3x oben), 160 (2x), 161, 162 (alle), 163 (3x oben), 164 (unten), 165 (alle), 166 (2x oben), 166 (ganz unten), 173 (unten), 174 (oben links), 174 (unten links), 175 (links), 187 (oben), 189 (2x), 193 (unten), 197, 198, 202, 203 (alle), 211 (alle), 219, 222 (oben), 225 (oben), 227, 228 (oben), 229, 230 (unten), 231 (unten), 234, 236 (alle), 237, 238, 240 (unten), 243

© MEV Verlag GmbH, Augsburg: S. 15, 30 (unten), 42 (alle), 51 (3x oben, unten links, unten Mitte), 53 (alle), 89, 176 (4x oben), 196 (Trägheit, Nikotin, Stress, Alkohol)

© Project Photos GmbH & Co. KG, Augsburg: S. 20, 196 (Esslust)

© Bildungsverlag EINS, Troisdorf/Oliver Wetterauer, Stuttgart: S. 28, 63 (unten), 65 (alle), 69 (alle), 70 (alle), 71 (3x oben), 74 (alle), 75 (alle), 76 (oben rechts, 2x unten), 77 (oben), 78, 79, 83 (oben), 85, 96 (2x), 97 (alle), 98 (2x), 121 (3x unten), 148 (Mitte, unten), 149 (alle), 187 (2x unten), 193 (oben), 231 (oben)

© Allgemein Öffentliches Krankenhaus der Elisabethinen Linz – Akademisches Lehrkrankenhaus der medizinischen Universitäten Wien und Innsbruck: S. 35 (unten)

© Joh. Stiegelmeyer GmbH & Co. KG, Herford: S. 37 (oben)

© TEMPUR Deutschland GmbH, Steinhagen („Alle Rechte sind der TEMPUR®-PEDIC International, Inc. vorbehalten"): S. 38 (oben)

© aks Aktuelle Krankenpflege Systeme GmbH, Troisdorf: S. 38 (unten)

© Brigitte Blöchlinger, Redaktion www.unipublic.uzh.ch – Das Internetmagazin der Universität Zürich: S. 40 (unten)

© Bildungsverlag Eins, Troisdorf: S. 45 (unten), 133, 153 (unten), 154, 156 (links), 158 (2x unten), 174 (oben rechts), 174 (unten rechts), 175 (rechts), 177 (oben), 184, 209 (2x unten), 212 (unten), 214, 216, 217, 233, 240 (Mitte)

© Bildungsverlag Eins, Troisdorf/Birgitt Biermann-Schickling, Hannover: S. 46 (oben), 131 (unten)

© Mauritius Images/Phototake: S. 46 (2x unten)

© MMM Münchener Medizin Mechanik GmbH, München: S. 50, 52

© Medizintechnik Robert Porod, Frauenhofen, Österreich: S. 51 (unten rechts)

© Mauritius Images/age: S. 55 (oben)

© BAG Health Care GmbH, Lich: S. 55 (Mitte, unten)

© BODE Chemie GmbH & Co. KG, Hamburg: S. 60, 61 (alle)

Bildquellenverzeichnis

© Hammerlit GmbH, Leer: S. 63 (oben)

© Meyra-Orthopedia Vertriebs GmbH, Postfach 1703, 32591 Vlotho: S. 66, 71 (4x unten)

© RUSSKA® („RUSSKA ist ein eingetragenes Zeichen der Firma Ludwig Bertram GmbH"), Laatzen: S. 92 (unten), 93 (oben)

© Dr. Paul Koch GmbH, Frickenhausen: S. 93 (2x unten), 95 (Mitte, 2x unten)

© Dr. Winkler GmbH & Co. KG, Ainring-Mitterfelden: S. 95 (oben)

© Hautklinik Universitätsklinikum Erlangen: S. 105

© Bildungsverlag Eins, Troisdorf/Elisabeth Galas, Köln: S. 107 (Mitte), 176 (unten)

© medi GmbH & Co. KG, Bayreuth, www.medi.de: S. 109, 112 (alle)

© Lehrstuhl für Naturheilkunde der Alfred Krupp von Bohlen und Halbach-Stiftung der Universität Duisburg-Essen: S. 110 (unten)

© Smith & Nephew GmbH, Wound Management, Lohfelden: S. 111 (2x)

© Bildungsverlag Eins, Troisdorf/Jürgen Porzelt: S. 116, 126, 159, 168, 186, 192, 196 (2x unten), 221 (unten), 224, 226 (oben), 230 (oben)

© Lohmann & Rauscher GmbH & Co. KG, Rengsdorf: S. 134

© Medizintechnik Heise GmbH, Dortmund: S. 135

© J. P. Kay/P. Arnold Inc./OKAPIA: S. 147

© www.tanitashop.de by 2W Media GmbH, Martin-Kollar-Str. 5, 81829 München: S. 148 (oben links)

© Präzisionswaagen Schoutz, Mönchengladbach: S. 148 (oben rechts)

© Globus Infografik GmbH, Hamburg: S. 150, 151

© Mauritius Images/Photo Researchers: S. 153 (oben), 169

© Z. Oelbaum/P. Arnold Inc./OKAPIA: S. 157 (unten)

© Neufried/OKAPIA: S. 158 (oben)

© Dr. Kurt Steffens, Essen, www.handerkrankungen.de: S. 163 (unten)

© Dr. med. J. P. Müller/OKAPIA KG: S. 164 (oben)

© Dr. M. Kappler, Dr. von Haunersches Kinderspital, Lindwurmstr. 4, 80337 München: S. 164 (Mitte)

© Lowell Georgia/Science Source/OKAPIA KG: S. 166 (3. Abb. von oben)

© Universitätsklinikum Schleswig-Holstein, Klinik für Orthopädie, Kiel: S. 166 (4. Abb. von oben)

© Marcus Sommer SOMSO Modelle GmbH, copyright by SOMSO 2007, www.somso.de: S. 167 (oben)

© Dr. Markus Wipplinger, Linz, www.wipplinger.org: S. 167 (unten)

© ullstein bild – Imagebroker.net: S. 170

© ullstein bild – Unkel: S. 171 (links)

© Mauritius Images/Oxford scientific: S. 171 (rechts)

© picture-alliance/OKAPIA KG/Dr. med J. P. Müller: S. 172 (oben links)

© NAS/John Watney/OKAPIA: S. 172 (oben rechts)

© picture-alliance/OKAPIA KG/Neufried: S. 172 (unten links), 173 (oben), 228 (unten)

© Neufried/OKAPIA: S. 172 (unten rechts), 221 (oben)

© Grosz/VG Bild-Kunst, Bonn 2007/akg-images: S. 177 (unten)

© Uebe Medical GmbH, Wertheim: S. 204 (Mitte)

© Beurer GmbH & Co. KG, Ulm: S. 204.2 (unten)

© wellness-design-company, Düsseldorf: S. 205

© Prof. Faulborn, Univ.-Augenklinik Graz: S. 210 (links), 212 (oben), 213 (oben), 213 (Mitte)

© Dr. med. Dirk Werdermann, www.auge-online.de: S. 210 (rechts), 213 (unten)

© PD Dr. Michael Damm, HNO-Universitätsklinik Köln: S. 218

© Biophoto Ass./Science Source/OKAPIA: S. 220

© Clinica Claros/ISM/OKAPIA: S. 222 (unten)

© NAS/Biophoto Associates/OKAPIA: S. 225 (unten)

© Uniklinik Dresden, Klinik für Kinderchirurgie, Prof. Dr. med. D. Roesner/Fotos: Albrecht: S. 226 (2x unten)

CD

© ullstein bild – AP: S. 2

© Bildungsverlag Eins, Troisdorf: S. 10, 11 (2x), 36 (2x oben), 76

© Bildungsverlag EINS, Troisdorf/Angelika Brauner, Hohenpeißenberg: S. 14 (2x), 18, 36 (Mitte rechts, unten rechts), 38, 50, 56 (2x), 57 (alle), 65, 66 (alle)

© BGW – Berufsgenossenschaft für Gesundheitsdienst und Wohlfahrtspflege, fachliche Beratung: Barbara Beck, www.bgw.online.de: S. 16 (alle), 17 (alle)

© Bildungsverlag Eins, Troisdorf/Birgitt Biermann-Schickling, Hannover: S. 36 (Mitte links, unten links)

© picture-alliance/ZB-Fotoreport: S. 46

© Dr. Andreas Settje, SKM-Hospital for Plastic and Reconstructive Surgery, Kathmandu, Nepal: S. 59

© Lohmann & Rauscher GmbH & Co. KG, Rengsdorf: S. 68

Sachwortverzeichnis

A

Abflussbehinderungen	238
Abdomen	228
Abdominale Atmung	121
Abgeflachte Zungenpapillen	221
Abklopfen des Brustkorbes	120
Abschied	140
Absencen	179
Abszess	223
Achondroplasie	147
Achselstützen	71
Adam-Stokes-Syndrom	189
Addison-Krankheit	169
Adipositas	15, 148, 149
Ängstlich	21
Aggressiv	21
Aids	43
Akromegalie	146
Akzeleration	145
Akute Krankheit	13
Akute Laryngitis	224
Akzeptanz	21
Albinismus	169
Aldehyde	50
Alimentäre Infektion	43
Alkohole	50
Allergische Reaktionen	235
Allgemeine Schutzmaßnahmen und Grundsätze	59
Allgemeine Verhaltensregeln	66
Alter	145
Alterssichtigkeit	212
Altersschwerhörigkeit	215
Alveolen	230
Alzheimer	34
Amboss	214
Amenorrhoe	241
Amnesie	179
Ammoniumverbindungen	50
Amöbe	236
Anämie	169
Anästhesist	11
Anamnese	
Anfallschwindel	217
Anforderungen an den Pflegeberuf	7
Angehörige	7
Angina	223
Angst	136
Anhidrosis	233
Anisokorie	211
Ankylose	157
Anorexia nervosa	
Antipyretika	208
Antisepsis	41
Antithrombosestrümpfe	115
Anurie	239
Anziehen steriler Handschuhe	61, 62
Aorta	187
Apathie	179
Aphasie	178
Aphonie	178
Aphthen	223
Apnoe	199
Apoplexie	191
Armknochen	154
Arrhythmie	190
Arten des Erbrechens	232
Art des Gespräches	21
Arteriosklerose	196
Arthritis urica	158
Arthrogene Ursachen einer Kontraktur	126
Arthrosen	157
Artikulatorische Sprachstörungen	178
Asepsis	41
Aseptisches Fieber	206
Asphyxie	199
Astigmatismus	213
Asymmetrie des Brustkorbes	226
Asystolie	189
Aszites	171, 228
Ataxie	155
Atemfrequenz	198
Atempause	198
Atemrhythmus	200
Atemstillstand	191
Atemstörung	199, 200
Atemtechnik	67, 121
Atemtrainer	122
Atemvolumen	198
Atemwege	116
Atemzüge	198
Athletischer Typ	147
Atmosphäre	17
Atmung	198
Atmungsformen	199
Atrioventrikulärknoten	186
atrophische Zunge	221
Atypische Lungenentzündung	117
Aufgaben der Pflegeperson	7
Aufgaben der Haut	102
Aufnahme auf Station	23
Aufnahmegespräch	22
Aufstehen	69, 70
Auge	209
Augenlider	210
Augenpflege	84
Augenzittern	211
Ausatmung	198
Auskultation	30
Ausscheidung	230ff.
Ausstattung räumliche (siehe Krankenzimmer)	
Auswurf	118, 201, 230
AV-Block	188, 189
AV-Knoten	186
Axillare Messung	204, 205
Azetonämisches Erbrechen	232
Azidose	199

B

Bagatellisieren	22
Bahnhof	94
Bakterielles Fieber	206
Bakterien	44
Bakterienformen	44, 45
Bakteriensporen	44
Bakteriologe	42
Bakteriurie	238
Bandscheibenschäden	153
Bandscheibenvorfall	153
Bandwürmer	236
Basaliome	172
Basalzellenkrebs	172
Bauch	228
Bauchatmung	121, 198
Bauchgymnastik	130, 131
Bauchlage	98
Bauchregionen	228
Bauchschmerzen	229
Bauchwassersucht	171, 228
Beckenbodentraining	135
Bedeutung der Hände	18
Befinden, psychisches	25
Begleitung Sterbender	136, 140
Behinderung	21
Beingymnastik	114
Beinhochlagerung	99
Beinhochlagerungsschiene	95

Beinknochen	154	Bogengänge	214	Dekubitusprophylaxe	100, 101
Beintieflagerung	99	Bradycardie	188, 189	Delirium	179
Beinvenenthrombose tief	109	Bradypnoe	199	Depression	180
Beinvenenthrombose oberflächl.	109	Braunschiene	95	Dermatogene Ursachen einer Kontraktur	126
Bekleidungshygiene	59	Brechungsfehler	212	Desinfektion	49, 50, 51
Belastung der Wirbelsäule beim Heben	65	Brillenhämatom	210	Desinfektion eines Krankenzimmers	57
Beobachtung e. Kranken	12	Brief	8, 11, 12	Desinfektionsmittel	50
Benommen	179	Bronchien	230	Desinfektionsverfahren	52
Beratendes Gespräch	21	Bronchopneumonie	117	Desinfektionswaschanlage	52
Bereiche im Krankenhaus	57	Bruch, offener u. geschlossener	156	Desorientierung	179
Bett	37	Brust	227	Diabetes insipidus	239
Bettdecke	38	Brustbeinatmung	121	Diabetes melitus	238
Bettleiter	93	Brustdrüsenentzündung	227	Diaphorese	233
Bettschüssel	91	Brustkorb	226	Diarrhoe	234, 235
Bettwäsche wechseln	77, 78, 79	Brustkorbatmung	121, 198	Diastole	193, 194
Beugekontraktur	163	Brustkrebs	227	Dickdarm	234
Bewegung	161	Brustkyphose	152	Dienstkleidung	59
Bewegungseinschränkung	156, 157, 161	Brustwirbelsäule	152	Diplokokken	44
		Bruxismus	182	Disposition	13
Bewusstsein	179	Bürstenmassage	115	Distanz, intime	20
Bewusstseinsstörung	179			Distorsion	156
Bewusstlosigkeit	179	**C**		Diuresestörungen	238
Beziehungsebene	16	Calor	171	Dokumentation	26
BGH (Bundesgerichtshof)	26	Cardiovaskuläe Hypertonie	196	Dolor	171
Biegungsbruch	157	Carotispuls	187	Dominieren	22
Bigeminie	190	Cervix	241	Dranginkontinenz	134
Bildungsstand	21	C-Lagerung	123	Drahtbügel	94
Bindehaut	210	Cheilitis	220	Drahtpuls	191
Biologische Indikatoren	35	Chemische Desinfektion	49	Drehbiegungsbruch	157
Biot-Atmung	200	Chemotherapeutika	49	Drehgelenk	154
Blähungen	234	Chemische Therapie	184	Drehschwindel	217
Blähsucht	228	Cheyne-Stokes-Atmung	200	Dreischichtiges Sputum	230
Blässe	169, 220	Chirurgische Händedesinfektion	61	Dreitaktgang	72
Blasenbildung	104	Chondrodystophie	147	Druck	103
Blasenentzündung	131	Chylurie	238	Druckentlastung	94
Blasenkatheter	135	Colitis ulcerosa	236	Druckpuls	191
Blauverfärbung/Blausucht	119, 169	Colostoma	229	Druckwelle	187
Blepharitis	210	Coma	179	Dupuytren	163
Blindheit	213	Chronische Krankheit	13	Durchblutungsstörung	103
Blutbeimengung	236	Chronischer Nasenkatarrh	219	Durchfall	234, 235
Blutdruck	192ff.	Cushing	147, 149	Durstfieber	206
Blutdruckmessen	193	Cystitis	131, 132	Dysmenorrhoe	241
Blutdruckamplitude	194			Dyspnoe	199
Blutdruckprofil	195	**D**		Dysurie	239
Blutdruckwerte	195	Dämmerzustand	179		
Bluthochdruck	195, 196	Dampfsterilisation	53, 54	**E**	
Bluterguss	170	Darmperistaltikhemmende Mittel	129	EEG	181
Blutegel	110	Dauerschwindel	217	Egoistisch	21
Bluterbrechen	231	Debattieren	22	Eierstock	240
Blutgefäße	107	Defäkation	234	Eigenverantwortung des Patienten	20
Bluttransport in den Venen	106	Defektheilung	13	Eileiter	240
Blutung aus dem Ohr	215	Degenerative Prozesse	157	Einatmung	198
Bodenreinigung	58	Dehydratation	170		

Sachwortverzeichnis

Einflüsse auf ein Patienten-
  gespräch 20, 21, 22
Einflüsse auf die Nahrungs-
  aufnahme 89
Eingeweidemuskulatur 174
Einrichtung eines
  Krankenzimmers 36
Einteilung der Krankheiten 13
Einteilung der Symptome 13
Eintrittspforte von Erregern 43
Einwegmop-Verfahren 52
Eiter 171
Eklampsie 161
Ektropium 210
Elektronische Fieber-
  thermometer 204
Elephantiasis 171
Embolie 110
Embryo 145
Emesis 231
EMG 181
Emigrieren 22
Empfänger 16
Endogene Ursachen von
  Übergewicht u. Unter-
  gewicht 148, 149
Endokrinbedingte Hypertonie 196
Enophthalmus 212
Entropium 210
Entwicklung 145, 146
Entzündung 171
Entzündungsödeme 171
EOG 181
Epilepsie 179
Epiglottitis 224,
Erbrechen 231, 232
Erdbeerzunge 221
Ermüdung 181
Ernährung 150, 151
Erreger von Infektions-
  krankheiten 44
Erschlaffung des Herzens 192
Essstörungen 150
Ethylenoxid 53
Euphorie 180
Exaltation 180
Exogene Ursachen von
  Übergewicht u. Unter-
  gewicht 148, 149
Exophthalmus 212
Expiration 198
Expiratorische Dyspnoe 200
Extra-Systolen 190
Extremitäten 154

F
Fadenwürmer 236
Fäzes 234
Fallhand 162
Farbenblindheit 213
Farbe des Urins 237
Farbveränderungen der Lippen 220
Farbveränderungen des Stuhls 235
Fassförmiger Thorax 226
Fazialislähmung 177
Fehlbildungen am Ohr 214
Fehlernährung 147
Feindesinfektion 52
Fenster 36
Fenster, ovales 216
Fettsucht 150
Feuchte Haut 170
Feuchtigkeit 168
Feuchtinhalation 119
Fieber 206
Fieberabfall 207
Fieberanstieg 207
Fieberarten 206
Fieberkurve 206
Fiebermessarten 205
Fiebermessgeräte 204
Fiebersenkende Maßnahmen 208
Fieberursachen 206
Fieberverlauf 206
Fingernägel 59
Flaggenhand 163
Flankenatmung 121
Flatus 234
Fluor vaginalis 241
Foetor ex ore 223
Foetor diabeticus 223
Foetor hepaticus 223
Foetor urämicus 223
Fragetechniken 17
Fraktur 156
Frakturarten 157
Führen eines Patientengesprächs 19
Füllungsgeschwindigkeit des
  Pulses 191
Füllungszustand des Pulses 191
Füße 164, 165
Fungi 46
Funktionspflege 32
Fußgymnastik 114
Fußpflege 85
Fußpilz 173

G
Ganglion 163
Gangrän 172
Gangstörung 155
Ganzheitliche Pflege 10
Ganzkörperwaschung 80, 81, 82
Gassterilisation 53, 54
Gastritis 232
Gefäßverschluss 107
Gefäßwandschädigung 108
Gehhilfen 71
Gehörgang 215
Gehwagen 72
Geistige Ermüdung 181
Geistige Verfassung 25
Gelbsucht 210
Gelbverfärbung 170
Gelbverfärbte Skleren 210
Gelenk 126
Gelenkarten 154
Gelenkerkrankungen 157
Genickstarre 225
Geräteschleusen 57
Gerstenkorn 210
Geschlecht 145
Geschlossener Bruch 156
Gesellschaftlicher Umgang
  mit dem Tod 140
Gesichtsausdruck 176
Gesprächsführung 21
Gesprächsort 20
Gesprächsziele 22, 23
Gestik 176, 177
Gestose 232
Getrennte Müllsammlung 63
Gewicht 147ff.
Gicht 158
Giebelohr 122
Giftstoffe 44
Gigantismus 146
Gingivitis 222
Glatte Muskulatur 174
Gleichgewichtssinn 216
Glotzaugen 212
Glucocorticoide 147
Glukosurie 238
Gonarthrose 157
Grad der Pflegebedürftigkeit 25
Grauer Star 211
Grobdesinfektion 52
Großwuchs 146
Grunddesinfektion 57
Grundregeln der Desinfektion 51
Grundregeln der
  Patientenlagerung 96
Grundriss eines Krankenzimmers 35
Gruppenpflege 31
Gymnastik 123

H

Haarausfall	173
Haarpflege	86, 87, 88
Haarwäsche	86ff.
Härte des Pulses	190
Hackenfuß	166
Hackenhohlfuß	167
Hämatemesis	231
Hämatom	170
Hämaturie	238
Hämoccult-Test	236
Hämorrhagischer Schock	180
Hände	162
Händedesinfektion	60
– hygienisch	60
– chirurgisch	61
Hagelkorn	210
Halbmondlagerung	123
Hallux valgus	167
Halogene	50
Halserkrankungen	225
Halslordose	152
Halswirbelsäule	152
Haltungsschwäche	153
Hammer (Ohr)	214
Hammerzehe	167
Handschuhe, sterile	62
Harn	237
Harnapparat	133
Harninkontinenz	133
Harnvergiftung	238, 239
Harnverhalten	132
Haut	9, 101
Hautaufbau	102, 168
Hautaufgaben	168ff.
Hauterkrankungen	172
Haut-Farbenveränderungen	168
Hautfeuchtigkeit	170
Hautkrebs	172
Hautoberfläche	171
Haut-Spannungszustand	170
Heben, Körperhaltung	66
Hebegriffe	68
Hefepilze	240
Heilung	13
Heiserkeit	224
Heißluftsterilisation	53, 54
Heizkörper	36
Hemiparese	160
Hemiplegie	160
Hernien	229
Herpesbläschen	220
Herzarbeit	19, 192
Herzkontraktion	186, 187, 188
Herzmuskulatur	175
Herzschwäche	197
Herzstillstand	191
Heuschnupfen	219
Hilfeleistungen	69, 70, 71
Hilfen beim Gehen	70, 71
Hilfsmittel beim Waschen	81
Hilfsmittel zur Pflege	91
Hilfsmittel zur Lagerung	94
Himbeerzunge	221
Hippokrates	41
Hirnhautentzündung	225
Hirntod und Organspende	141
His-Bündel	186
Höherwuchs	146
Hörgeräte	216
Hörnerv	214
Hörsturz	216
Hormone	149
Hornhaut	210
Hospitalismus, infekt.	41
Hospizbewegung	140
Hühnerbrust	226
Hungerdystrophie	149
Hungerödem	171
Husten	201
Hustentechnik	122
Hydrotherapie	114, 115
Hygiene	41
Hygienische Hände-desinfektion	60
Hygienische Verhaltensweisen	66
Hyperämie	171
Hyperhidrosis	233
Hyperkinese	154
Hypermenorrhoe	241
Hypermetrophie	212
Hyperorexia	149
Hyperpigmentierung	169
Hypersomnie	182
Hyperthyreose	149
Hypertonie	195
Hypertrophie	223
Hyperventilation	199
Hyphen	46
Hyphidrosis	233
Hypomenorrhoe	241
Hypophyse	149
Hypothyreose	170
Hypoämie	189
Hyposphagma	210
Hypotonie	197
Hypoventilation	199
Hypoxie	169
Hysterisches Erbrechen	232

I

Ikterus	170
Ileus	231
Individualhygiene	59
Individualpflege	31
Individuelle Pflegeplanung	29
Infektiöse Pneumonie	117
Infektiöser Hospitalismus	41
Infektion	42, 48
Infektionsarten	43
Infektionsquelle	42
Infektionswege	43
Infektionskrankheiten	44, 45
Infrarot-Ohr-Thermometer	205
Inhalation	119
Inkontinenz	133, 239
Inspektion	30
Inspiration	198
Instrumentenaufbereitung	54
Instrumentenreinigung	55
Intermittierendes Fieber	207
Intime Distanz	20
Intimpflege	82
Intrapersonales Umfeld	10
Iritis	211
Ischurie	239

K

Kammerkontraktion	186
Kapillare	107
Kaposi-Sarkom	225
Kapsid	45
Katarakt	211
Katarrh	230
Katheterfieber	206
Karies	221
Kehlkopf	116, 224
Keilbeinhöhle	219
Keratitis	210
Kieferhöhle	219
Kielbrust	226
Kindbettfieber	206
Kinetosen	217
Kissen	94
Klauenhand	163
Kleinwuchs	146
Klinisches Umfeld	10
Klumpfuß	166
Knieguss	114
Knochen	161
Knochenbruch	157
Knochenstruktur	158
Knochenschwund	159
Koch, Robert	42
Körper	10

Sachwortverzeichnis

Körperbau	147
Körperliche Ermüdung	181
Körperlicher Zustand	25
Körpergewicht	147
Körpergröße	145
Körperhaltung	65, 151, 152
Körperhaltung beim Heben	65
Körperhaltung im Liegen	155
Körperpflege	79
Körpertemperatur	202
Körperwäsche wechseln	77
Kolbenfinger	164
Kolibakterien	240
Kollaps	179
Kolonmassage	130
Kommunikation	16, 22
Kommunikationsstörungen	18
Kompressionsbinde	111
Kompressionsbruch	157
Kompressionsstrumpf	112
Konfliktbewältigung	16
Konjunktivitis	210
Kontaktlinsen	84
Kontinuierliches Fieber	207
Kontraktion	192
Kontraktur	126, 127
Kopfkissen	38
Korotkow-Geräusch	193
Kot	234
Koxarthrose	157
Krämpfe	160
Krampus-Syndrom	161
Krankenbett	37
Krankenbeobachtung	145
Krankenblatt	26
Krankenhaus	57
Krankenheber	66
Krankenpflege	7
Krankenzimmer	35, 36
Krankheit	13
Krankheitsende	13
Krankheitserreger	44
Krankheitsverlauf	13
Krankheitszeichen	13
Kreislauf von Müllgiften	63
Kretinismus	147
Kretschmer	147
Kreuzbein	152
Krisis	207
Kritischer Temperaturanstieg	207
Kritik	21
Kugelgelenk	154
Kurzsichtigkeit	212
Kussmaul-Atmung	201
Kyphose	152

L

Lähmung	160
Lärm	214
Lagerungshilfsmittel	94
Lagerungen	93, 123
Lagerungen	96
– Rückenlage	96, 97
– Seitenlage	97, 98
– Bauchlage	98
– Oberkörperhochlagerung	99
– Schocklage	99
– Beinhochlagerung	99
– Beintieflagerung	99
– Halbmondlagerung	123
– V-Lagerung	123
Lalopathie	178
Lappen-Pneumonie	117
Laryngitis	224
Laryngektomie	224
Laufende Desinfektion	57
Lebenseinstellung	136
Lebensgewohnheiten	25
Lederhaut	101, 210
Leeuwenhoek, Antony, van	41
Legionärskrankheit	117
Leiden	13
Lendenlordose	152
Lendenwirbelsäule	152
Leptosomer-Typ	147
Liegepositionen	37, 38, 39
Liftschwindel	217
Linse	211
Lippen	220
Lippenbremse	121
Lippenfurunkel	220
Lippenspalte	220
Lippentumor	220
Lispeln	178
Lister, Josef	42
Lobäre Pneumonie	117
Lochien	242
Luftkissenbett	40
Luftröhre	116
Lunatismus	182
Lunge	116
Lungenentzündung	117
Lungenkrebs	100
Lungenödem	230
Luxation	156
Lymphangitis	169
Lysis	207

M

Madentherapie	105
Magersucht	150
Makrosomie	146
Mammakarzinom	227
Manisches Syndrom	180
Marmorierung	170
Maskengesicht	176
Mastitis	227
Mastoiditis	215
Mastophathie	227
Material-Schleuse	57
Matratze	37, 38
Maulvolle Expektoration	230
Melanom	172
Meldepflicht	64
Ménièr-Krankheit	217
Meningitis	155, 225
Menorrhagie	241
Menstruationsstörungen	241
Messarten des Fiebers	204
Meteorismus	228, 234
Metrorrhagie	241
Mikrosomie	146
Miktionsstörungen	238
Mimik	176
Minderwuchs	146
Miosis	211
Misere	231
Mondgesicht	176
Monologisieren	22
Monoplegie	160
Moralisieren	22
Motivation	7
Müllvermeidung	63
Multiple-Sklerose	161
Mundatmung	199
Mundpflege	83
Mundschleimhaut	222
Muskelatrophie	127, 175
Muskulatur	173
Muskeldystrophie	175
Muskelhypertrophie	175
Muskelschwund	175
Muskel-Venen-Pumpe	107
Mutismus	178
Mydriasis	211
Myoklonie	182
Myositis	175
Myzel	46
Myzeten	46

N

Nachthemd wechseln	77
Nachtschweiß	233
Nackenbeschwerden	225
Nägel	173
Nagelpflege	85

Nahrung		89
Nanismus		146
Narkolepsie		182
Narkose		182
Nase		217
Nasenerkrankungen		218
Nasenflügelatmung		199
Nasennebenhöhlen		219
Nassbehälter		54, 56
Negative Gesprächsführung		22
Nekrose		105
Nephritis		238
Neurogene Ursachen einer Kontraktur		126
Nichtinfektiöse Pneumonie		116
Nierenbeckenentzündung		132
Nierenschale		93
Niesen		201
Nightingale, Fl.		7
NON-REM-Schlaf		181
Nonverbales Verhalten		18
Normalgewicht		148
Normosomie		146
Nukleinsäure		45
Nykturie		239
Nystagmus		211

O

Oberflächenschmerz		184
Oberhaut		101
Oberkörperhochlagerung		99
Obstipation		129, 234
Ödeme		171
Ösophagussprache		178
Ösophagusvarizen		231
Offener Bruch		156
Ohnmacht		179
Ohr		214
Ohrfurunkel		215
Ohrspeicheldrüse		124
Olfaktorische Anregungen		9
Oligomenorrhoe		241
Oligurie		239
Orale Anregungen		9
Orthopnoe		199
Ossifikation		159
Osteomalazie		159
Osteoporose		159
Osteosklerose		159
Otitis externa		215
Otitis media		215
Otosklerose		215
Oxalurie		238
Ozaena		218

P

Palpation		30
Parästhesien		161
Paraplegie		160
Parasiten		172, 236
Parese		160
Parodontitis		222
Parodontose		222
Parotitis		124, 222
Pasteur, Louis		42
Patient als Gesprächspartner		21
Patientenaufrichter		93
Patientengespräch		15, 19
Patientenschleuse		57
Patientenverfügung		144
Percutane Infektion		43
Peritonitis		232
Peritonsillarabszess		223
Perkussion		30
Personalschleuse		57
Pfeiffersches Drüsenfieber		223
Pflegebedürftigkeit		25
Pflegeberuf		7
Pflegedienst-Stammblatt		24
Pflegehilfsmittel		91
Pflegemaßnahmen		26, 31
Pflegeplanung		29, 30
Pflegerische Aufgaben		65ff.
Pflegeziele		7, 31
Pflegerisches Erstgespräch		23
Pflegesysteme		31
Pflegevisite		32
Pfötchenstellung		163
Phantomschmerz		184
Pharyngitis		223
Phenole		50
Phlebitis		108
Phlebothrombose		109
Phosphaturie		238
pH-Wert		237
Pigmentierung		169
Pigmentmangel		169
Pilze		46
Pilzerkrankung		117
Pilzfäden		46
Pilzgeflecht		46
Pilzsporen		46
Plattfuß		166
Plegie		160
Pleuraerguss		226
Pneumonie		116, 117, 118, 119
Pollakisurie		239
Poltern		178
Polyarthritis		157
Polymenorrhoe		241

Polyurie		239
Positive Gesprächsführung		21
Postmenstruelle Blutung		241
Prämenstruelle Blutung		241
Pränatale Infektion		43
Predigerhand		162
Presbyopie		212
Primäre Hypertonie		195, 196
Prolaps		153
Prophylaxe		96, 100ff.
Prothesenpflege		84
Protheinurie		238
Psychisches Befinden		25
Psychogene Sprachstörungen		178
Psychogene Ursachen bei Übergewicht u. Untergewicht		148, 149
Ptosis		210
Puerperalfieber		206
Puls		186, 187
Pulsfrequenz		187, 188, 189
Pulsqualität		190
Pulsrhythmus		190
Pupillenstarre		211
Purkinje Fasern		186
Pus		171
Pyknischer Typ		147

Q

Quergestreifte Muskulatur		174
Quincke-Lagerung		230

R

Rachen		223
Rachensprache		178
Rachitis		159, 238
Radialispuls		187
Räumliche Anforderungen an ein Krankenzimmer		36
Räumliche Distanz		20
Rectale Messung		205
Reflexinkontinenz		134
Refraktionsfehler		212
Regenbogenhaut		211
Regressiv		21
Regulierung der Körperwärme		203
Regurgitation		232
Reinigung des Sanitärbereiches		58
Reinigungsmaschinen		52
Reinigungsmittel		63
Reinigung von Instrumenten		56
Reisekrankheiten		217
Reizleitungssystem des Herzens		186
REM-Schlaf		182
Renale Hypertonie		196

Sachwortverzeichnis

Respiratorische Arrhythmie	190	
Rezidiv	13	
Rheumatische Arthritis	157	
Rhinitis acuta	219	
Rhinitis allergica	219	
Rhinophym	218	
Riesenwuchs	146	
Riva-Rocci	193	
Rötung	169	
Rollenerwartungen	15	
Rollenträger	15	
Rollstuhl	74, 75	
Rosacea	218	
Rückenlage	96	
Rückfluss des Blutes	107	

S

Sachgespräch	21
Salmonellen	43
Sardonisches Lächeln	176
Sattelgelenk	154
Schalleitungsschwerhörigkeit	215
Schallempfindungsschwer-Hörigkeit	216
Scharniergelenk	154
Schaumstoffkissen	94
Scheidenentzündung	241
Schenkelguss	115
Schiefhals	225
Schienen	95
Schilddrüsenvergrößerung	225
Schlaf	181
Schlafapnoe	182
Schlafarten	181
Schlafbedürfnis	181
Schlafstörungen	182
Schlafsucht	182
Schlaftiefe	181
Schleusen	57
Schluckauf	201
Schlussdesinfektion	57
Schmerzen	183
Schmerzarten	184
Schmerztherapie	184
Schmerzursachen	183
Schmierinfektion	43
Schnappatmung	201
Schnecke (Ohr)	216
Schnupfen	219
Schock	179
Schockarten	180
Schocklage	99
Schonatmung	199
Schüttelfrost	207
Schwangerschaftserbrechen	232

Schwankschwindel	217
Schweigepflicht	27
Schweißabsonderungen	233
Schweißdrüse	168
Schwerhörigkeit	215
Schwindelempfinden	217
Schwurhand	162
Seele	10, 176
Sehstörungen	212
Seitengitter	39
Seitenlage	97, 98
Sekretion	230
Sekundäre Hypertonie	196
Semmelweis, Ignaz	42
Sender	19
Sexuelle Infektion	43
Siebbeinzellen	219
Sigmatismus	178
Signale des Körpers	17
Singultus	201
Sinnesorgane	9
Sinusitis	219
Sinusknoten	186
Sitzordnung	20
Skelettmuskulatur	174
Skoliose	153
Somnambulismus	182
Somnolenz	179
Soor	124, 124, 222
Sopor	179
soziales Umfeld	25
Spastisch-atonisches Erbrechen	232
Spannungszustand der Haut	170
Speichel	124
Speicheldrüsen	124
Speiseröhrensprache	178
Spezialbetten	40
Spinaliome	172
Spirillen	44
Spirochäten	45
Splitterbruch	156
Spitzfuß	166
Spondylose	153
Spongiosa	158
Sporen	
– Bakterien	44
– Pilze	46
Sprache	178
Sprachstörungen	178
Sprosspilze	46
Sprühverfahren	52
Sputum	230
Sputumbecher	93
Stabsichtigkeit	213
Stachelzellenkrebs	172

Stammblatt	23, 24
Stammeln	178
Staphylokokken	44, 240
Stauungsödeme	171
Steigbügel (Ohr)	216
Sterben	138
Sterbebegleitung	139
Sterbehilfe und Patientenverfügung	142, 144
Sterile Handschuhe	
Sterilisationsverfahren	52, 53, 54
Stethoskop	193
Stimmung	180
Stimmulation	9
Stinknase	218
Stirnhöhle	219
Störungen im Kommunikationsprozess	20
Stoma	229
Stomatitis	222
Stottern	178
Strahlensterilisation	53
Strangurie	239
Streptokokken	44, 240
Stressinkontinenz	133
Striae	228
Stridor	200
Struma	225
Stützgriffe	68
Stufenlagerung	94
Stuhl	234
Stuhlbeimengungen	236
Stuhlentleerung	235
Stuhlgang	129
Subakute Krankheit	13
Sublinguale Messung	205
Sudor	225, 233
Suprapubische Kollaterale	228
Symptome	
– objektiv	13
– subjektiv	13
– spezifisch	13
– unspezifisch	13
Syndaktilie	164
Syndrom	13
Systole	192

T

Tachycardie	188
Tachypnoe	199
Temperatur	202
Temperaturbereiche	204, 205
Temperaturmessung	204
Temperaturzonen des Körpers	203
Tenesmus ani	235

Tendomyogene Ursachen einer Kontraktur	126	Umgang mit Patienten	66	Vomitus	231
Tetanus	161	Umgang mit Schwerstkranken	137	Vorbeugung von Krankheiten	100
Tetraplegie	160	Umsetzen eines Kranken	74		
Therapeutisches Gespräch	21	Umweltschutz im Krankenhaus	63	**W**	
Thermische Desinfektion	49	Unterarmstützen	71	Waage	148
Thermoindikatoren	55	Untergewicht	149	Wachstum	145, 146
Thrombogener Funktionstrias		Unterhaltung	21	Wäschewechsel	77
Thrombose	106, 109, 110	Unterhaut	102	Wahrnehmungen	9
Thorax	198, 226	Unterkieferdrüse	124	Wasserbett	40
Tiefenschmerz	184	Unterzungendrüse	124	Wechseldruckmatratze	38
Tic	161	Urämie	238	Weibliche Geschlechtsorgane	240
Tod	13	Urin	237ff.	Weißschwielenkrankheit	221
Toilettenstuhl	93	Urinale	134	Weitsichtigkeit	212
Toilettentraining	134	Urinflasche	92	Wertstoffsammler	63
Tophi	158	Urometer	237	Wirbelsäule	152
Tonsillitis	223			Wirbelsäulenschäden	153
Torticollis	225	**V**		Wirkung von Desinfektionsmitteln	49, 50
Totengesicht	177	Vaginale Ausscheidung	240	Wirtszelle	45
Toxine	44	Varikothrombose	109	Wochenbettfieber	206
Transport im Krankenbett	74	Varizen	109	Wochenfluss	242
Tremor	161	Venenentzündung	169	Wunden	171
Treppengehen	73	Venenkissen	95	Wurmfortsatz	234
Trichomonaden	240	Venenklappen	108		
Trichterbrust	226	Venenthrombose	109	**X**	
Trockenbehälter	54, 56	Ventrikel	188	Xanthelasma	210
Tröpfcheninfektion	43	Verabreichung der Nahrung	89		
Trommelfell (Ohr)	214	Verbales Verhalten	17	**Z**	
Trommelfellverletzung	215	Verhaltensregeln beim Heben	65	Zähne	221
Trommelschlegelfinger	164	Verhaltensweisen des Patienten	21	Zahnfäule	221
Tuberkelbakterien	42	Verhütung von Krankheiten	100	Zahnfleischentzündung	222
Turgor	170	Vermeidung von Wirbelsäulenschäden	65	Zahngranulom	222
Tussis	201	Verminderte Hautspannung	170	Zahnpflege	83
		Verrenkung	156	Zentrales Fieber	206
U		Verstauchung	156	Ziele der Krankenpflege	7
Überbein	163	Verstopfung	129	Ziele des Patientengesprächs	19
Überernährung	148	Verwirrung	179	Ziele der Patientenlagerung	96
Übergewicht	148, 150	Vibrationsmassage	121	Zimmerpflege	32
Überlaufinkontinenz	134	Viertaktgang	72	Zunge	220
Überleistungsstörungen im Herzen	189	Virchow-Trias	108	– Erdbeerzunge	221
Überprüfung von Sterilisatoren	55	Viren	45, 46	– Himbeerzunge	221
Überträgerinfektion	43	Virusinfektion	45	– Schwarze Zunge	221
Uhrglasnägel	164	Viruspneumonie	117	Zungenkarzinom	221
Ulcus cruris	172	Visuelle Anregung	9	Zuwendung	7
Ulcus duodeni	232	Vitiligo	169	Zwangslage	155
Ulcus ventriculi	232	V-Lagerung	123	Zweierpflege	32
Ultraschallvernebler	119	Volkmann-Schiene	95	Zweitaktgang	72
				Zyanose	119

Inhalte der CD-ROM

Auf der beiliegenden CD-ROM befindet sich zusätzliches Material zu einzelnen Kapiteln des vorliegenden Buches. Dieses Material besteht einerseits aus praktischen Arbeitsblättern, die von den Schülerinnen und Schülern eigenständig erarbeitet werden können.
Zum anderen enthält die CD-ROM Infoblätter mit weiterführenden Informationen zu einzelnen Themenbereichen, wie z. B. Bewegungsübungen und Ausgleichsgymnastik für Pflegepersonal oder Anwendungsbereiche und Durchführung der Hydrotherapie nach Kneipp. Außerdem befinden sich auf der CD-ROM zusätzliche Arbeits- und Infoblätter zum Thema Schwangerschaft und Geburt.

Wie startet die CD?

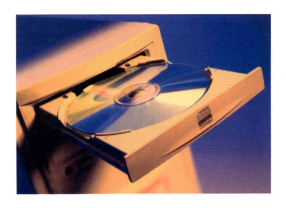

Die CD ist mit einer Autorun-Funktion versehen, die nach Einlegen der CD automatisch die CD startet. Wenn an Ihrem PC die Autorun-Funktion deaktiviert ist, können Sie in „Arbeitsplatz" auf das CD/DVD-Laufwerksymbol doppelklicken und dann die Datei „index.html" doppelklicken.
Nach dem Start der CD gelangen Sie zum Hauptmenü der CD. Über das Inhaltsverzeichnis können Sie die einzelnen Seiten ansteuern.

Zum Betrachten der Arbeitsmaterialien wird der Acrobat® Reader benötigt. Sollte der Acrobat® Reader auf Ihrem PC noch nicht installiert sein, finden Sie diesen im Ordner „Acrobat" auf der CD.
Wechseln Sie in den Windwos-Explorer und führen Sie dort die Datei „AcroReader51_DEU_full_exe" aus. Bitte folgen Sie den Anweisungen auf dem Bildschirm.

Alle Informationen und Materialien öffnen sich in einem neuen Fenster, das anschließend geschlossen werden kann, ohne die Benutzeroberfläche verlassen zu müssen.